Das Ende der Inflation

Die Inflationsraten in Europa, den Vereinigten Staaten und Japan sind im langjährigen Vergleich einmalig niedrig. Sind sie Vorboten des Eintritts in eine neue Ära?

Nicht ein Wiederaufleben der Inflation müssen wir fürchten, sondern vielmehr das Abgleiten in die Deflation. Globalisierung, verschärfter Wettbewerb, die Revolutionierung der Arbeitsverhältnisse, schwindende Gewerkschaftsmacht und der Rückzug des Staats aus der Wirtschaft markieren das Ende der Gemütlichkeit: Opulente Unternehmenskulturen, lebenslange Beschäftigung, geradlinige Karrieren und alljährlich steigende Einkommen gehören der Vergangenheit an.

Was können Unternehmen, Investoren, Anleger, Konsumenten und private Vermögensbesitzer tun? Für sie gilt, ihre langfristige Planung in sichere Fahrwasser zu lenken und Abschied zu nehmen von dem Gedanken, daß steigende Preise auch in Zukunft dafür sorgen werden, Kostendruck und hohe Verschuldung auf die Allgemeinheit abzuwälzen.

Roger Bootle ist Chefökonom der Hong Kong Shanghai Banking Corporation in London, einer der 20 weltgrößten Banken und Muttergesellschaft der Midland Bank. Zudem ist er Gastprofessor an der Manchester Business School. In Großbritannien ist er ein von Presse, Radio und Fernsehen gefragter Kommentator in Fragen der Finanzmärkte und der Geldpolitik.

ROGER BOOTLE

DAS ENDE DER INFLATION

Worauf sich Unternehmen und Anleger in der Ära stabiler Preise einstellen müssen

Aus dem Englischen von Hans-Peter Meyer

Geleitwort von Norbert Walter

Campus Verlag
Frankfurt/New York

Die Originalausgabe »The Death of Inflation. Surviving and Thriving in the Zero Era« erschien 1996 bei Nicholas Brealey Publishing Ltd., London.

Aus dem Englischen von Hans-Peter Meyer.

Die Deutsche Bibliothek – CIP-Einheitsaufnahme

Bootle, Roger:
Das Ende der Inflation : worauf sich Unternehmen und Anleger in der Ära stabiler Preise einstellen müssen / Roger Bootle.
Geleitw. von Norbert Walter. Aus dem Engl. von Hans-Peter Meyer. –
Frankfurt/Main ; New York : Campus Verlag, 1997
Einheitssacht.: The death of inflation <dt.>
ISBN 3-593-35658-9

Umschlaggestaltung: Atelier Warminski, Büdingen
Umschlagmotiv: © Mehau Kulyk/Science Photo Library/Focus
Satz: Satzspiegel, Bovenden
Druck und Bindung: Druckhaus Beltz, Hemsbach
Gedruckt auf säurefreiem und chlorfrei gebleichtem Papier
Printed in Germany

Inhalt

GELEITWORT

Die Inflation: So tot wie ein rostiger Nagel?

Das Buch von Roger Bootle war fällig. Inflation, die Geisel der siebziger und achtziger Jahre, ist zurückgedrängt. Länder, die von Inflation, insbesondere solcher bei Immobilien, Sach- und Finanzwerten, geplagt waren (wie etwa Japan) stehen seit einem Jahrfünft am Abgrund der Deflation. Die G7-Länder weisen seit Jahren im Bereich der privaten Wirtschaft keine Preisniveausteigerungen mehr auf; was es dort an Inflation noch gibt, resultiert zumeist aus dem Anstieg öffentlich administrierter Preise oder erhöhten indirekten Steuern und Abgaben.

Dennoch: Ist die Inflation tot? Im Jahr 1968 erklärte der damalige Wirtschaftsminister Karl Schiller: »Die Inflation ist tot. Sie ist so tot wie ein rostiger Nagel!« Wir wissen, daß die Verbraucherpreise 1967 und 1968 um 1,5 Prozent bzw. 1,3 Prozent stiegen. Wir wissen heute aber auch, daß es nur fünf Jahre dauerte, bis die Inflationsrate bei uns weit über fünf Prozent hinaus anstieg, in vielen anderen Ländern sogar zweistellig war. Nicht nur diese Erfahrung macht vorsichtig. Der Satz eines anderen Ökonomen geht mir in diesem Zusammenhang nicht aus dem Sinn. Barry Bosworth, ein Professor bei Brookings Institution, sagte: »Die Inflationsbekämpfung spielt wohl bei allen jeweils die zweite Geige.« (Inflation is everybody's enemy number two.)

Es sieht so aus, als ob Bosworths Gesetz seit den achtziger Jahren außer Kraft gesetzt sei. Offensichtlich haben die makroökonomischen Schäden, die die beiden Preisexplosionen im Zuge der Ölpreissteigerung auslösten, einen ausreichenden Leidensdruck erzeugt. Druck, der eine Stabilitätsorientierung der Makropolitik, insbesondere der Geldpolitik, auslöste. Darüber hinaus gab es auch institutionelle Änderungen im makro- und im mikroökonomischen Umfeld, die zur Hoffnung auf mehr Stabilität Anlaß geben.

Immer mehr Zentralbanken der Welt werden autonom, d. h. am Modell des Federal Reserve und der Bundesbank ausgerichtet. Immer mehr Länder gehen zu marktwirtschaftlichen Systemen über. Die Politik wird von Autarkie- auf Freihandelsorientierung umgestellt. Dies sorgt für mehr Wettbewerb und damit mehr Lohn- und Preisdruck. Diese Änderungen betont Roger Bootle bei seiner Analyse, und er stellt sie in einen historischen Kontext.

Für Europa ist der Maastricht-Prozeß ein zusätzliches Korsett. Um die fiskalpolitischen Kriterien für den Eintritt in die Europäische Währungsunion zu erfüllen, sind praktisch überall beträchtliche fiskalische Restriktionsmaßnahmen erforderlich. Zwar wären sie auch ohne die gemeinsame Währung nötig, doch wären ohne den Vertrag gleichermaßen entschlossene Anstrengungen kaum zu erwarten. Eine solche Politik dämpft aller Erfahrung nach die Gesamtnachfrage (jedenfalls zeitweise), und dies um so mehr, je weniger die Geldpolitik den zusätzlichen Angebotsspielraum zu entsprechender geldpolitischer Lockerung nutzt. Da Zentralbanken keine Erfahrung mehr mit finanzpolitischer Restriktion haben, dürften sie sich nur zögerlich an die neue Situation anpassen. Damit ist ein weiterer Faktor der Inflationsdämpfung für die nächsten Jahre angelegt.

Bootles »Tod der Inflation« also ein ehernes Gesetz? Jedenfalls sind die Perspektiven für den Rest dieser Dekade gut, daß Inflation ihr Haupt nicht erhebt und es sich deshalb für private Haushalte wie für Unternehmen lohnt, sich in ihrem Verhalten auf eine solche inflationsarme Zeit einzustellen.

Wer freilich die Arme verschränken will, wer glaubt, sich zurücklehnen zu können, wer glaubt, Inflation in der Bibliothek der Wirtschaftsgeschichte abliefern zu können, wird sich sicher auch diesmal täuschen. Inflation hat noch immer ihr Haupt wieder erhoben. So sollte auch Bootles Analyse nicht als Aufruf zu einem geldpolitischen Laisser-faire mißverstanden werden.

Prof. Norbert Walter, Frankfurt, im Januar 1997

Vorwort

Dieses Buch wendet sich weniger an meine Kollegen aus der volkswirtschaftlichen Zunft als vielmehr an den oft verunglimpften intelligenten Normalbürger. Ich habe mich deshalb darum bemüht, den Gebrauch von Fachjargon zu vermeiden. Theoretische Diskurse habe ich so weit wie möglich in den Hintergrund gestellt, Anmerkungen und Verweise auf ein Minimum reduziert und in den Anhang des Buches verbannt.

Das Buch ist in drei Teile gegliedert. Teil I widmet sich der Entwicklung meiner These, während sich Teil II auf ihre Konsequenzen für die einzelnen und die Unternehmen sowie die Welt der Immobilien und Investments konzentriert.

In Teil III gehe ich den historischen Belegen in bezug auf die Inflations- und Zinsentwicklung nach und erläutere die Implikationen meiner These für die Wirtschaftspolitik. Meine Kollegen habe ich nicht ganz übergangen, denn in Kapitel 8 diskutiere ich einige theoretische Fragen, die meine Argumentation aufwirft. Aber auch hier war ich darum bemüht, sie für den volkswirtschaftlichen Laien verständlich zu machen.

Dieses Kapitel hat mir aufgrund der großen Meinungsunterschiede in bezug auf den gegenwärtigen Stand der Wirtschaftstheorie gewisse Schwierigkeiten bereitet. Ich bin sicher, daß es nicht überall auf Wohlwollen stoßen wird. Einige Volkswirte sind offensichtlich der Meinung, daß der Monetarismus längst tot sei und daß man ihn in Frieden ruhen lassen sollte. Aber viele andere sind weiterhin davon überzeugt, daß zum Verstehen und zur Vorhersage von Inflation eine Analyse der Geldmenge völlig ausreicht.

Aber wichtiger ist, wie ich bei den verschiedenen Seminaren, auf denen ich meine Vorstellungen referiert habe, immer wieder beobachten konnte, daß sogar diejenigen, die sich selbst nicht als Monetaristen bezeichnen würden, automatisch in monetaristischen Kategorien denken, wenn sie sich den großen Inflationsfragen zuwenden, die Gegenstand dieses Buches sind. Vermutlich ist ihnen der Inflationsbegriff ohne einen solchen theoretischen Rahmen zu unbestimmt, leichte Beute für eine Vielzahl von Annahmen über Ausgangspunkte, historische Prozesse, Erwartungen und Institutionen. Genau darin liegt jedoch mein Ausgangspunkt. Folglich hielt ich es für notwendig, zu zeigen, daß und warum eine Analyse der Geldmenge noch nicht alles in bezug auf die Inflation erklärt, und wie die verschiedenen realen Kräfte, die ich anführe, zum Tragen kommen.

Aus historischen Interpretationen zu einer radikal neuen Zukunftsperspektive zu gelangen, ist ein gewagtes Unterfangen. Obwohl ich davon überzeugt bin, daß die Inflationsrate wahrscheinlich sehr niedrig bleiben wird und zeitweise sogar negativ werden kann, muß ich dennoch mit der Möglichkeit rechnen, daß sich die Ereignisse anders entwickeln und ich unrecht behalte. Sogar wenn ich mit meiner generellen These richtig liegen sollte, könnte vor allem ein unvorhergesehenes Ereignis wie der Ausbruch eines Krieges zu einem Inflationsanstieg führen. Es wäre so viel sicherer, die Diskussion auf die Vergangenheit zu begrenzen! Aber wie Keynes einmal sagte:

> »Die Ökonomen stellen sich zu einfache und zu nutzlose Aufgaben, wenn sie uns in stürmischen Zeiten nur mitteilen können, daß sich das Meer lange nach dem Sturm wieder beruhigt haben wird.«[1]

Die Wahrheit lautet, ob wir es uns nun eingestehen oder nicht, daß wir alle auf der Grundlage gewisser Annahmen über die Zukunft leben müssen. In der Wirtschafts- und Finanzwelt sind nur wenige Annahmen wichtiger als jene, die über die Inflation getroffen werden. Und ich bin fest davon überzeugt, daß die Annahmen, von denen wir heute ausgehen sollten, grundlegend neu sind. Insofern glaube ich, daß ich Betrug am Leser beginge, wenn ich nur eine Geschichte der Inflation vorstellen würde, die nichts darüber auszusagen hätte, wie die heute vorherrschende Lehrmeinung von den Ereignissen in den kommenden Jahren überrascht werden könnte. Aber ich kann kaum darauf hoffen, daß ich dieses Geheimnis bis zum Ende des Buches werde hüten können, da es der Titel bereits verrät.

Die Themen dieses Buches sind besonders für Deutschland zum gegenwärtigen Zeitpunkt relevant. Nach einem deutlichen Inflationsanstieg nach der Wiedervereinigung hat Deutschland wieder eine so niedrige Inflationsrate erreicht, daß es vermutlich 1996 praktisch keine Inflation gab, wenn man genaue Maßstäbe anlegt. Gleichzeitig sind die strukturellen Kräfte, die in vielen westlichen Industriestaaten nur geringe Preissteigerungsraten zulassen, in Deutschland besonders wirksam – vor allem der gestiegene Wettbewerb aus den östlichen Niedriglohnländern sowie der Druck auf die Unternehmen, die Effizienz zu steigern und die Kosten zu senken. Gleichzeitig stehen die öffentlichen Haushalte unter immensem Kosteneinsparungsdruck, vor allem im Sozialbereich. Die Kombination beider Faktoren führt zu einem Gefühl der Unsicherheit und zur Besorgnis unter den Arbeitnehmern, mit der Folge, daß Lohn- und Gehaltssteigerungen niedrig ausfallen werden.

Diese Kräfte sind so stark geworden, daß man sich heute eine *negative* Inflationsrate für Deutschland vorstellen kann, also einen Rückgang des allgemeinen Niveaus der Verbraucherpreise, genau wie es im Jahr 1995 in Japan geschah.

Aber heute werden die Wirtschafts- und Inflationsaussichten Deutschlands von einem größeren Thema überschattet – dem schnell heranrükkenden Termin für die Einführung der neuen europäischen Währung, des Euro. Wie beeinflußt dieser bevorstehende Wandel die Thesen dieses Buches? Für die nahe Zukunft bestätigt er sie. Die betroffenen Staaten, einschließlich Deutschland, werden sich um die Einhaltung der Maastricher Konvergenzkriterien bemühen, was sie zu einer restriktiven Haushaltspolitik zwingt. Dies wird die Gesamtnachfrage im Zaum halten. Nach der Währungsunion werden außerdem die Mitgliedsländer über einen »Stabilitätspakt« dazu verpflichtet sein, ihre Haushaltsdefizite zu begrenzen, worauf insbesondere Deutschland besteht. Insofern wird die Finanzpolitik wohl noch einige Jahre antiinflationär bleiben.

Darüber hinaus wird die neue Europäische Zentralbank, mit Sitz in Frankfurt, sicherlich im Gewand der Bundesbank auftreten. Sie wird anfangs wahrscheinlich ihre Hauptaufgabe darin sehen, die europäische Öffentlichkeit und die internationalen Märkte davon zu überzeugen, daß sie die Fortsetzung der Bundesbank unter anderem Namen ist. Das bedeutet, daß sie sich bemühen wird, die Zinsen für den Euro auf vergleichsweise hohem Niveau zu halten. Auch das wird die Inflation begrenzen.

Wenn es zum Euro kommt, dann wird zugegebenermaßen die unterschiedliche Wirtschaftskraft der Teilnehmerstaaten die Europäische Zentralbank vor schwerwiegende Probleme stellen, vor allem wenn Spanien und Italien in die Währungsunion aufgenommen werden. Diese Schwierigkeiten könnten möglicherweise früher oder später zu einem Wiederaufleben der Inflation in Europa führen. Diese Aussicht reicht sicherlich dazu aus, den Deutschen einige schlaflose Nächte zu bereiten, bevor sie sich dazu entschließen, die D-Mark aufzugeben. Aber ich schweife in ein umfangreiches Themengebiet ab, das es verdiente, in einem eigenen Buch behandelt zu werden, und weit über das vorliegende hinausreicht.

Während der Arbeiten an diesem Buch habe ich eine große Dankesschuld gegenüber einer Vielzahl von Menschen angehäuft. Ich muß mit einem Bekenntnis einer langjährigen wissenschaftlichen Verpflichtung gegenüber Professor Sir John Hicks beginnen, der mich, als ich bei ihm Doktorand war, erstmals mit der bemerkenswerten Geschichte der Inflation in Großbritannien bekannt machte und mich davon überzeugte, daß ein Verständnis der Inflationsgeschichte entscheidend für ein Verständnis der Inflation an sich ist.

Ich hatte das ausgesprochene Glück, daß viele Menschen das Manuskript oder Teile davon sowie meine Vorarbeiten gelesen haben und ich von ihren Kommentaren profitieren konnte. In dieser Hinsicht bedanke ich mich bei Brian Blackshaw, David Burnett, Stephen Chilcott, Mark Cliffe, Adrian Coles, Michael Ferguson Davie, Peter Day, Vincent Duggleby, Joe Dwek, Professor Walter Eltis, Christopher Firminger, Lawrence Gooderham, Professor Sir Douglas Hague, Will Hutton, Bill Jamieson, Peter Jay, William Keegan, Tony Key, Tom Maddocks, Professor Patrick Minford, Christopher Morris, John Moxon, Piotr Poloniecki, Marion Read, Professor Colin Robinson, Terry Roydon, Christopher Smallwood, Don Smith, John Spiers, Robert Tomkinson, Frank Turley, Leslie Warman, Patrick Whittingdale, Jack Wigglesworth, Colin Wilde, Andrew Wilson und Andrew Withey. Ihnen allen danke ich für ihre meinem Buch gewidmete Zeit und Mühe.

Auch meinen Kollegen von der HSBC möchte ich besonderen Dank sagen, vor allem Jonathan Loynes und Ian Shepherdson, die mir sehr geholfen haben, indem sie sorgfältig Daten zusammentrugen, Grafiken vorbereiteten und Entwürfe lasen. Ebenso möchte ich mich bei den Teilnehmern der verschiedenen Seminare, auf denen ich meine Ideen vorgetragen habe, für ihre kritischen Kommentare und ihre hilfreichen Vorschläge bedanken. Meine Sekretärin Marion Riley verdient einen besonderen Dank. Sie hat sich unermüdlich dem Buch gewidmet und gleichzeitig den normalen Arbeitsablauf in der Abteilung aufrechterhalten. Mein Dank gilt auch Walter Allan, der mich zu diesem Buch ermuntert und der mich meinem Verleger Nicholas Brealey vorgestellt hat, der für mich eine wahre Quelle von Ideen und Inspirationen war.

Besonderen Dank schulde ich meinem Arbeitgeber, der HSBC-Gruppe, für seine Großzügigkeit und sein Verständnis. Obwohl ich den größten Teil des Buches in meiner Freizeit geschrieben habe, hat man mich für seine Fertigstellung von einigen meiner normalen Verpflichtungen freigestellt.

Dennoch handelt es sich um meine eigenen Meinungen, und weder die HSBC-Gruppe (noch die vorhin genannten Einzelpersonen) stimmen notwendigerweise mit ihnen überein.

Nicht zuletzt möchte ich mich bei meiner Frau für ihre Geduld und Nachsicht bedanken, wenn ich abends, an den Wochenenden und in den Ferien an »dem Buch« arbeitete.

Trotz aller Hilfen und Einflüsse trage ich allein die Verantwortung für mögliche Fehler und Auslassungen.

Roger Bootle, London, im Oktober 1996

TEIL I
Das Ende der Inflation

KAPITEL I
Die Null-Ära

Es gibt kein subtileres und besseres Mittel zum Sturz der bestehenden Gesellschaftsordnung als die Ruinierung der Währung. Bei diesem Prozeß wirken alle verborgenen Kräfte des ökonomischen Gesetzes zerstörend und auf eine Weise, die kaum jemand diagnostizieren kann.

J.M. Keynes[1]

Hundert Jahre lang litt die Welt unter periodischen Schwankungen des Preisniveaus, die zu wechselnden Krisen und wirtschaftlichem Abschwung führten. ... Man behauptet nicht zuviel, wenn man sagt, daß das Übel einer variablen Währungseinheit zu den ernsthaftesten wirtschaftlichen Übeln zählt, mit denen es die Zivilisation zu tun hat.

Irving Fisher (1922)[2]

Stellen Sie sich eine Welt ohne dauernde Inflation vor: Die Verbraucherpreise fallen im einen Jahr und steigen im nächsten; in guten Jahren steigen die Löhne und Gehälter um zwei oder drei Prozent, stagnieren aber oder sinken in schlechten. Die Immobilienpreise können genauso fallen wie steigen, und die Zinsen bewegen sich zwischen zwei und vier Prozent.

Ist das reine Phantasie? Nein. So sah die Welt in der Zeit vor den ständigen Preissteigerungen in den Jahren nach dem Zweiten Weltkrieg aus. Und in diese Welt kehren die westlichen Länder meiner Meinung nach allmählich zurück.

Die Inflation ist ein Prozeß kontinuierlicher Preissteigerungen bei gleichzeitig kontinuierlich sinkender Kaufkraft. Dieser Prozeß ist in unseren Denk- und Handlungsgewohnheiten tief verwurzelt. Jeder, der in den letzten 60 Jahren geboren wurde, kennt nur ständig steigende Preise, und die Menschen gehen wie selbstverständlich davon aus, daß es in der Zukunft ähnlich wie in der jüngsten Vergangenheit sein wird. Aber manchmal liegt man mit dieser Annahme gefährlich daneben. Daß die 1970er Jahre wie die 1960er sein würden, war ebenso falsch wie die Annahme, daß die Zeit nach den Zweiten Weltkrieg wie die 1930er Jahre sein würde. Manchmal kommt die Geschichte an einen Wendepunkt. Und wir stehen heute an einem solchen Wendepunkt.

Ost und West

Es ist bereits offensichtlich, daß im inflationären Umfeld eine dramatische Veränderung eingetreten ist. Japan hat dies schmerzhaft erlebt. Weniger die drohende Inflation raubt den japanischen Behörden den Schlaf als die Angst vor einer *Deflation*. Es gibt bereits einen Preisverfall. Die Japaner haben einen wunderbaren Ausdruck dafür: *kakadu hakai* oder »Preiszerstörung«.

Das Zerplatzen der sogenannten »Bubble Economy« infolge der Auswirkungen hoher Zinsen in den Jahren 1990–91 (später durch die Folgen eines besonders hohen Yen-Wechselkurses verstärkt) führte zum Abbröckeln der Vermögenswerte. Wie Abbildung 1.1 zeigt, fielen die Grundstückspreise von 1991 bis 1995 kontinuierlich, während der Börsenindex in Tokio von fast 40 000 im Jahr 1990 auf einen Niedrigstand von knapp unter 15 000 Mitte 1995 rutschte, bevor er Anfang 1996 wieder einen Stand von knapp über 20 000 erreichte. Im November 1995 lagen die Großhandelspreise um ungefähr sieben Prozent *niedriger* als im Jahr 1990.

Wie Abbildung 1.2 (S. 19) zeigt, ging auch die Inflation der Verbraucherpreise dramatisch zurück. Trotz eines ineffizienten Vetriebssystems mit stagnierenden Preisen gab es kaum Preissteigerungen in den Geschäften. Im November 1995 lag die jährliche Inflationsrate bei *minus* 0,5 Prozent. Wären die niedrigen Kosten im Vertriebssystem vollkommen an die Ver-

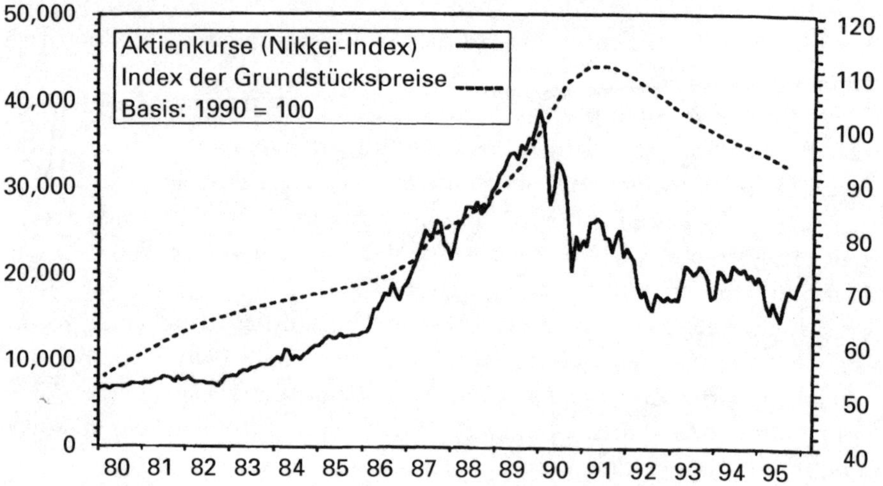

Abbildung 1.1: Preise für Vermögensgüter, Japan, 1980 bis 1995
Quelle: Datastream

braucher weitergegeben worden, dann wären wir zweifellos bereits Zeugen einer anhaltenden Deflation der Verbraucherpreise in Japan. Dabei handelt es sich nicht um ein weiteres Beispiel einer angeborenen Überlegenheit der Japaner, die in den 1960er und 1970er Jahren an der hohen Inflation ebenso schwer gelitten haben wie die Europäer und Nordamerikaner. Erst in der jüngsten Zeit hat Japan sich von einer Volkswirtschaft mit hoher Inflation in eine verwandelt, die mit der Deflation ringt.

Aber das führt keineswegs direkt ins Nirwana, was als Resultat des Zusammenbruchs der Inflation so oft unterstellt wird. Dieser Inflationsrückgang brachte die japanische Wirtschaft an den Rand einer Katastrophe. Das Finanzsystem war in einer verzweifelten Lage, der Immobilienmarkt lag darnieder, ebenso wie der Aktienmarkt, und die Banken hielten zusammen, was noch zusammenzuhalten war. Außerdem waren die Behörden, nachdem sie die Zinsen auf 0,5 Prozent gesenkt hatten, mit ihrer traditionellen Geldpolitik am Ende ihres Lateins.

Und es kam noch schlimmer: Obwohl sie einige gewichtige Ausgabenprogramme und Steuersenkungen zur Ankurbelung der Nachfrage verabschiedet hatte (die von den Anhängern des großen Ökonomen John Maynard Keynes empfohlene Strategie), konnte die Regierung dieses Allheilmittel nicht im großen Stil anwenden. Sie war beunruhigt wegen der negativen finanzpolitischen Aussichten Japans aufgrund einer schnell

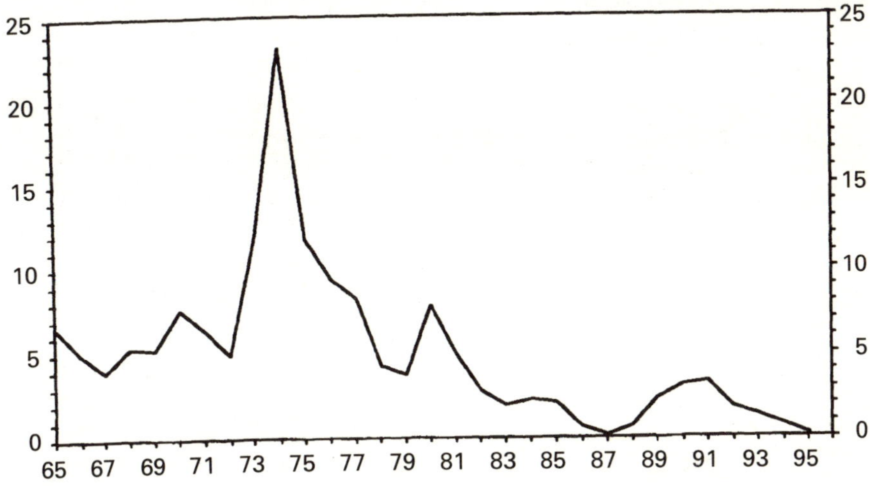

Abbildung 1.2: Inflation in Japan, 1965 bis 1995 (jährliche Änderungen des Preisniveaus, in v. H.)
Quelle: Datastream

alternden Bevölkerung. Aber Ende des Jahres 1995 gab es wieder einige Anzeichen für eine Erholung. Dennoch konnte niemand sicher sein, daß die Krise überstanden war.[3]

Aber dabei handelt es sich keineswegs nur um ein japanisches Problem. Im gesamten Westen ist hohe Staatsverschuldung ein Problem, sogar bei einer sehr niedrigen Inflationsrate. Wenn die Wirtschaft in eine Deflation umkippte, würden wohl die meisten westlichen Staaten vor der Anwendung des keynesianischen Heilmittels zurückschrecken.

Trotz der verbreiteten Meinung, daß wir die Deflation heute so gut verstehen, daß eine Wiederholung der 1930er Jahre undenkbar ist, kann uns die japanische Erfahrung eine sehr heilsame Lehre sein. Sie zeigt, daß die Gefahren der Deflation keineswegs gebannt sind. Und in den meisten älteren Industriestaaten des Westens (die in der Organisation für wirtschaftliche Zusammenarbeit und Entwicklung, der OECD, zusammengeschlossen sind) ist die Inflation zusammengebrochen (vgl. Abbildungen 1.3 und 1.4). Wenn sie auch noch nicht das gegenwärtige Niveau Japans erreicht hat, so ist sie doch so weit zurückgegangen, wie es die OECD zuletzt in den 1960er Jahren erlebt hat. 1995 lag die Inflation in Kanada und Frankreich bei zwei Prozent, in Deutschland knapp unter zwei Prozent und im ehemaligen Westdeutschland sogar noch niedriger. Sicherlich war sie in einigen Ländern mit einer schwachen Währung beträchtlich

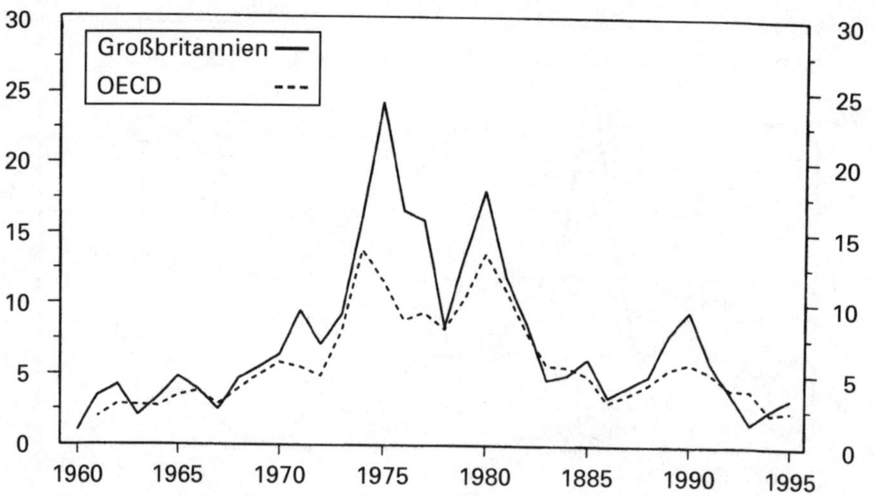

Abbildung 1.3: Inflation in der OECD und in Großbritannien, 1960 bis 1995 (jährliche Änderungen des Preisniveaus, in v. H.)
Quelle: Datastream

höher – sie lag bei fast fünf Prozent in Spanien und über fünf Prozent in Italien. Aber diese Raten waren im historischen Vergleich niedrig. Und in einem der am stärksten inflationsgeplagten Länder der OECD, nämlich Großbritannien, lag die Preissteigerungsrate unter 3,5 Prozent. Außerdem gibt es, wie ich zeigen werde, bei vielen Mitgliedern der Gruppe Anzeichen für die Gefahr einer *Deflation*.

Tatsächlich stehen die westlichen Länder einem Preisverfall näher, als die veröffentlichten Zahlen nahelegen. Die offiziellen Inflationsberechnungen *übertreiben* die faktische Inflation. Qualitätssteigerungen bei den Produkten bleiben notorisch unberücksichtigt, ebenso wie neue Güter wie etwa Computer oder Mobiltelefone (deren Preise eher fallen). Die Auswirkung der Umorientierung der Konsumenten zu preiswerteren Gütern oder Lieferquellen wird zudem unterschätzt.[4]

Die Größenordnung dieser systematischen Übertreibung der Inflation wird unterschiedlich geschätzt, aber die meisten Wirtschaftswissenschaftler gehen davon aus, daß sie sich zwischen 0,5 und zwei Prozent bewegt. Das heißt: Als in den Jahren 1994–95 die Weltwährungsbehörden und die Finanzmärkte von dem Gedanken an die Gefahren der Inflation besessen

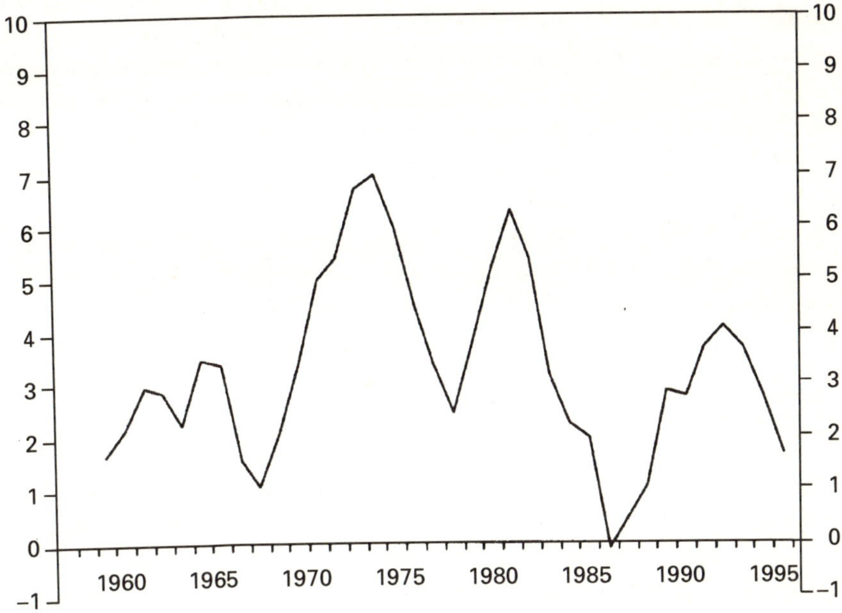

Abbildung 1.4: Inflation in der Bundesrepublik Deutschland, 1960 bis 1995 (jährliche Änderungen des Preisniveaus, in v. H.)
Quelle: Lange Reihen des Statistischen Bundesamts

waren, gab es im Großteil der westlichen Welt praktisch überhaupt keine Inflation. Sie war nicht nur in Japan negativ, sondern in Frankreich und Kanada praktisch null, minimal in Großbritannien und den USA und vernachlässigbar in Deutschland.

In manchen Teilen der Welt sieht die Sache ganz anders aus. China beispielsweise hatte 1994 eine Inflationsrate von über 20 Prozent, und alle »Tiger«-Staaten haben weiterhin gewisse Inflationsprobleme. Außerdem gibt es im Großteil Lateinamerikas, in Osteuropa und in der ehemaligen Sowjetunion eine anhaltend hohe Inflation. Der Grund für diesen Kontrast zwischen dem alten etablierten »Westen« und dem neuen dynamischen »Osten« wird im zweiten Kapitel deutlich. (Obwohl es der geographischen Realität zuwider läuft, werde ich die dynamischen Länder dem »Osten«, Japan aber dem »Westen« zurechnen.)

Der Hund, der nicht bellte

Außerhalb Japans nehmen sowohl die Medienberichterstatter als auch die Finanzmärkte äußerst widerstrebend das Ausmaß der Veränderungen in der Inflationslandschaft zur Kenntnis. Sie neigen immer dazu, sich auf die einen oder anderen Problembereiche zu konzentrieren, die angeblich zum erneuten Aufflackern der Inflation beitragen – Rohstoffpreise, Kosten des Gesundheitswesens, die Wirkung einer sinkenden Arbeitslosigkeit auf die Lohnkosten oder schwache Wechselkurse. Doch ihr Pessimismus widerspricht regelmäßig den Fakten.

Trotz eines Anstiegs der Rohstoffpreise und nach einer längeren Periode eines starken Anstiegs der Beschäftigung lag im November 1995 der amerikanische Index der Verbraucherpreise (der Consumer Prices Index, CPI) das ganze Jahr hindurch um nur 2,6 Prozent höher. Außerdem lag 1995 wie in den drei Jahren zuvor die Inflation bei drei Prozent oder weniger, ein Rekord, der seit dem Zeitraum 1964 bis 1967 nicht erreicht worden war. Und in den gut vier Jahren vom Beginn des Aufschwungs bis zum Ende des Jahres 1995 stiegen die Industriegüterpreise um wenig mehr als fünf Prozent, im Vergleich zu fast 20 Prozent durchschnittlich in den vorangegangenen vier Aufschwungphasen. 1995 lag selbst die Inflationsrate für Verbraucherdienste (die das Gesundheitswesen bzw. Gesundheitskosten einschließt) unter 3,5 Prozent.

Entgegen fast allen Erwartungen und Prognosen ging die Inflation in England, nachdem das britische Pfund im September 1992 aus dem EWS ausgeschert war, kontinuierlich auf durchschnittlich 2,5 Prozent im Jahr 1994 zurück, und dies trotz des starken Inflationsdrucks eines viel niedrigeren Wechselkurses. 1995 gab es wieder einen leichten Anstieg. Die niedrige Inflationsrate wurde auch nicht mit einem langsamen Wachstum erkauft. Im Gegenteil: Nach dem Austritt aus dem Europäischen Währungssystem war England eine der rascher wachsenden Volkswirtschaften in der OECD. Am überraschendsten ist, daß das Wachstum des Durchschnittseinkommens zurückfiel, während gleichzeitig die Zahl der Arbeitslosen sank.[5]

Das war ein gemeinsames Thema in vielen Ländern von Nordamerika bis Neuseeland. 1995 stiegen in den USA die Stundenlöhne um gerade drei Prozent, trotz einer vergleichsweise geringen Arbeitslosenquote von 5,5 Prozent. Unter dem Druck verschiedener Kräfte (die ich im zweiten Kapitel diskutieren werde) – Technologiewandel, schwache Gewerkschaften, stärkeres Wettbewerbsklima und Veränderungen in der Arbeitswelt – verlief die Lohnentwicklung anders als bisher. Und ohne Lohnerhöhungen kann es keine nachhaltigen Preiserhöhungen geben. Doch wer das Ausmaß und die Bedeutung dieser Veränderungen im Arbeitsmarkt nicht erkennt, der kommt zwangsläufig zu überzogen pessimistischen Prognosen des inflationsrelevanten Umfeldes. Die Lohninflation ist der Hund, der nicht bellt.

Was dies bedeutet, ist offensichtlich – die alte Vorherrschaft hoher Inflation ist zusammengebrochen. Aber niemand weiß genau, was an ihre Stelle getreten ist.

Die Hoffnung

Alle Politiker wollen und hoffen auf eine *minimale Inflation*. Das heißt: Jahr für Jahr leichte, kontinuierliche Preissteigerungen. Zwar lauten die präzisen Zahlen von Land zu Land unterschiedlich, aber eine Inflationsrate irgendwo zwischen null und drei Prozent ist das explizite politische Ziel der Zentralbanken in Deutschland, Frankreich, Kanada, Großbritannien, Neuseeland, Finnland, Spanien und Schweden. Die amerikanische Federal Reserve Bank hat in diesem Sinne kein explizites Inflationsziel, aber ihr implizites Ziel ist ganz ähnlich.

Das Ziel einer minimalen statt einer Nullinflation hängt zum einen mit der Vorstellung zusammen, daß »ein wenig Inflation positiv ist«, und zum anderen damit, daß – wie bereits erwähnt – die offiziellen Inflationsberechnungen die tatsächliche Inflation überzeichnen. Letzteres begründet die Annahme, daß die staatliche Durchsetzung einer *gemessenen* Inflationsrate zwischen null und drei Prozent in Wirklichkeit eine sehr geringe Inflation bedeutet. Das heißt nichts anderes, als stabile Preise anzustreben, wenn man die Inflation genau berechnet. Das Ziel einer minimalen Inflation ist auch zur etablierten Lehrmeinung der Wissenschaftler und Kommentatoren geworden. Und für die meisten Unternehmen und Konsumenten klingt das vertraut. Es ist vielleicht nicht gerade beruhigend, aber es ist wenigstens nicht ausgesprochen bedrohlich. Es bedeutet mehr desselben, nur weniger davon.

Die Zyniker unter uns vertreten vielleicht die Meinung, daß eine minimale, also *ausreichende* Inflation deswegen unwahrscheinlich ist, weil man sie erwartet, auf sie hofft und sie plant. Die Geschichte lehrt uns, daß etwas diese Hoffnung zerstören wird.

In den Hinterköpfen der Notenbanker ist der führende Kandidat für dieses Etwas ein Wiederaufleben der Inflation, wodurch wir wieder bei stark steigenden Preisen, hohen Zinsen und der Instabilität der 1970er Jahre landen. Meiner Meinung nach ist jedoch ein viel wahrscheinlicherer Kandidat die Wiederkehr *sinkender* Preise, zum ersten Mal seit den 1930er Jahren.

Gegenwärtig liegt eine Preisdeflation ganz außerhalb der Absichten der Politiker. Aber das ist nur die eine Seite, und faktisch kann die Entwicklung ganz anders verlaufen. Die Regierungen und Notenbanken haben weder die Depression der 1930er noch die Preisexplosion in den 1970er Jahren geplant, vorhergesagt oder geahnt. Vielmehr wurden ihre Hoffnungen, Absichten und Pläne von den Ereignissen überrollt. Während die Politik auf eine Kontrolle der Preissteigerungsrate zielt, besteht unter den heutigen Bedingungen die ernsthafte Gefahr, daß man nicht zu einer hohen Inflationsrate zurückkehrt, sondern eher bei einer Preis*deflation* landet.

Weil gerade dies so unerwartet käme und man schlecht darauf vorbereitet wäre, könnten die Konsequenzen äußerst gefährlich sein. Wenn minimale Inflation die Zukunftshoffnung ist, dann ist Preisdeflation die Angst.

Die Angst vor der Zahlungsunfähigkeit

Alle Anstrengungen im Rahmen der Inflationsbekämpfung machen ein Umkippen in die Deflation wahrscheinlicher. Wäre das Wirtschaftssystem vollständig an eine minimale Inflation angepaßt, dann wäre die Gefahr sinkender Preise gering. Aber dem ist nicht so. Die Verbraucher haben sich aus der Annahme einer kontinuierlichen Inflation heraus hoch verschuldet, vor allem um Grundeigentum zu erwerben. Ohne Inflation werden ihre Schulden zu einer drückenden Belastung. Viele Unternehmen sind nicht nur hoch verschuldet, sondern vor allem Eigentümer von Realvermögen. Alle westlichen Staaten sind hoch verschuldet, vorwiegend über langfristige, festverzinsliche Papiere. Wenn die Inflation zurückgeht, wird der Realwert der Zinslast höher sein als ursprünglich geplant, und ihre Bilanz wird sich verschlechtern.[6]

Die Wirkung dieser Faktoren wird die Ausgaben begrenzen und das Vertrauen schwächen, wenn die Inflation zurückgeht. Im Prinzip müßte es als Ausgleich zu den Verlierern Gewinner geben. Aber zwei Faktoren behindern den Ausgleich der von der Seite der Schuldner ausgehenden deflationären Kräfte. Erstens erschüttert die völlig neue wirtschaftliche Situation das Vertrauen – sinkende Preise für Realvermögen wie Grundeigentum, sehr niedrige Zinssätze, Rückgang des allgemeinen Preisniveaus. Zweitens bringt der steigende Realwert des Finanzvermögens den Gläubigern keinen Nutzen, wenn die Schuldner nicht zahlen können.

Die Auswirkungen wären noch alarmierender, wenn sich die Überzeugung verbreitete, daß die wesentlichen Eigentümer von nicht produktivem Vermögen, nämlich die *Banken*, in Schwierigkeiten wären. Dann wären die Sicherheit der Ersparnisse der Menschen und faktisch das gesamte Währungssystem selbst gefährdet. Wenn diese Stufe erreicht ist, dann stehen wir jenseits des rationalen Modells der Ökonomen und sind im Reich der Massenpsychologie gelandet. Wir haben es dann mit der Ökonomie der Angst zu tun.

Man kann sich in der Tat einen circulus vitiosus vorstellen, der zwischen sinkenden Preisen für Vermögenswerte, sinkenden Verbraucherpreisen, steigenden Realschulden und einer Abwärtsspirale der Erwartungen verläuft und an die Ereignisse der 1930er Jahre erinnert. Wenn die Konsumenten mit sinkenden Preisen rechnen, dann schieben sie ihre Käufe auf, was zu einem noch stärkeren Druck auf die Preise führt. Sinkende Preise führen zum Anstieg der realen Schulden und zwingen die Schuldner dazu, ihre Ausgaben zurückzuschrauben. Manche fallen diesem Prozeß zum Opfer und gefährden dadurch die Finanzinstitutionen und das Bankensystem, was das Vertrauen noch weiter belastet.

Das Verhalten der Aktienmärkte könnte in diesem Prozeß eine zentrale Rolle spielen. Sie reagieren empfindlich auf massive Stimmungsänderungen, die die bestehenden Notierungen untergraben und Einbrüche bei den Vermögenswerten und einen Vertrauensverlust verursachen, der sich über die Finanzwelt hinaus auf das erstrecken kann, was die Ökonomen *Real*wirtschaft nennen, also auf die Welt der Produktion und der Arbeitsplätze. Ob ein Börsenkrach die Bewegung in Richtung Deflation anführt oder nicht, ein Crash kann schon die Folge einer Bewegung sein, die ihren Ursprung anderswo hat, oder beide Tendenzen entfalten sich symbiotisch, wie es zwischen 1994 und 1995 in Japan geschah.

Nachdem der Börsenkrach von 1987 keine ernsthaften Negativwirkungen auf das Weltwirtschaftswachstum hatte und nicht zu dem von einigen Kommentatoren befürchteten finanziellen Zusammenbruch geführt hat, ist es in Mode gekommen, die Bedeutung der Börsennotierungen für die Wirtschaft herunterzuspielen. Das ist riskant. 1987 hatten wir Glück. Die Notenbanken starteten Gegenmanöver. Japan, das als das schwächste Glied in der Kette erschien, vermied es, ernsthaft verwickelt zu werden. Weil es in den Märkten in den vorausgegangenen Monaten rasante Kurssteigerungen gegeben hatte, gab es kein festes Vertrauen in das erreichte Niveau, und die Verluste konnten leicht absorbiert werden. Der zugrunde liegende Wachstumselan war ausreichend stark, um den Schock aufzufangen.

Diese Faktoren sind kein Anlaß zur Selbstzufriedenheit im Hinblick auf die Wirkungen zukünftiger starker Einbrüche an der Börse. Das System ist anfälliger geworden. Das Wachstum der Fondsgesellschaften ist ein besonderes Problem. 1980 gab es in den USA nur 458 Aktien-, Renten- und Pensionsfonds mit einem Gesamtvermögen von knapp unter 60 Milliarden Dollar. Aber 1994 waren es schon 4394 mit einem Vermögen von 1,5 Billionen Dollar. Und die Zahl der privaten Anteile von Investmentfonds stieg von sieben Millionen im Jahr 1980 auf 89 Millionen im Jahr 1994.[7] Wenn die einzelnen Inhaber von Investmentfondsanteilen in einer Krise in Panik geraten, können sie einen Crash der Finanzmärkte verursachen.

Gleichzeitig könnte die Welt der gewieften institutionellen Investoren durch das enorme Marktwachstum bei *Derivaten* (das sind Finanzinstrumente wie Termingeschäfte, Optionen und Swaps, die von den grundlegenden Finanzierungsformen wie Bankeinlagen, Darlehen, Aktien und Anleihen *abgeleitet* sind) ins Wanken geraten. Zwar können Derivate bei angemessener Verwendung die finanzielle Effizienz der Geschäftstätigkeit stark verbessern, doch bieten sie ein größeres Spektrum für Spekulation und bergen, wenn falsch mit ihnen umgegangen wird, ein enormes Risiko; das mußten wir feststellen, als 1995 die Barings Bank infolge der Spekulationen ihres Wertpapierhändlers Nick Leeson an den Terminmärkten zusammenbrach. Gut geführte Banken und Anlageinstitute haben diese Risiken unter Kontrolle, aber niemand kennt genau die Grenzen des Finanzsystems und weiß, wie sich das Gesamtsystem in einer Krise verhalten würde.

Alpträume werden wahr

In den letzten 50 Jahren hielt man eine Deflation für völlig unplausibel. Heute ist das anders. Kaum ein Ökonom betrachtete sie als ernstzunehmende Möglichkeit, zum einen weil es in den letzten 25 Jahren eine hohe Inflation gab, und zum anderen weil in der Zeit davor bei niedriger Inflation die Preise in den meisten Ländern ununterbrochen anstiegen. Wenn die Ökonomen in die Zukunft blicken, dann denken sie stillschweigend an die Rückkehr zu einer Inflation von der Art, wie sie in den 25 Jahren unmittelbar nach dem Zweiten Weltkrieg herrschte. Wenn damals, warum dann nicht heute?

Doch alle geschichtliche Erfahrung spricht gegen diese Schlußfolgerung, wie wir in Kapitel 7 sehen werden. Jahr für Jahr steigende Preise ohne schädliche Folgen sind eine Anomalie. Nach dem Krieg war dies lediglich aus zwei miteinander zusammenhängenden Gründen möglich. Erstens gab es eine hohe Nachfrage und starkes Wachstum, die von einem sich selbst verstärkenden Optimismus getragen wurden. Aufgrund einer Verbindung von Glück und Urteilsvermögen gab es in den ersten 25 Jahren keinen größeren Nachfragerückgang, der diese Kombination zerstört hätte.

Zweitens gab es, sieht man von den Löhnen ab, aufgrund der verschiedenen Hemmnisse gegen niedrigere Preise und der Wettbewerbsschranken (die später in diesem Kapitel zur Sprache kommen) keine Tendenz zu einem Preis- oder gar Lohnrückgang, auch dann nicht, wenn die Nachfrage schwach war. Unter diesen Bedingungen hätte es eines massiven Nachfragerückgangs bedurft, um eine Deflation auszulösen.

Keine dieser Bedingungen ist heute gegeben. Das Wachstum ist bescheiden, die Arbeitslosigkeit (mit Ausnahme der USA und des Fernen Ostens) relativ hoch. Und das Vertrauen ist brüchig. Gleichzeitig sind, wie ich in Kapitel 2 zeigen werde, fast alle strukturellen und institutionellen Barrieren gegen fallende Preise im Zerfall begriffen. Infolgedessen *würde* unter den heutigen Bedingungen ein signifikanter Rückgang der Nachfrage zu einem Preisrückgang führen.

Zinsen können nicht negativ sein

Die Deflationsgefahr wird durch eine oft vergessene, aber sehr gewichtige Tatsache erhöht – die Zinsen können nicht negativ werden, und zwar aus einem einfachen Grund. Geld (Bargeld) wirft keine Zinsen ab und sein Nominalwert steht fest. Dies bedeutet, daß der Realwert von Bargeld bei Inflation sinkt.

Wenn die Banken dann unter der Führung der Notenbank versuchen, Bankeinlagen negativ zu verzinsen, dann ziehen die Leute ihr Geld von der Bank ab und bilden Bargeldvorräte, auf die keine negativen Zinsen berechnet werden könnten. (Weil dies zu einem Zusammenbruch der Banken führen würde, müßten die Währungsbehörden mehr Geld drukken, um die gestiegene Nachfrage befriedigen zu können.) Insofern liegt die praktische Unmöglichkeit negativer Zinsen ganz in der Natur des Geldes an sich. Es ist ein Problem der Geldwirtschaft.[8]

Das hat überwältigende Implikationen. Wenn die Zinsen einmal auf Null gefallen sind, dann fehlt den Behörden die Möglichkeit, die generelle Nachfrage durch Zinssenkungen anzukurbeln. Sie haben ihr letztes Pulver verschossen.[9]

Deshalb müssen bei fallenden Preisen die realen Zinsen positiv sein. Und wenn die Preise schneller fallen, dann steigen die realen Zinsen, obwohl das System niedrigere oder sogar negative reale Sätze bräuchte. Diese Eigenschaft gefährdet Systeme mit sehr niedriger Inflationsrate extrem. Sie sind gegenüber einem starken Rückgang der Nachfrage anfällig, dem die konventionelle Geldpolitik machtlos gegenübersteht.

Ein anderes politisches Ziel

Es besteht also die große Gefahr eines ungewollten Umkippens in die Deflation, wenn die Notenbanken eine Inflation zwischen null und drei Prozent anstreben. Aber ganz unabhängig davon sollte sich jeder die Möglichkeit fallender Preise als *Ergebnis einer bewußten politischen Entscheidung* vor Augen führen.

Eine minimale Inflation ist, sogar wenn viel davon oder alles Illusion ist, als Ziel in dem Sinne fragwürdig, als es auf einer Überschätzung der wahren Inflation beruht. Sie bedeutet, daß das Geld weiter an Realwert verliert. Den Menschen wird weiterhin die Entwicklung der Geldwerte über die

Zeit unklar bleiben, und der Lebensstandard derjenigen, die vertraglich fixierte Einkommen beziehen, kann im Zeitverlauf weiter sinken.[10]

Wenn außerdem die Preis- und Lohnflexibilität infolge der Wettbewerbskräfte, die ich in Kapitel 2 beschreiben werde, zunimmt, dann ist eine geringe Inflation auch kein Schmiermittel für die Wirtschaft. Sie läuft auch perfekt ohne. Obwohl gegenwärtig die Notenbanken gerne eine Inflationsrate von null bis drei Prozent sähen, könnte dieses Ziel sich aber auch ändern.

Das sollte nicht überraschen: Die politischen Ziele verändern sich ständig. Direkt nach dem Krieg wäre das wirtschaftspolitische Ziel einer Durchsetzung und Aufrechterhaltung einer Inflationsrate von null bis drei Prozent als reiner Wahnsinn erschienen. Die Hauptsorge galt der Vollbeschäftigung. Nach der Inflationskrise der 1970er Jahre gaben die Politiker dieses Primärziel auf und wandten sich vor allem der Eindämmung der Inflation zu. Aber das Ziel der Durchsetzung und Aufrechterhaltung einer Inflationsrate im Bereich zwischen null bis drei Prozent hätte man nunmehr nicht mehr als Wahnsinn, sondern als reine Phantasie betrachtet.

Heute erweist sich dieses Ziel als viel leichter erreichbar, und die Notenbanken könnten ohne weiteres ihre Ansprüche erhöhen und z. B. die Nullinflation anstreben. Der intellektuelle Trend scheint bereits in diese Richtung zu gehen. Ein Ökonom einer Zentralbank faßte Ende 1995 das Ergebnis einer internationalen Wirtschaftstagung der Zentralbanken und Wirtschaftsexperten folgendermaßen zusammen:

> Es fällt sehr schwer, ein rundum überzeugendes Argument für eine »optimale Inflationsrate« zu konstruieren, die weit von Null entfernt ist.[11]

Es werden sogar einige Stimmen laut, die sich für die sogenannte *langfristige Preisstabilität* engagieren.[12] Die Vorstellung stabiler Preise klingt verlockend, aber die gibt es gerade nicht. Und die Ökonomen, die die Tugenden stabiler Preise predigen, bringen oft die Öffentlichkeit auf einen sehr gefährlichen Kurs. Es wird immer Schocks geben, die das Preisniveau steigern. Wenn man jedoch auf langfristig stabile Preise setzt, dann müssen diesen Phasen Preissenkungen folgen, die für einen Ausgleich sorgen. Deswegen würden die meisten Menschen das System, das die Ökonomen Preisstabilität nennen, als Preis*instabilität* bezeichnen. Und wenn die Notenbanken ein solches Regime zum Ziel ihrer Politik machen, dann müßte es Perioden geben, in denen sie einen Rückgang der Preise anstreben.

Das sollte nicht als verrückte Idee abgetan werden, wie merkwürdig sie auch immer im Kontext der letzten 50 Jahre klingen mag. Sie wird heute von ernst zu nehmenden Ökonomen diskutiert. Ideen, die in der einen Epoche diffamiert werden, werden in der nächsten in den Himmel gehoben.

So seltsam es auch klingt, man kann sich gut *kontinuierlich sinkende* Preise als Ziel der Politik vorstellen, genauso wie die Orthodoxie der Nachkriegsjahre auf kontinuierlich steigende Preise setzte. Im geschichtlichen Rückblick wäre das plausibel. Das englische Preisniveau fiel von seinem Höhepunkt im napoleonischen Krieg im Jahre 1812 bis 1896 um die Hälfte. In den USA gingen die Preise sogar noch stärker zurück. Dennoch gab es in dieser Periode ein anhaltendes Wirtschaftswachstum und einen gewaltigen Anstieg des Lebensstandards.

Früher genoß die Vorstellung kontinuierlicher Preissenkungen eine starke theoretische Rückendeckung. Unter den Ökonomen tobte im späten 19. Jahrhundert und bis zum Zweiten Weltkrieg ein Streit über die Wünschbarkeit eines stabilen Preisniveaus im Vergleich zu gemäß dem Produktivitätsniveau variierenden Preisen. Nach der letzteren Sicht (bekannt als »Produktivitätsnorm«) sollten kontinuierliche Produktivitätsanstiege zu kontinuierlichen Preissenkungen führen (während Perioden mit einer sinkenden Produktivität umgekehrt mit Preissteigerungen verbunden wären). In einem solchen System gäbe es eine allgemeine Stabilität der Löhne und Gehälter, was den Bedarf nach ständigen Neuverhandlungen von Arbeitsverträgen überflüssig machen würde. Während die »Preisstabilität« zu stabilen *Output*-Preisen führt, erzeugt die Produktivitätsnorm stabile *Input*-Preise.[13] Auch in der näheren Vergangenheit hat Milton Friedman dargelegt, daß ein System fallender Preise einem mit weitgehend stabilen überlegen sei.[14]

Ist es nicht eigenartig, daß etwas, das die meisten Menschen eindeutig als unheimlich empfinden würden, nämlich ein Preisrückgang, von einigen großen Wirtschaftsdenkern positiv dargestellt wird? Der Grund liegt im scharfen Wechsel der Perspektive. Der Vorschlag von Friedman war für eine Welt konzipiert, in der die Erwartungen der Menschen und die Wirtschaftsstruktur, einschließlich Höhe und Art der Verschuldung, an kontinuierlich sinkende Preise angepaßt sind. So werden keine Verzerrungen erzeugt und keine finanziellen Instabilitäten verursacht. Das klingt sehr ähnlich wie die imaginäre Welt einer vollständig antizipierten Inflation, die bei den Wirtschaftstheoretikern so beliebt ist, nur mit umgekehrten Vorzeichen. In Wirklichkeit ist eine vollständig antizipierte Deflation so unmöglich wie eine perfekt antizipierte Inflation. Wenn die Preise kontinuierlich fallen, würde dies außerdem im Laufe der Zeit zur selben Verwirrung in bezug auf die relativen Werte führen, wie sie mit einer ständigen Inflation einhergeht.

Offene Deflation

Wie weiter oben angeführt, könnte eine größere Lohn- und Einkommensstabilität einer der offensichtlichsten Vorteile eines Regimes stetig fallender Preise sein. Bei einer offenen Deflation sind die Löhne jedoch alles andere als stabil. Sie sinken gemeinsam mit den Preisen. Tatsächlich treiben sich beide gegenseitig nach unten.

Nichts dergleichen war seit dem Zweiten Weltkrieg zu beobachten, obwohl die Arbeitnehmer oft harte Einbußen bei ihren *Real*einkommen hinnehmen, d. h. Einkommenssteigerungen unterhalb der Inflationsrate akzeptieren mußten. Unter den Bedingungen hoher Arbeitslosigkeit, die in den westlichen Industriestaaten in den 1980er und 1990er Jahren zur Regel geworden ist, sind einzelne Arbeitnehmergruppen manchmal zu Lohnkürzungen bereit, um ihre Arbeitsplätze zu sichern. Aber seit dem Zweiten Weltkrieg erscheint die Vorstellung, daß das allgemeine Einkommensniveau sinken könnte, als absurde Idee.

An eine niedrige Inflation haben wir uns noch nicht angepaßt, geschweige denn an eine Situation fallender Preise. Dies gesetzt, ist eine Phase sinkender Einkommen kaum vorstellbar. Sie könnte katastrophal werden. Wenn der Teufel einmal losgelassen ist, könnte die Kontrolle über die Senkungsrate und die damit verknüpften Erwartungshaltungen verloren gehen. Angesichts der gegenwärtigen Höhe der Verschuldung ist eine offene Deflation ein fast unvorstellbarer Alptraum.

Auch ohne Lohnsenkungen wären die ersten Preisbewegungen nach unten nach der kontinuierlichen Aufwärtstendenz der letzten 60 Jahre ein Schock. Für die Geschäftswelt wäre es wie eine Apokalypse. Deshalb stellt sogar eine leichte Deflation eine derart große Gefahr dar. Es gibt immer ein Risiko – besonders wenn die Finanzstrukturen und die Erwartungen nicht darauf abgestellt sind –, daß eine Periode von Preissenkungen eine Depressionsstimmung erzeugen und verheerende finanzielle Turbulenzen entfesseln kann.

Preisschwankungen

Obwohl es möglich ist, daß sich die einmal in Gang gesetzte Tendenz fallender Preise über einen langen Zeitraum fortsetzt, wird es in meinen Augen wahrscheinlich dazu nicht kommen. Zunächst würden die natürlichen Tendenzen der Wirtschaft dem entgegenwirken, und zwar ziemlich unabhängig von dem Druck der wirtschaftspolitischen Gegensteuerung.

Obendrein gäbe es weiterhin einen gewissen, in den institutionellen Strukturen begründeten Widerstand gegen Preissenkungen, insbesondere gegen Lohnsenkungen. Die anhaltende Macht der Arbeitsmarktinstitutionen – obwohl sie heute erheblich geschwächt sind – sowie die staatlichen Absicherungen von Mindestlöhnen und ähnlichem und das ausgedehnte System der staatlichen Leistungen, die alle in Geldgrößen festgelegt sind, würden das bestehende Niveau der Geldeinkommen stützen.[15] Und ohne Lohnsenkungen wäre das Niveau der Preissenkungen begrenzt.

Insofern gäbe es für den Preisrückgang eine Grenze. Was passiert aber, wenn die Preise nicht mehr fallen? Dann steigen sie wieder. Aber auch das hat wiederum Grenzen. Wenn die Preise während eines Aufschwungs in die Höhe gehen, wird die Vorsicht und Angst der Menschen, die gerade einen Preisverfall erlebt haben, dafür sorgen, daß die Preissteigerungen begrenzt bleiben. Gleiches gilt für die Neigung der Notenbanken, ständigen Preissteigerungen entgegenzuwirken, aus Furcht, dies könnte zum Aufflackern der Inflation führen. Obwohl in dieser Welt die Preise also steigen und fallen können, sind sie insofern in beide Richtungen begrenzt. Es gibt ein Regime der *begrenzten Preisinstabilität.*

Ich denke, daß wir bereits unter diesem Regime leben. Natürlich ist die Aufwärtsphase eines schwankenden allgemeinen Preisniveaus nicht zu unterscheiden von der Fortdauer minimaler Inflation, auf die die Zentralbanken zielen.

Erst wenn die Preise zu sinken beginnen, wird klar werden, daß etwas Einschneidendes passiert ist. Aber selbst dann wird man nicht genau wissen, was dieses Etwas ist. Wenn das allgemeine Preisniveau erstmals fällt, nehmen die Menschen nach einer Weile vielleicht an, daß dies jetzt zur Tagesordnung gehört, ebenso wie Preissteigerungen einmal die Norm waren. Mit anderen Worten: Wir könnten in den Alptraum der Deflation hineinschlittern.

Wenn dann die Preise nach einer ersten Abwärtsphase wieder in die Höhe gehen, würden die Menschen natürlich diese Periode einfach als einmaliges Intermezzo einstufen. Doch wenn das allgemeine Preisniveau zum zweiten Mal sinkt, könnte deutlich werden, daß es sich um eine völlig neue Situation handelt. Es ist gut möglich, daß dies viel später im Rückblick als – wie die Ökonomen gerne sagen – langfristige Preisstabilität interpretiert wird, also als ständiges Auf und Ab der Preise.

So gesehen besteht die Zukunft vielleicht aus Phasen, die mit den Hoffnungen und Befürchtungen korrespondieren, die bereits früher diskutiert wurden. Langfristig könnte unter einem Regime begrenzter Preisinstabilität ein vergleichbares Ergebnis wie unter den Bedingungen minimaler Inflation erreicht werden, wobei sich allerdings die Auf- und Abwärtsbewegungen genau ausgleichen. Deshalb werde ich, um unnötige Wiederholungen zu vermeiden, in den folgenden Kapiteln die Konsequenzen der *Nullinflation* analysieren, wobei ich darunter die Welt der minimalen Inflation, in der die Preise ganz allmählich in die Höhe klettern, ebenso verstehen werde wie die Welt der begrenzten Preisinstabilität, wo sie ebenso leicht fallen wie steigen.

Wo es mir aber angemessen erscheint, werde ich mich mit dem Phänomen sinkender Preise gesondert beschäftigen. Wenn meine Überzeugung richtig ist, daß die neue Ordnung durch eine begrenzte Preisinstabilität gekennzeichnet ist, dann unterscheiden die Phasen sinkender Preise die neue Welt von der bisherigen deutlich. Und sie stellen die größte Gefahr in den kommenden Jahren dar.

Worum geht es?

Wird das Erreichen einer Nullinflation unser Wohlergehen merklich beeinflussen, wenn man einmal von den Gefahren sinkender Preise absieht? Viele betrachten die Inflation auf breiter Front als ein großes ökonomisches Übel, das das wirtschaftliche und politische System zerstören kann oder – prosaischer formuliert – zu Verzerrungen führt, die die Effizienz untergraben und das wirtschaftliche Wachstum behindern. Im Extrem wird fast jede wirtschaftliche Krankheit auf Erden der Inflation zugeschrieben – Arbeitslosigkeit, langsames Wachstum, Ungleichheit, niedrige Reallöhne. Man kann sich sogar einige Kreuzritter vorstellen, die so weit gehen, daß sie den Anstieg von Kriminalität, den Zustand der Umwelt und den Verfall der Familie dazu zählen.

Man muß nicht erwähnen, daß den Vertretern dieses Standpunkts die Eindämmung der Inflation um jeden Preis wichtig war. Es ist wie ein totaler Krieg zwischen der Gesellschaft und einem unpersönlichen Feind.

(Tatsächlich spiegelt die Sprache der Ökonomen und Politiker manchmal genau diese Einstellung wider. Es wird vom *Kampf* gegen die Inflation gesprochen.) Dementsprechend sollte der Rückgang der gemessenen Inflation auf null bis drei Prozent, was effektiv ihr vollständiges Ende bedeutet, eine Reihe von Vorteilen bringen, einschließlich geringere Arbeitslosigkeit und schnelleres Wachstum.

Das scheint zumindest das offizielle Denken der britischen Regierung zu sein. Im September 1995 nannte der britische Finanzminister Kenneth Clarke die Inflation den öffentlichen Feind Nummer eins. Auf den Vorschlag, daß man einen Inflationsanstieg zulassen sollte, um ein schnelleres Wachstum zu erzielen, antwortete er:

> Die Geschichte sollte jeden gelehrt haben, daß ein solches Denken gefährlicher Unsinn ist. Die Inflation schadet dem Wachstum, bremst Investitionen und zerstört Wohlstand und Arbeitsplätze.[16]

Aber man kann dies ganz anders sehen. Es gibt eine starke Tradition in der Wirtschaftstheorie, wonach die Inflation die realen Verhältnisse überhaupt nicht tangiert. Im Inflationsprozeß steigen die Geldwerte, mit dem Ergebnis, daß trotz gestiegener Geldpreise jedes Gut *im Vergleich zu den Alternativen* so preiswert oder teuer wie vorher ist. Es verhält sich genau wie bei der Änderung der Rechnungseinheit, wenn man etwa von der D-Mark zu Francs wechselt oder die Währung neu definiert. Es gibt überhaupt keine reale Auswirkung.

In diesem Fall wird auch das Ende der Inflation keine wirklichen Vorteile bringen. Es ist weitgehend irrelevant. Wir wundern uns dann darüber, was die ganze Aufregung soll. Warum dann die Verbissenheit, als erstes die Inflation in den Griff zu bekommen?

Diese These wird durch eine Fülle empirischer Belege gestützt. Es gibt keine eindeutige Beziehung zwischen hohem Wachstum und niedriger Inflation. Tatsächlich stellen wir in einer Reihe von Ländern wie Brasilien und China sowohl hohes Wachstum als auch hohe Inflation fest. Offensichtlich schließt eine hohe Inflation starkes Wirtschaftswachstum nicht aus, auch wenn sie nicht dazu anregt.

Man trifft sogar auf den Gedanken, und zwar sowohl in der Wirtschaftstheorie als auch im populären Denken, daß die Inflation nicht nur gar nicht so schlimm, sondern tatsächlich ein gesunde und positive Erscheinung ist – vorausgesetzt, daß sie nicht *zu* schnell verläuft. Schließlich besagt das Argument, daß die Inflation die reale Schuldenlast erleichtert und dadurch Vorteile für die Schuldner und Nachteile für die Gläubiger entstehen. Das scheint aus sozialer Sicht wünschenswert zu sein, weil die Schuldner eher die Armen sind (das heißt die Guten) und die Gläubiger die Reichen (das heißt die Bösen). Obendrein soll sie helfen, die Investitionen anzukurbeln und folglich zu Wirtschaftswachstum führen, weil die Investitionen mit Krediten finanziert werden, oder zumindest im Vergleich zur erzielbaren Rendite auf Geldvermögen beurteilt werden, die von der Inflation aufgefressen wird.

Diese positive Wirkung auf das Investitionsverhalten wird auch durch den zusätzlichen Impuls flankiert, den die Inflation angeblich auf optimistische Stimmungen ausübt. Die Geldwerte steigen ständig – Produktpreise, Aktienkurse, Grundstückswerte, Ersparnisse, Vermögenswerte. Jeder *fühlt* sich so viel besser, auch wenn es nicht zutrifft. Aber das bloße Gefühl bekommt eine wirtschaftliche Bedeutung, weil es den Optimismus steigert, also Investitionen, Konsum und Wirtschaftswachstum ankurbelt, wodurch der Optimismus zu einer sich selbst erfüllenden Prophezeiung wird.

Zudem macht die Inflation eine Änderung der Wertverhältnisse möglich, ohne daß jemand einen schmerzhaften und ernsten Einbruch beim Nominalpreis für seine Produkte erleben muß, oder bei seinem Nominaleinkommen, beim Wert seines Hauses oder seiner Rente. Derartige Änderungen vollziehen sich sachte und fast unmerklich durch den kontinuierlichen Anstieg aller Preise, mit Ausnahme bei Ihnen – bei Ihrem Produkt, Ihrem Lohn, Ihrem Haus oder Ihrer Rente. Die Inflation liefert einen heimlichen Umverteilungsmechanismus.

Wer diesen Glauben über die Rolle der Inflation hegt, wird das Ende der Inflation schwerlich mit der Erwartung verknüpfen, daß sich unser wirtschaftliches Wohl verbessert.

Die Bedeutung des Schritthaltens

Was sollten wir daraus lernen? Eine korrekte Bewertung ist komplizierter als eine plakative Antwort.[17] Zunächst einmal wurde seit den späten 1970er Jahren die Inflation verteufelt. Normalerweise denken die Leute, daß der Grund für Preissteigerungen bei Gütern und Dienstleistungen, die sie kaufen, in der Inflation liegt. Aber den Preisanstieg bei den Gütern und Dienstleistungen, die sie verkaufen (einschließlich natürlich ihrer Arbeit) sehen sie als etwas ganz anderes an: vielleicht als legitimes Resultat »verbesserter Qualität« oder gestiegener »Knappheit«? Also sind sie zu dem Schluß gekommen, daß es ihnen natürlich besser gehen würde, wenn es keine *Inflation* gäbe, aber ihr Einkommen oder die Immobilienpreise gleichzeitig wie gewohnt steigen!

Ebenso sind viele der durch inflationsbedingt verzerrte Preisverhältnisse erzeugten wirtschaftlichen Probleme auf die Ablehnung der Regierungen zurückzuführen, schnell genug die Preise zu ändern, die ihrer Kontrolle unterliegen, weil das hieße, der Inflation »nachzugeben«. Die Regierungen haben diesen Trick bei den Wechselkursen, den Löhnen und Gehältern im öffentlichen Dienst und den öffentlichen Gebühren versucht. Doch immer hat der Versuch, einen bestimmten Preis oder eine Gruppe von Preisen festzuhalten, während alle anderen steigen, zu teuren und in manchen Fällen sogar katastrophalen Verzerrungen geführt. Aber in diesen Fällen ist es natürlich legitimer, von der Inflationsbekämpfung als Quelle realer Probleme zu sprechen als von der Inflation selbst.

Das gilt auch für die Vorstellung, daß »die Inflation Arbeitslosigkeit verursacht«; sie wird wie ein Mantra von den Regierungen und Notenbanken endlos wiederholt, die damit verzweifelt ihre rezessionserzeugende Politik legitimieren. In mancher Hinsicht kann man tatsächlich sagen, daß Inflation zu Arbeitslosigkeit führt, aber diese Aspekte hatten in den Köpfen der monetaristischen Politiker während der 1980er Jahre kaum Priorität. Damals war die Hauptursache des Anstiegs der Arbeitslosigkeit gerade der Versuch, die Inflation zu *bekämpfen*.

Dennoch ist Inflation alles andere als irrelevant. Ihr Schaden hängt weitgehend davon ab, wie gut das System an sie angepaßt ist. Die Unbekümmertheit der Vertreter der These, daß »Inflation irrelevant« sei, gründet auf der Prämisse, daß die Inflation von jedem im System vollständig erwartet wird *und daß sämtliche Erwartungen in allen Preisen verkörpert sind*. Wenn diese Stufe einmal erreicht ist, sind die Verluste durch eine noch schnellere Inflation in der Tat nur noch gering.

In Ländern mit notorisch hoher Inflation mag dies ein zutreffendes Bild der Realität sein, weil dort kein Anspruch auf Integrität des Geldwertes erhoben wird. Wichtige Verträge oder langfristige Abmachungen, deren Wert durch die Inflation gefährdet werden könnte, wenn er nicht in nationaler Währung durch Indexierung von Schwankungen des Preisniveaus abgekoppelt ist, werden in einer ausländischen Währung abgeschlossen (normalerweise US-Dollar), die das Vertrauen der Vertragspartner genießt.

In Systemen mit gemäßigter Inflation jedoch, wie es für den Großteil der westlichen Industrieländer in den letzten 50 Jahren zutrifft, ist die Anpassung an die Inflation schwierig. Hier muß man sich von der Annahme trennen, daß der Geldwert Bedeutung hat, und dies ist mit Kosten verbunden. Diese Kosten würden sich rechnen, wenn es eine hohe Inflationsrate gäbe, aber bei gemäßigten Raten lohnt der Aufwand nicht. Insofern paßt das System einige Kosten und Preise an die Inflation an und andere nicht.

Der große Betrüger

Ganz abgesehen davon, ob das System sich an die Inflation anpassen kann, ist es auch die Frage, ob der einzelne den Inflationsprozeß ausreichend versteht, um Anpassungen an die Geldwerte vornehmen zu wollen, wenn er es denn könnte. Es gibt eine Fülle von Belegen dafür, daß der Prozeß nicht richtig verstanden wird. Die Inflation ist wie ein großer Betrüger. Sie verschleiert zu jedem Zeitpunkt die Struktur der relativen Preise und über die Zeit hinweg die Entwicklung der Realwerte. Wenn wir von der Fähigkeit des einzelnen ausgehen, selbständige Entscheidungen treffen zu können, dann müssen diese in dem Maße schlecht sein, wie er von der Inflation getäuscht wird.

Der Teil der Wirtschaft, der sich vollständig an die Inflation anpaßt, und wohl überanpaßt, ist das Finanzsystem. Die Regierungen haben dazu geneigt, hohe kurzfristige Zinsen, die ihrer Kontrolle unterliegen, zu verwenden, um die Inflation in Grenzen zu halten. Deswegen hoben sie in den 1980er Jahren die Zinsen über das durch die Inflation gerechtfertigte Niveau hinaus an, was gleichbedeutend war mit einem Anstieg der *realen* Zinsen. Gleichzeitig hatten die Anleger im Rentenmarkt eine derart panische Angst vor der Inflation, daß sie die Rendite für Staatsanleihen in die Höhe trieben, den Hauptfaktor für die Höhe von Zinsen und Vermögenspreisen im gesamten Wirtschaftssystem; schließlich lag sie weit höher, als durch die laufende Inflation gerechtfertigt war.

Das stützt eines der Argumente dafür, daß die Inflation vorteilhaft war. Ist das Finanzsystem erst einmal auf der Hut vor zukünftiger Inflation, so schadet es nicht mehr den Gläubigern zum Nutzen der Schuldner. Ganz im Gegenteil. Und die höheren kurz- wie langfristigen Realzinsen hemmen Sachinvestitionen in Vermögensanlagen wie Fabriken und Maschinen und schränken dadurch das Wirtschaftswachstum ein.

Abgesehen von hohen Realzinsen haben hohe *Nominal*zinsen eine verheerende Wirkung auf den Cash-flow. Das ist nicht nur für kleine Unternehmen problematisch, sondern auch für die privaten Finanzen. Bei hohen Zinsen sind die Hauskäufer in den ersten Jahren nach der Kreditaufnahme stark belastet und werden dann am Ende leicht entlastet. Die Rentner erfreuen sich eines anständigen Einkommens, wenn sie in den Ruhestand gehen, nur um dann festzustellen, daß es mit zunehmendem Alter weniger wird. Die Anleger denken, daß ihr Kapital ihnen ein gutes Einkommen verschafft, nur um später festzustellen, daß es mit der Zeit weniger Gewinn abwirft und daß der Realwert ihres Vermögens ausgehöhlt wurde.

Vielleicht sind diese Effekte *gesamtwirtschaftlich* weniger bedeutend als die investitionshemmenden Wirkungen, aber man kann sie aus der Sicht der Betroffenen schwerlich als harmlos abtun. Selbst wenn sie die Vorgänge vollständig verstünden, wären sie nicht in der Lage, sich derart anzupassen, daß ihr Lebenseinkommen und dessen zeitliche Verteilung so aussähe wie ohne Inflation.

In der Geschäftswelt führt die Inflation zu ebenso gravierenden Verzerrungen, die noch durch das Steuersystem verschärft werden, das in der Regel nicht vollständig an die Inflation angepaßt ist. Das gilt auch für die Unternehmensrechnung, so daß diese bei ständiger Inflation keine verläßliche Auskunft über die Ertragskraft des Unternehmens mehr gibt. Außerdem hat, wie ich in Teil II zeigen werde, die andauernde Inflation die Firmen dazu veranlaßt, mit geringen Absatzmengen und hohen Gewinnmargen zu kalkulieren, und damit die Tendenz zur Kurzfristigkeit verstärkt.

Darüber hinaus hat der Kampf gegen die Inflation in der Wirtschaft dazu geführt, daß die Kapazitäten nicht voll ausgelastet wurden und es mehr Arbeitslose gibt, als notwendig wäre. Erst dann, wenn erkannt wird, daß die andauernde Inflation gebannt ist, kann es in den westlichen Staaten auch eine geringere Arbeitslosigkeit geben.

Die Gefahren der Desinflation

Diese Diskussion klingt so, als ob die Weltwirtschaft vor einem goldenen Zeitalter stünde. Und das ist in der Tat möglich. Aber ein Leben ohne ständige Inflation ist nicht vollkommen. Für diejenigen Unternehmen und Privatpersonen, die den Wandel des Umfeldes nicht wahrnehmen und weiterhin so tun, als ob nichts passiert sei, könnte das Ende der Inflation fatal werden. Die neue Situation hat bereits zu einer einschneidenden Preisanpassung im Immobilienmarkt geführt, die nur ein Vorgeschmack auf das sein könnte, was passieren wird, wenn das allgemeine Preisniveau fällt.

Die Leute müssen sich mit Umwälzungen ihrer privaten Finanzlage abfinden, die sie nicht verstehen und oft nicht mögen, sogar wenn es ihnen de facto nicht schlechter geht. Die Geldwerte, bei denen man Steigerungsraten oft in zweistelliger Höhe gewohnt war, steigen nunmehr nur noch gemächlich, wenn überhaupt – und zwar nicht nur die Verbraucherpreise, sondern auch die Löhne, Immobilienpreise und Renten. Indem es die realen Verhältnisse offenlegt, sollte das Ende der Inflation uns die Vorzüge der Klarheit bescheren. Gegenwärtig bringt es jedoch Unbill und Verwirrung.

Und exakt weil ein Großteil unseres Wirtschafts- und Sozialsystems auf Inflation eingerichtet ist, könnte die *Desinflation* bei mangelhafter Steuerung des Prozesses durch die wirtschafts- und geldpolitischen Instanzen genauso ernste Finanzkrisen verursachen wie die Inflation in den 1970er Jahren – was auch immer die Vorteile der Nullinflation sind, wenn das System daran angepaßt ist. Besonders die Finanzmärkte stellen ein ernstes Problem dar, wie ich in Kapitel 4 zeigen werde. Als gebrannte Kinder der Inflation der 1970er Jahre bestehen sie heute auf Anleiherenditen, die für eine Welt ohne ständige Inflation zu hoch sind. Sie wollen nicht akzeptieren, daß sich die Dinge grundlegend geändert haben. Bei ihnen hat die Angst über die Erfahrung gesiegt.

Wenn die Regierungen und Zentralbanken nicht die Gefahren aus der Kombination hoher Verschuldung und hoher Zinsen erkennen, könnte am Ende der Westen durch die Errichtung protektionistischer Handelsbarrieren den Großteil der Gewinne verspielen, die durch moderne Technologien und den Welthandel in Aussicht stehen, und an massiver Arbeitslosigkeit leiden. Wenn die neuen Verhältnisse schlecht gehandhabt werden, könnte dies zu einem makroökonomischen Desaster führen. Die Folge wäre eine Depression so wie in den 1930er Jahren. Die Risiken könnten nicht größer sein.

Vorstellung und Erfahrung

Wo liegt der Schlüssel zur Vermeidung eines Finanzdesasters, zu den Vorteilen aus dem Ende der Inflation und zur vollen Nutzung der beachtlichen Entwicklungen in der Technologie sowie der wirtschaftlichen Fortschritte in Asien, Lateinamerika und Osteuropa? Entscheidend hierfür ist die Ausrichtung der Regierungspolitik auf eine deutliche Senkung der öffentlichen Verschuldung in Verbindung mit nachhaltig niedrigen Zinsen. Das würde die Finanzlage stabilisieren, mehr Investitionen ermöglichen und ein schnelleres Wirtschaftswachstum unterstützen.

Aber die Zinsen müssen auf ein Niveau fallen, das im Lauf der letzten 25 Jahre phantastisch anmutete. Zinssätze, die in diesem Zeitraum als unterste Grenze des Zinszyklus galten – also 4,5 oder sechs Prozent – müssen nunmehr die Spitze bilden, und dies sogar in Krisenzeiten.

Die primäre Herausforderung für Verbraucher, Geschäftsleute, Regierungen und Ökonomen ist eine mentale, und sie verlangt Vorstellungskraft, Mut und Einsicht. Die Chancen wie die Gefahren, mit denen wir es zu tun haben, sind Ausdruck eines vollständigen Wandels der wirtschaftlichen Bedingungen in den letzten 25 Jahren; die alten Weisheiten sind überholt.

In Kapitel 2 werde ich darlegen, daß wir heute nicht nur einen dramatischen Anstieg der weltweiten Produktivität erleben, sondern auch einen ständig wechselnden, dynamischen Prozeß der Konzentration der Produktion an den günstigsten Standorten, und zwar national wie international. Dies führt bei Unternehmen wie Verbrauchern zu einem Vertrauensverlust und damit zu einer Begrenzung der Investitions- und Kreditbereitschaft. Aber es unterhöhlt auch die Macht der Produzenten und reduziert so auch auf direktem Weg das Preisniveau.

Dieser Wandel ist so gewaltig, daß er wahrscheinlich unsere Erfahrungen mit der Inflation in den nächsten Jahrzehnten entscheidend prägen wird.

Blindes Vertrauen und Ketzerei

Mit dieser Argumentation stelle ich die konventionelle Weisheit der modernen Wirtschaftstheorie auf den Kopf. Die Inflationstheorien der meisten Ökonomen ignorieren die verschiedenen realen, strukturellen Kräfte, die auf die Preisentwicklung wirken und die ich in diesem Buch besonders betone. Sie halten niedrigere Preise aufgrund der östlichen Konkurrenz im Hinblick auf die Inflation für völlig irrelevant. Ihrer Meinung nach handelt es sich lediglich um Änderungen bestimmter einzelner Preise. Im Gegensatz dazu bezieht sich die Inflation auf einen Anstieg des *allgemeinen* Preisniveaus, und der wird durch das »Geldangebot« bestimmt.

Im September 1995 hieß es in einem Leitartikel im *Economist:*

> Es ist ganz eindeutig, daß die Inflation eine Funktion der makroökonomischen Beziehung zwischen Wachstum und Geldangebot ist und keine Frage des strukturellen Wandels in der Technologie oder der Konkurrenz. Deshalb hat die Geldpolitik auch weiterhin den wichtigsten Einfluß auf die Inflation.[18]

Der *Economist* und sicher viele Ökonomen werden gewiß meine Betonung realer, struktureller Kräfte als antiinflationäre Einflußgrößen mit professioneller Ketzerei gleichsetzen.

Ich zweifle sehr daran, ob die allgemein interessierten Leser damit Probleme haben werden. Aber die Ökonomen ganz bestimmt. Sie muß ich hinsichtlich einer intensiveren Diskussion der theoretischen Fragen auf Kapitel 8 vertrösten. Dennoch möchte ich meine theoretische Position jetzt zumindest kurz erläutern.

Ich versuche nicht, gegen die These zu argumentieren, daß eine Vermehrung des Geldangebots die direkte Ursache einer höheren Inflation ist oder zumindest mit einer auch nur schwachen Inflation *zusammenhängt.* Wie könnte ich auch, angesichts der historischen Tatsachen (auf die ich in Kapitel 7 eingehen werde)? Aber ich lehne den Dogmatismus des *Monetarismus* ab, einschließlich der Behauptung, daß die ewigen monetaristischen Wahrheiten alles erklären und daß die institutionellen Veränderungen oder historischen Kräfte bei der Analyse der Inflation unwichtig sind und bestenfalls erklären können, warum die Geldmenge zugenommen hat.

Die monetaristische Weltsicht ist deshalb so attraktiv, weil sie voller einfacher Gewißheiten ist. Aber für einen unvoreingenommenen Menschen widersprechen sowohl Theorie als auch Erfahrung diesem blinden Vertrauen. Das angeblich so konkrete »Geldangebot« verhält sich bemerkenswert wechselhaft. Es läßt sich kaum zufriedenstellend definieren, und folglich gibt es verschiedene Meßkonzepte, die oft in verschiedene Richtungen weisen. Obwohl die für die wirtschaftlichen Transaktionen benötigte Geldmenge der Theorie zufolge stabil und vorhersagbar sein soll, scheinen die Gesellschaften dazu in der Lage zu sein, mit bemerkenswert unterschiedlichen Mengen zu operieren. Und sogar dort, wo es einen engen Zusammenhang zwischen Geldmenge und Höhe des Geldeinkommens gibt, wissen wir nicht, ob die Änderung des Geldangebots Änderungen des Preisniveaus und der Geldeinkommen verursachte oder umgekehrt.

Dieser Punkt ist äußerst wichtig. Das Geldangebot kann auf die Preise reagieren und umgekehrt. Dadurch können manchmal die realen, strukturellen Kräfte das Preisniveau beeinflussen, und die monetären Einflüsse folgen noch. Diesen Bestandteil einer Theorie der Inflation werde ich in Kapitel 8 darstellen.

Hier liegt auch der Schlüssel zu wichtigen Fragen, die heute dem allgemeinen Leser und den Ökonomen keine Ruhe lassen dürften. *Warum* gab es einen Zeitraum von ungefähr 60 Jahren, in dem die Preise nur stiegen? *Warum* war diese Zeit, die die meisten von uns geprägt hat, so anders als fast alles vorher? Und *warum* kam es zu dem Inflationsschub in den 1970er Jahren?

Die Antwort der konventionellen Ökonomen ist erfrischend einfach. Die Nachkriegsinflation, so würden sie sagen, war die Folge der laxen Kontrolle des Geldangebots durch die Regierungen und Zentralbanken im Rahmen eines fehlgeleiteten Versuchs, die Arbeitslosigkeit auf einem zu niedrigen Niveau zu halten. Als es in den 1970er Jahren zu einem sprunghaften Anstieg der Inflation kam, war dies nur die verspätete, aber unvermeidbare Reaktion auf diese falsche Politik.

Die Antwort ist aber zu einfach. Wie ich in Kapitel 7 beschreiben werde, waren Fragen des Nachfragemanagements und der Wirtschaftspolitik in der Tat sehr wichtig, und es gab tiefgreifende Einstellungsänderungen bei den Politikern während der 1980er Jahre. Aber das ist noch nicht alles.[19]

Nicht alle Inflationen sind identisch

Die Geschichte ist reich an Beispielen dafür, daß Inflationen direkt durch eine exzessive Zunahme des Geldangebots verursacht wurden. Aber die im Großteil der industriellen Welt nach dem Zweiten Weltkrieg erlebte Inflation hat besondere Merkmale. Obwohl sie hartnäckig war, verlief sie insgesamt von Jahr zu Jahr doch ziemlich gemäßigt.

Außerdem gingen die Preise kaum jemals zurück, nicht einmal in Zeiten, als es kaum Nachfrage gab. Tatsächlich führte diese schwache Nachfrage kaum zu einem Rückgang der *Inflationsrate*.[20]

Gälte diese Erfahrung nur für eine oder zwei Industrienationen, so müßten wir nach einer Erklärung durch besondere Phänomene in diesen Ländern suchen. Aber es war nicht so. Die gesamte industrielle Welt war betroffen.

Der gesteuerte Markt

Die Erklärung liegt in den institutionellen Strukturen der Wirtschaft, die den Preiswettbewerb beeinträchtigten und das Funktionieren der normalen Marktmechanismen behinderten. In den 1930er Jahren reduzierten diese Strukturen das Ausmaß der Lohn- und Preissenkungen, um die Auswirkungen der schleppenden Nachfrage aufzufangen. Wie ich in Kapitel 7 erläutern werde, verschlimmerten sie damit die Massenarbeitslosigkeit. Unter den üppigen Nachfragebedingungen der Nachkriegswelt führten dieselben Faktoren zu einer dauernden Inflation. Aber woraus bestanden sie?

Angefangen im frühen zwanzigsten Jahrhundert, voll entfaltet aber erst in den Jahren nach dem Zweiten Weltkrieg, entwickelte sich die Wirtschaft von einem Wettbewerbskapitalismus zu einer neuen Form – dem *Managementkapitalismus*. Während die Wirtschaftsstrukturen des neunzehnten Jahrhunderts kaum mehr als Kanäle für den Fluß von Angebot und Nachfrage waren, waren die Wirtschaftsstrukturen und -institutionen des zwanzigsten Jahrhunderts stark genug, ihm zu widerstehen, ihn zu modifizieren oder sogar umzulenken. *Die Produzenten hatten die Macht übernommen.*

Die Ursache dieses Wandels war die Technologie – die Produktion unter Ausnutzung von Größenvorteilen und die Entdeckung und Ausbeutung des Massenmarktes. Das führte zwangsläufig zu Monopolbildung und Konzentration in der Industrie. Im Jahr 1909 erzeugten die 100 größten amerikanischen Industrieunternehmen 22 Prozent der Gesamtproduktion. Mitte der 1970er Jahre war diese Zahl auf 34 Prozent gestiegen. In England war der Anstieg noch spektakulärer – von 16 auf mehr als 41 Prozent.[21]

Die Unternehmen wurden jetzt in Übereinstimmung mit den strategischen Zielen geführt statt unter dem unmittelbaren Druck des Marktes. In der neuen Welt der Großunternehmen wurde über die Preise *entschieden*; sie wurden nicht durch das unpersönliche Wechselspiel von Angebot und Nachfrage bestimmt. Tatsächlich wurde die Nachfrage für ein Produkt durch die Entwicklung eines Images erzeugt, durch die Nutzung von Markenpolitik und Werbung. Der Preis war nur ein Element bei der Positionierung eines Produkts im Markt.[22]

Gleichzeitig mußte das Management von jemandem übernommen werden – den Managern. Mit dem Wachstum der Unternehmen entstanden auch gewaltige bürokratische Strukturen – strategische Planer, Abteilungen für Marktforschung und Marketing, Managemententwicklung, Bauwesen, Catering, und sogar volkswirtschaftliche Abteilungen, Personalabteilungen, Schnittstellen- und Koordinationsleiter, und natürlich das Management aller Manager, also weitere Ebenen von noch mehr Führungskräften.

Wem diente ein solches Unternehmen? Die Antwort war oft: den *Managern und Angestellten*. Infolgedessen widersetzten sich die Großunternehmen dem Anstieg der Kosten nicht energisch genug. Kurz, sie dämpften den Wettbewerb.

Eine starke Macht erzeugt Gegenmacht

Aber die Macht der Produzenten war nicht auf die Anbieter von Gütern und Dienstleistungen begrenzt. Dieselben Kräfte, die den Massenmarkt hervorbrachten, führten auch zur Massenarbeiterschaft, und die Macht der großen Industrieunternehmen fand ihr Spiegelbild in der Macht der gewerkschaftlichen Organisationen.

Das Wesen der vorherrschenden Technologie versetzte die Arbeit in eine starke Position. Obwohl die Massenproduktionstechniken des frühen zwanzigsten Jahrhunderts einen starken Produktivitätsanstieg mit sich brachten, wurden weiterhin viele Arbeitskräfte eingesetzt. Große Mengen ungelernter Arbeiter wurden gebraucht, um Hebel zu bedienen, Knöpfe zu drücken, an den Montagebändern zu stehen und dieselben einfachen Aufgaben Tag für Tag wieder und wieder auszuführen.

In den westlichen Industrieländern wurde diese technologisch begründete Position von den Gewerkschaften, die an Mitgliederzahlen und Macht enorm zulegten, planmäßig genutzt.[23] Ihr Einfluß wurde durch das Wachstum des Wohlfahrtsstaates unterstützt, der sowohl die Angst vor Arbeitslosigkeit als auch die Unsicherheit über die Zukunft stark verringerte. In vielen Ländern kamen eine starke rechtliche und eine breit anerkannte *moralische* Position hinzu, eine Folge der Entbehrungen, des wirtschaftlichen Mißmanagements und des Klassenantagonismus der Jahre zwischen den Kriegen. Das erweiterte den Einfluß der Gewerkschaften über die Bereiche hinaus, in denen die Arbeiter gewerkschaftlich organisiert waren.[24]

Das dritte Unternehmen

Der Einfluß der großen Unternehmen und Gewerkschaften wuchs Hand in Hand mit der Entstehung einer dritten Quelle der Macht der Produzenten – dem Staat. In den USA kam, obwohl sogar die größten Versorgungsunternehmen im Privatbesitz blieben, der Einfluß des Staates in vielfältiger Form zum Ausdruck: durch die direkte öffentliche Anstellung in Verwaltung, Bildungswesen und Versorgungsbetrieben, durch die mannigfachen staatlichen Behörden und Instanzen und durch die dominierende Rolle des militärisch-industriellen Komplexes, der in der amerikanischen Wirtschaft eng an die Staatsausgaben für Verteidigung und später für die Raumfahrt gekoppelt war.

Im Großteil Europas reichte der Eingriff des Staates viel tiefer in die Wirtschaft hinein, nicht nur in alle großen Versorgungsbetriebe, die öffentliche Erziehung und das Gesundheitswesen, sondern auch in die Werftindustrie und den Bergbau und oft sogar bis hin zu großen Autoherstellern und wichtigen Banken, die in öffentlicher Hand waren.

Die Ziele der öffentlichen Organisationen waren unklar, aber die Gewinnmaximierung stand bestimmt nicht an erster Stelle. Kalkuliert wurde auf der Basis von Istkosten plus Gewinnzuschlägen. Außerdem waren die Lohnauseinandersetzungen im staatlichen Sektor am schärfsten, nicht zuletzt weil es die potentielle Kehrseite gewerkschaftlicher Aktionen, besonders den Abbau von Arbeitsplätzen und den endgültigen Bankrott des Unternehmens selbst unter Verlust aller Arbeitsplätze, einfach nicht gab. Man war der Meinung, daß der öffentliche Dienst Zugang zu unerschöpflichen Ressourcen bietet – über den endlosen Fluß von Steuergeldern oder eben öffentliche Verschuldung.[25]

Ebenso hatten die Verbraucher in Ermangelung von Bezugsalternativen bestenfalls bescheidene Möglichkeiten, sich Preissteigerungen zu widersetzen. (In einigen Fällen waren sogar alternative Angebote gesetzlich verboten.) Dies führte zum Aufflammen der Inflationserwartungen.

Die Lohn-Preis-Spirale

Alle diese Faktoren, die die reinen Marktkräfte hemmten, unterdrückten oder modifizierten, waren charakteristisch für eine von der Herstellung für den Massenmarkt beherrschten Wirtschaft. Aber diese Form des Wirtschaftens war wiederum selbst typisch für eine bestimmte Epoche. Vor dem zwanzigsten Jahrhundert wurden die meisten Wirtschaften von der Landwirtschaft beherrscht. Mitte des neunzehnten Jahrhunderts stellte beispielsweise in Frankreich und Deutschland die Landwirtschaft fast die Hälfte der Produktion.

Das war für das allgemeine Preisniveau wichtig, weil, im Gegensatz zu den massengefertigten Produkten, deren Aufkommen während des zwanzigsten Jahrhunderts stark wuchs, die Preise für Agrarprodukte ebenso steigen wie fallen konnten. Das gilt auch heute noch. (In Europa allerdings hindert die Gemeinsame Agrarpolitik mit ihren Preiskontrollen die Marktkräfte daran, die volle Herrschaft über die Lebensmittelpreise zu erlangen.)

Im Laufe des zwanzigsten Jahrhunderts wurde die Rolle der Industrie selbst herausgefordert. Die Produktion von *Waren* wird heute mehr und mehr verdrängt von *Dienstleistungen* – Transport, Erziehung und Bildung, Gesundheit, Hotel- und Gaststättengewerbe, Beratungsdienste, Reinigung, Kommunikation, und die Liste ließe sich endlos fortsetzen. Aber ganz abgesehen vom Abbau der strukturellen Starrheiten im Produktionssektor, sind die Spannungen zwischen dem Produktions- und Dienstleistungssektor zu einer wichtigen Quelle des inflationären Drucks geworden. Die Produktivität in letzterem stieg generell langsamer als im Produktionsbereich. In vielen Dienstleistungsbereichen gab es tatsächlich nur einen sehr begrenzten Rahmen für Produktivitätssteigerungen. Das hieß, daß sogar sehr geringe Lohnsteigerungen automatisch zu Preissteigerungen führten.

Wenn das allgemeine Preisniveau konstant bleiben soll, dann müssen die Preise in anderen Bereichen der Wirtschaft als Ausgleich für Preissteigerungen im Dienstleistungssektor *sinken*. In vielen Produktionsbereichen war dies möglich, weil aufgrund der rapiden Produktivitätssteigerung hier die Arbeitgeber die Wirkung gemäßigter Lohnsteigerungen auffangen konnten.[26]

Aber in den Jahren nach 1945 hatte sich alles in dem System gegen diese Möglichkeit verschworen. Das Management versuchte, die Preise für seine Produkte durch Marketing und Werbung zu *erhöhen*. Die Vorstellung von Jahr zu Jahr sinkender Preise war ihm fremd. Gleichzeitig kämpften die Arbeiter in den Industriebetrieben für Lohnsteigerungen, die ihrem Produktivitätszuwachs entsprachen. Und aufgrund der höheren Produktivität konnte das Management oft zustimmen und sich weiterhin eines Anstiegs der Gewinne erfreuen.

Das Problem lag eher im Dienstleistungssektor. Schließlich verdienten die Arbeiter in der Autofabrik keine höheren Zuwächse als eine Krankenschwester oder ein Lehrer. Die höhere Rate der Produktivitätssteigerung bei den Automobilarbeitern war nicht das angestrebte Ergebnis härterer Arbeit, sondern einfach das automatische Resultat von Kapitalbildung und technischem Fortschritt. Aufgrund der Einkommensverbesserungen im Produktionsbereich forderten die Arbeiter im Dienstleistungssektor vergleichbare Zuwächse. Die Folge war, daß alle Löhne mit ähnlichen Raten anstiegen. Eine Inflation war das unvermeidliche Ergebnis, weil die Lohnsteigerungen im Dienstleistungssektor nicht vollständig durch Produktivitätssteigerungen gedeckt wurden.[27] Aber die entscheidende Verbindung in der Lohn-Preis-Spirale lag im Produktionssektor, weil dort die Preise nicht sanken.

Die Frage war, wie die Früchte der Produktivitätssteigerung zwischen den konkurrierenden Gruppen verteilt werden sollten. Im freien Wettbewerb wäre das kein Problem, weil ohne Produzentenmacht niemand sich die Leistungen ungerechtfertigt aneignen könnte. Bei starkem Produktivitätswachstum würden die Preise fallen. Genau das passierte im neunzehnten Jahrhundert, aber eben *nicht* in der Nachkriegszeit. Die Verteilung der Produktivitätszuwächse war einem System von ineinander verflochtenen, eigennützigen, quasi-monopolistischen Produzentengruppen überlassen.

Es gibt genügend Funken, um die Inflation zu entzünden

Die inflationsfreundliche Struktur führte zu einer Inflations*kultur*, wurde dann von ihr beeinflußt und schließlich verfestigt. Der kontinuierliche Aufwärtsmarsch der Preise und Löhne wurde für normal gehalten, und nachdem die Inflation sich in den Erwartungen der Menschen festgesetzt hatte, wurde sie selbst zur Quelle und Ursache weiterer Inflation. In dieser neuen Welt ständiger Preissteigerungen konnte jeder neue Impuls von außen das Preisniveau zum Explodieren bringen. Ein Funken genügte.

In diesem Fall gab es mehrere zugleich. Die frühen 1970er Jahre erlebten einen enormen Preisanstieg für Rohstoffe, den Zusammenbruch des internationalen Währungssystems und einen massiven Anstieg der Ölpreise – was diese Zeit zum inflationären Alptraum des Westens machte. Die 1970er Jahre waren hinsichtlich der Inflation das, was die 1930er Jahre hinsichtlich der Depression waren. Und wie damals war die alte orthodoxe Ökonomie bei Erklärungen und Empfehlungen machtlos, und die Regierungen und Notenbanken schienen gelähmt. Daher führte die Revolution in der ökonomischen Theorie und in der Wirtschaftspolitik, die sich im größten Teil des Westens auf hohe Zinsen stützte, zu Arbeitslosenquoten, wie man sie nach den 1930er Jahren nicht mehr für möglich gehalten hatte.

Die Geschichte geht weiter

Ich habe die Zeit ständiger Preissteigerungen in den Jahren nach dem Zweiten Weltkrieg als eine historische Ausnahme beschrieben. Sie war das Ergebnis einer verflochtenen Wirtschaftsstruktur, von Institutionen, Ideen und historischen Umständen. Aber mit der Zeit unterliegen auch diese Faktoren dem Wandel. In den frühen 1990er Jahren, gerade als der Sieg der antiinflationären Geldpolitik gesichert schien, brachen die strukturellen Kräfte zusammen, die die Tendenz kontinuierlicher Preissteigerungen begründet hatten. Das Zeitalter der Inflation neigte sich seinem Ende zu. Die Null-Ära begann.

KAPITEL 2
Der Sieg des Wettbewerbs

Wer sieht das ewig drehende Rad der Zeit,
das alles Vergängliche erfaßt,
und sieht und spürt dabei,
wie grausam die Unbeständigkeit
ihr Spiel zum Verderben vieler spielt?

Edmund Spenser[1]

... siebenundvierzig Vietnamesen oder siebenundvierzig Filipinos können zu den Kosten eines einzigen Arbeiters in einem entwickelten Land wie Frankreich beschäftigt werden.

Sir James Goldsmith[2]

Die Welt wird von gewaltigen Kräften beherrscht, die die Wirtschaft und das Geschäftsleben sowie das Leben des normalen Bürgers verändern. Diese gesellschaftlichen Veränderungen haben ganz verschiedene Ursachen technologischer, organisatorischer, ideologischer und psychologischer Art. Alle diese Faktoren machen den Wettbewerb zum dominierenden Steuerungsmechanismus. Im Rahmen der Maßnahmen zur Inflationsbekämpfung haben sie einen dramatischen Effekt: das Ende der kontinuierlichen Inflation in den westlichen Ländern.

Heute wird die Philosophie einer strikten Inflationskontrolle überall akzeptiert. Gleichzeitig sind die inflationären Kräfte, die wettbewerbliche Marktergebnisse behindern und die mit der Zeit die Inflation zu einem gefürchteten Feind gemacht haben, auf dem Rückzug und werden von starken *anti*inflationären Kräften verdrängt. Im gesamten Westen brechen die alten Bürokratien der verschachtelten Quasi-Monopole zusammen und mit ihnen die überkommene Praxis der Gewinnaufschlagskalkulation.

Technologie und die Nachfrage nach Arbeit

In den letzten 15 Jahren haben wir eine technologische Revolution in der Industrie und in weiten Teilen des Dienstleistungssektors erlebt, die auf die zunehmende Automatisierung zurückgeht, die ihrerseits auf Computern, Mikroelektronik und (in geringerem Ausmaß) Robotertechnik aufbaut. Diese Revolution unterscheidet sich grundlegend von der ersten industriellen Revolution, in der die menschliche Arbeitskraft noch eine wesentliche Rolle spielte.

Die neue weltweite technologische Revolution spart vorwiegend ungelernte Arbeit ein. Es sind keine Armeen un- oder angelernter Arbeiter mehr zur Bedienung von unzähligen Maschinen nötig. Überall in den westlichen Industrieländern sind die ehemaligen Bastionen der Solidarität unter der Arbeiterklasse gefallen – in der Stahl- und Autoindustrie, im Bergbau, praktisch überall. Millionen von Arbeitsplätzen sind der Automation zum Opfer gefallen.

Aber diese Veränderungen betreffen nicht allein die ehemals wohlorganisierte Industriearbeiterschaft. Die Verbreitung von Personalcomputern und die moderne Kommunikationstechnologie haben auch in der traditionellen Mittelschicht der Angestellten zu Einschnitten geführt.

Die strukturellen Veränderungen betreffen darüber hinaus weite Teile des Dienstleistungssektors. Im Transportwesen hat beispielsweise der Einsatz von Computern zu einem starken Abbau des für den Betrieb eines Eisenbahnnetzes erforderlichen Personals geführt. Die Entwicklungs*möglichkeiten* im Dienstleistungsbereich sind schier unendlich. Im Ausbildungssektor steckt ein riesiges Potential für arbeitssparende Technologien: Man kann sich einen elektronischen Zugang zu den besten Lehrern oder sogar den Ersatz des Lehrers durch elektronische Unterrichtssysteme vorstellen.[3]

In den USA sind die Veränderungen am Arbeitsmarkt bereits offensichtlich. Aber angesichts der amerikanischen Flexibilität und des jüngsten Nachfrageanstiegs haben sie keinen Anstieg der Arbeitslosigkeit zur Folge. Die Auswirkungen sind eher bei den Löhnen sichtbar. Wie Abbildung 2.1 zeigt, sind die Stundenlöhne kaum gestiegen, und dies trotz des deutlichen Rückgangs der Arbeitslosigkeit in den letzten Jahren.

Besonders markant sind die Verhältnisse am unteren Ende der Einkommensverteilung. Nach einer Berechnung des Economic Policy Institute in Washington gab es zwischen 1989 und 1995 eine Stagnation oder einen Rückgang der Reallöhne bei den unteren 80 Prozent der männlichen und bei den unteren 70 Prozent der weiblichen Erwerbstätigen. Das hängt eng mit der zunehmenden Bedeutung von Ausbildung und Qualifikation zusammen. Vor 15 Jahren verdiente ein männlicher College-Abgänger 48 Prozent mehr als ein Abgänger einer High School. Aber 1993 betrug der Unterschied 83 Prozent.[4]

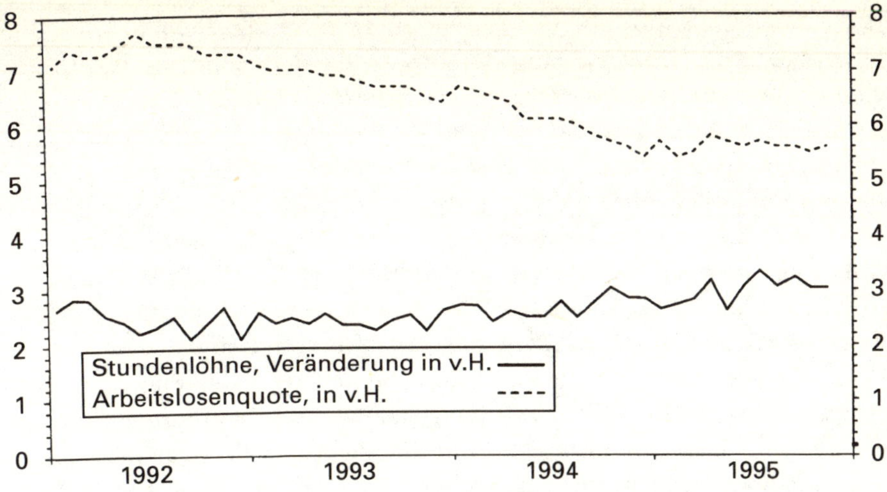

Abbildung 2.1: Entwicklung von Einkommen und Arbeitslosigkeit in den USA, 1992 bis 1995
Quelle: Datastream

In den meisten Ländern der Europäischen Union ist die Auswirkung auf das Realeinkommen vor allem aufgrund von Überregulierung und Inflexibilität des Arbeitsmarktes nicht so deutlich. Aber hier läßt sich die schwache Nachfrage nach Arbeit vor allem an den hohen Zahlen männlicher Arbeitsloser ablesen. 1995 lag in Deutschland die Arbeitslosigkeit bei zehn Prozent, in Frankreich betrug sie 11,5, in Italien zwölf und in Spanien fast 23 Prozent.

In Großbritannien schlagen aufgrund eines flexibleren Arbeitsmarktes dieselben Kräfte deutlicher als in den USA auf das Lohnniveau durch. Eine Folge war der Rückgang der Lohnquote auf den niedrigsten Stand seit ihrer erstmaligen Erhebung vor 40 Jahren. Im zweiten Quartal des Jahres 1995 lag der Einkommensanteil aus abhängiger Beschäftigung im Vergleich zu einem Höchststand von 72 Prozent im Jahr 1975 bei 62 Prozent.[5]

Der technische Wandel führt aber nicht allein zu quantitativen Verschiebungen. Die Beschäftigungsverhältnisse selbst sind Veränderungen unterworfen. Die herkömmliche Annahme einer Vollzeitbeschäftigung vom ungefähr zwanzigsten Lebensjahr an mit regelmäßigen Beförderungen bis zur Pensionierung im Alter von 60 oder 65 Jahren wird mehr und mehr obsolet. Heute gibt es zunehmend Teilzeitbeschäftigungen, die befristet oder über Werkverträge geregelt sind. Die Leute müssen gleichzeitig mit mehreren Jobs jonglieren oder ähnlich wie ein Schauspieler eine Serie von »Engagements« eingehen. Es ist das Konzept des »Portfolio-Menschen« entstanden. Der Anteil der Vollzeitbeschäftigten mit Festanstellung ist in Großbritannien von fast 70 Prozent im Jahr 1975 auf heute fast 45 Prozent gesunken. Und er scheint in den nächsten Jahren auf unter 40 Prozent zurückzugehen.[6]

Darüber hinaus sinkt bei den neuen Beschäftigungsmöglichkeiten die Wahrscheinlichkeit, daß es sich um unbefristete Vollzeitstellen handelt. Jene Leute, die neue Anstellungen suchen, müssen sich deshalb vorwiegend auf ungesicherte Beschäftigungsverhältnisse einrichten. Und in dem Maße, wie die neuen Arbeitsverhältnisse die neuen Realitäten am Arbeitsmarkt widerspiegeln, gehen damit auch schlechtere Bezahlungen einher. Während das Einstiegsgehalt eines Berufsanfängers im Vergleich zu einem bereits Beschäftigten im Jahr 1976 bei 63,6 Prozent lag, waren es 1990 noch 53,4 Prozent. Heute liegt es sehr wahrscheinlich unter 50 Prozent.

Eine neue Philosophie der Entlohnung

Der Wandel der Arbeitsnachfrage bringt dramatische Veränderungen in der Einkommensstruktur sogar für die Vollzeitbeschäftigten mit sich. Früher hing die Bezahlung von den »Tarifgruppen« ab. Meistens handelten die Gewerkschaften in einzelnen Betrieben die Tarife für verschiedene Tätigkeiten aus und übertrugen sie unabhängig von den Bedingungen landesweit auf zig Standorte.

In den Verwaltungen der großen bürokratischen Unternehmen und im öffentlichen Sektor stiegen die Gehälter in bestimmten Bandbreiten. Beispielsweise bedeutete »Stufe acht« ein bestimmtes Gehalt, bestimmte Zulagen und gegebenenfalls sogar einen besonderen Dienstwagen, eine bestimmte Bürogröße und einen speziellen Teppich. Und die Angestellten aus Stufe sieben oder neun kannten haargenau die Unterschiede.

Dieses System rigide festgelegter Lohn- und Gehaltsstufen bricht heute zusammen. Immer mehr Beschäftigte müssen sich auf Einkommensunterschiede einstellen, auch wenn sie von vergleichbaren Tätigkeiten ausgehen. Sie müssen sich auch an Schwankungen ihres eigenen Einkommens gewöhnen, wenn sich die Umstände ändern. Einzelbetriebliche Vereinbarungen lösen landesweite Tarifverhandlungen ab, und der Trend geht hin zu Lohnpaketen, in denen ein wesentlicher Teil an Gewinn oder Leistung gekoppelt ist. 1995 unterbreitete der Leiter der Lloyds Bank, Sir

Brian Pitman, den Vorschlag, die Gehaltseinstufungen für die Angestellten vom Standort der Filialen abhängig zu machen, statt sie wie bisher für ganz Großbritannien festzulegen, von Land's End bis zu John O'Greats.

Kurz gesagt, die Preise für Arbeit werden heute von den Arbeitgebern wie andere Marktpreise behandelt, und nicht als Teil einer hierarchischen Sozialstruktur. Über diese Veränderungen der Entlohnungskultur können die Unternehmen die Kosten in Schach halten, und es kommt durch die Fragmentierung der Belegschaften zu einem Rückgang an Durchsetzungskraft bei den Beschäftigten, zu einer Revolution in der *Sozialtechnologie* der Unternehmen. Die zentralen Konzepte von Beruf, Karriere und Verdienst waren die soziale Widerspiegelung hierarchischer, behüteter und bürokratischer Strukturen in der alten Ordnung. Heute erleben wir ihren Zusammenbruch. Die Arbeitgeber übertragen einen Großteil der natürlichen Unsicherheit des Wirtschaftslebens auf diejenigen, die normalerweise Arbeitnehmer genannt werden.

Der Unterschied zu den 1970er Jahren könnte nicht größer sein. In den USA und Großbritannien setzen sich viele Arbeitgeber über alle Schranken hinweg und *diktieren* Löhne, Arbeitszeiten, Dauer und Bedingungen der Beschäftigung – und dies, ohne dabei auf Widerstände ihrer Belegschaften zu treffen. In weiten Teilen Kontinentaleuropas versucht man, am alten Weg festzuhalten, aber der Veränderungsdruck steigt. In Deutschland machte Gesamtmetall, der Arbeitgeberverband in der Metallindustrie, Anfang 1996 mit Forderungen nach einer Deregulierung des Arbeitsmarktes einen Vorstoß nach vorne. Die Forderung zielte auf Lohnkürzungen, niedrigere Grundlöhne, mehr Arbeitszeitflexibilität sowie eine stärkere Regionalisierung der Tarifabschlüsse.[7] Sogar in der führenden Wirtschaftsmacht Europas ist der Konkurrenzdruck deutlich spürbar. Die Zukunftsbotschaft ist eindeutig: Die Zeit der starken Gewerkschaften und der kampfbereiten Arbeitnehmer ist vorbei.

Gewerkschaften im Niedergang

Die Schwächung der Verhandlungsposition der Arbeitnehmer aufgrund des technologischen Wandels ging mit einer Schwächung der Gewerkschaften einher. Dort, wo die Gewerkschaften früher ein ernsthaftes Problem darstellten, sind sie heute weitgehend entmachtet. Großbritannien wird oft als die Heimat kampfbereiter Gewerkschaften angesehen. Aber die Mitgliedschaft ist von über 52 Prozent im Jahr 1979 auf 35 Prozent im Jahr

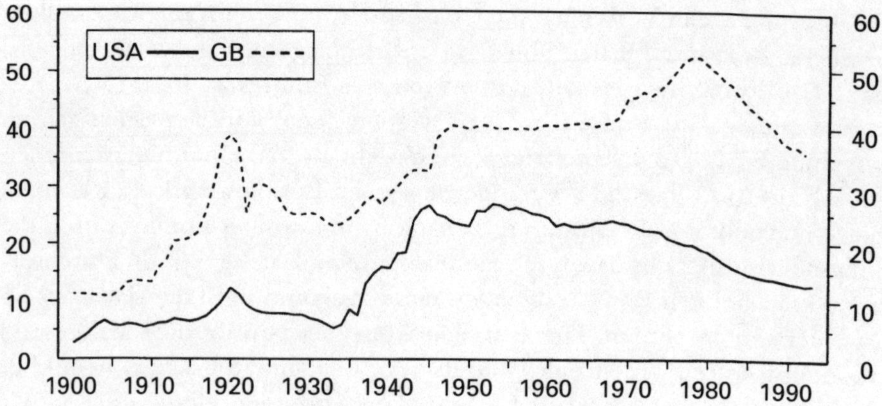

Abbildung 2.2: Gewerkschaftlicher Organisationsgrad, USA und Großbritannien (Anteil der Mitglieder an der Gesamtbeschäftigtenzahl, in v. H.)
Quelle: Historical Statistics of the United States, US Bureau of the Census 1975, Bureau of Labor Statistics; für Großbritannien: The Employment Department

1993 gesunken. Der Anstieg des gewerkschaftlichen Organisationsgrads in den späten 1960er und den 1970er Jahren wurde damit weit überkompensiert. Mitte der 1990er Jahre hatte die Zahl der Gewerkschaftsmitglieder wieder einen Stand wie zuletzt in den 1940er Jahren erreicht.

Auch in den USA gab es einen deutlichen, wenn auch nicht so starken Rückgang, wie Abbildung 2.2 zeigt. Das Bild wird sogar noch deutlicher, wenn man den öffentlichen Dienst hinzuzählt. In den USA sind nur elf Prozent der Beschäftigten im öffentlichen Dienst gewerkschaftlich organisiert.

In Frankreich sind gegenüber 22 Prozent im Jahr 1970 heute weniger als zehn Prozent der Beschäftigten gewerkschaftlich organisiert. Allerdings ist der Gewerkschaftseinfluß viel größer, als diese Zahlen vermuten lassen, nicht zuletzt weil für mehr als 90 Prozent der Beschäftigten Tarifvereinbarungen bestehen. Der anhaltende Einfluß der Gewerkschaften zeigte sich bei der Streikwelle im öffentlichen Dienst im Dezember 1995.

Der nachlassende Einfluß der Gewerkschaften ist jedoch ein internationales Phänomen. Eine jüngere Untersuchung der OECD vergleicht die Anteile der gewerkschaftlich organisierten Arbeitnehmer in 21 Mitgliedsländern in den Jahren 1970, 1980 und 1990. Zwischen 1970 und 1980 gab es in zwölf Ländern einen Mitgliederanstieg. Im folgenden Jahrzehnt registrierten nur zwei Länder einen Zuwachs – Finnland und Schweden. Aber dort scheitern seitdem die Tarifverhandlungen. In allen übrigen Ländern ist die Mitgliedschaft rückläufig, auch in so unterschiedlichen Ländern wie Irland, Japan, Portugal, Österreich und Italien.[8]

In Deutschland sind bundesweite Tarifvereinbarungen vorläufig immer noch die Regel, obwohl sich die Dinge auch hier verändern. Im März 1995 unterzeichneten in einem Münchener Hotel zwei Unterhändler einen Vertrag, der für die drei Millionen Beschäftigten der Metallindustrie Lohnerhöhungen vereinbarte, ein Vorgang, wie er in Deutschland während der Jahre des Wirtschaftswunders üblich war.

Aber dieses Mal gab es einen Unterschied. Viele Arbeitgeber lehnten den Vertrag ab, und seitdem sind viele Unternehmen aus dem Arbeitgeberverband Gesamtmetall ausgetreten. Aber auch die Zahl der Gewerkschaftsmitglieder ist rückläufig. Viele ältere Mitglieder gehen in den Ruhestand, und die jungen Arbeitnehmer wollen nicht eintreten. Nachdem die Mitgliederzahl in Deutschlands größter Gewerkschaft, der IG Metall, nach der Wiedervereinigung vorübergehend auf 3,7 Millionen gestiegen war, liegt sie heute bei nur noch drei Millionen.

Außerdem scheint die IG Metall heute erkannt zu haben, daß der Konkurrenzdruck Verhaltensänderungen verlangt. Im November 1995 erklärte man sich dazu bereit, nach Ablauf des bestehenden Tarifvertrages im Jahr 1997 Lohnerhöhungen lediglich in Höhe der Inflationsrate zu akzeptieren, sofern die Arbeitgeber im Gegenzug bestimmte Beschäftigungsgarantien aussprechen.[9]

Wie hat man sich aber den zurückgehenden Einfluß der Gewerkschaften in allen Industrienationen zu erklären? Teilweise handelt es sich um eine Reaktion auf die gestiegene Arbeitslosigkeit. Aber generell haben strukturelle Faktoren verstärkend gewirkt, einschließlich der rückläufigen Bedeutung der Massenproduzenten als Arbeitgeber. Mit dem Verschwinden der traditionellen Arbeitsplätze in der Produktion ist die Zahl der Beschäftigten im Dienstleistungssektor gestiegen, der aber schwerer zu organisieren ist und in dem die Gewerkschaften traditionell schwächer sind.

Außerdem hat sich der Charakter der Arbeit an sich verändert. Gewerkschaftsmitglieder sind normalerweise vollzeitbeschäftigte männliche Handarbeiter. Die Handarbeit jedoch hat an Bedeutung verloren, und die Beschäftigung von Arbeitnehmern wird immer häufiger (zeit-) flexibel oder werkvertraglich geregelt. Darüber hinaus sind in den meisten westlichen Ländern zunehmend mehr Frauen beschäftigt, und die Unternehmen bestehen auf mehr Flexibilität im Arbeitseinsatz. Restrukturierung und Dezentralisierung haben außerdem gemeinsame Aktionen der Gewerkschaftsmitglieder erschwert.

In der Vergangenheit mußten die Unternehmensleitungen oft mit starken Gewerkschaften verhandeln. Heute haben diese Organisationen ganz unterschiedliche Mitarbeiter, die eine große Bandbreite an Tätigkeiten ausüben, und die modernen Bedingungen verlangen ein gleichbleibendes Maß an Flexibilität, was Gewerkschaften viel weniger attraktiv macht. Und die Tatsache, daß in dieser Zeit eines dynamischen Wandels die Gewerkschaften keine Arbeitsplätze sichern können, wirkt sich negativ auf ihre Anziehungskraft aus. Auch die soziale Stimmung arbeitet gegen die Gewerkschaften. Besonders jüngere Arbeitnehmer sind heute individualistischer eingestellt und weniger solidarisch mit ihren Kollegen. Die Änderungen in der Arbeitswelt und die gewachsene Vielfalt der auf spezielle Lebensstile ausgerichteten Konsumgüter sind mitverantwortlich für diese Entwicklung.

Diese Faktoren gelten für den größten Teil der westlichen Industriestaaten, aber in einigen Ländern wurden sie durch deutlich isolierbare Einstellungsänderungen im Zusammenhang mit besonderen Vorfällen verstärkt. In den USA war der Streik der Fluglotsen im Jahr 1981 ein markantes Ereignis. Bis zu diesem Zeitpunkt erschienen die Fluglotsen als auserlesene Gruppe, mit der Fähigkeit ausgestattet, die Gesellschaft in einem empfindlichen Nerv zu treffen. Als sie in den Streik traten, schien ihr Sieg sicher zu sein. Aber Präsident Reagan setzte Fluglotsen aus dem Militär ein und bildete Zivilisten für einen etwaigen Einsatz aus. Den Streikenden wurde gekündigt. Sie hatten jetzt keine Macht mehr. Wenn man schon die Fluglotsen ersetzen kann, wen dann nicht?

In Großbritannien stellte das Scheitern der Bergarbeiterstreiks im Jahr 1984 einen ähnlichen Wendepunkt dar. Schließlich waren die Bergarbeiter stets das Schreckgespenst aller britischen Regierungen gewesen, die versuchten, die Löhne zu kontrollieren. Ihre Herausforderung der Lohnpolitik von Edward Heath hatte im Jahr 1974 zum Sturz seiner konservativen Regierung geführt. Die Bergarbeiter stellten nicht nur eine starke industrielle Macht dar, sie genossen auch die höchste Sympathie in der Öffentlichkeit. Wenn die Regierung diese Gruppe nach harten, monatelangen Auseinandersetzungen mit leeren Händen und als eigentliche Verlierer nach Hause schicken konnte, welche Hoffnung gab es dann noch für die anderen Angestellten des öffentlichen Dienstes?

Der Ausgang des Bergarbeiterstreiks sowie deutliche Änderungen der Rechtsposition der Gewerkschaften hinterließen tiefe Spuren in den Einstellungen der Arbeitnehmer in bezug auf Protestaktionen. Tatsächlich ging die Zahl der Streiktage auf ein derart niedriges Niveau zurück, daß im Jahr 1995 der deutsche Elektronikkonzern Siemens die konfliktfreien Beziehungen zwischen den Sozialpartnern als zentrales Argument anführte, als er den Bau einer Fabrik in England bekannt gab.

Da die meisten gegen die Gewerkschaften gerichteten Kräfte in der Privatwirtschaft am stärksten sind, liegen die Hochburgen der Gewerkschaftsbewegung heute überwiegend im öffentlichen Sektor. Aber ein weiterer Faktor bedroht sogar diese Stützpunkte.

Privatisierung

Die alten, aufgeblähten öffentlichen Unternehmen waren lange vom Konkurrenzdruck verschont geblieben. Heute sind viele von ihnen privatisiert, anderen steht dieser Schritt noch bevor, und sie alle spüren den rauhen Wind des Wettbewerbs.

Bei allen staatlichen Maßnahmen, die darauf abzielen, strukturell bedingte wirtschaftliche Schwächen zu bereinigen, die Einnahmen zu erhöhen oder die Effizienz zu steigern, rangiert die Privatisierung an erster Stelle. Vor Mitte der 1980er Jahre hätte diese Vorstellung kaum Befürworter gefunden, und sie wäre schlechterdings nicht umgesetzt worden. Heute schreitet die Privatisierung im internationalen Maßstab und mit einem atemberaubenden Tempo voran: Von Finnland bis Südafrika, von Kanada bis Korea, in den alten und neuen Industriestaaten, in den fortgeschrittenen und den zurückgebliebenen trennt sich der Staat von seinen Wirtschaftsunternehmen.

Sogar Frankreich und Deutschland, früher einmal starke Verfechter der staatlichen Rolle in der Industrie, streben danach, weite Teile des öffentlichen Sektors zu privatisieren. 1996 wurde das größte deutsche Monopol, die Deutsche Telekom, mit einem Aktienangebot von zehn Milliarden Dollar, dem bisher größten in Europa, privatisiert. Laut *Business Week* wird die Deutsche Telekom 60 000 Stellen, also ein Viertel der Belegschaft abbauen und die Preise um die Hälfte senken müssen, um mit der Konkurrenz mithalten zu können.[10]

Das wird nicht einfach. Man muß mit dem Widerstand der Beschäftigten und politischen Schwankungen in Bonn rechnen. Aber diese Privatisierung paßt zu den Ereignissen und den Marktkräften. Es ist nicht nur überall davon die Rede, sondern die Telekommunikation steht dabei an erster Stelle. Korea plant die Privatisierung des staatlichen Monopols Korea Telekom und will seinen Telekommunikationsmarkt liberalisieren.

Hintergrund ist vermutlich die Angst, Korea könnte den Anschluß an die rasante Entwicklung in der Computer- und Informationstechnologie verlieren, von der das zukünftige Wirtschaftswachstum entscheidend abhängen wird.[11]

Sogar in den weniger glanzvollen öffentlichen Versorgungsbetrieben, die einmal die Verkörperung eines selbstgefälligen, ineffizienten Monopols schlechthin waren, verhält es sich identisch. Auch sie werden den globalen Kräften ausgesetzt, wenn die ehemaligen staatlichen Monopole im Weltwettbewerb bestehen müssen. Bei der Privatisierung von British Gas beschäftigte das Unternehmen noch 90 000 Mitarbeiter. Im März 1994 waren es nur noch 65 000, und British Gas erklärte, daß man in den nächsten fünf Jahren weitere 25 000 Stellen abbauen werde.[12] Außerdem ist das Unternehmen um seine Wettbewerbsposition im Markt für Erdgas besorgt. Noch vor wenigen Jahren wäre dies undenkbar gewesen. Die Versorgungsunternehmen hatten praktisch keine Konkurrenz.

All dies sind keine Sonderfälle. Die Privatisierung von Industriebereichen verläuft immer identisch – Massenentlassungen und eine neue Konzentration auf niedrigere Kosten und auf den Markt. Robert Skinner von der Internationalen Energieagentur in Paris bemerkte dazu vor kurzem:

> Die Kontrolle des Stromsektors als sozialpolitisches Instrument weicht seiner wirtschaftspolitisch motivierten Deregulierung.[13]

Von daher erleben wir eine umfassende Deregulierung in der Elektrizitätsindustrie in Neuseeland, Chile und Argentinien, eine Übernahmewelle in Großbritannien und die Ermutigung zu privaten Investitionen in den osteuropäischen Stromsektor.

Der Beitrag der Privatisierung zur Erreichung und Aufrechterhaltung einer niedrigen Inflationsrate hat mehrere Dimensionen. Der massive Stellenabbau bei Privatunternehmen kann eine bedeutende Rolle bei der Abschwächung des Arbeitsmarktes und bei der Transformation der Erwartungen der Arbeitnehmer spielen. Außerdem übt das Aufkommen von Mitbewerbern einen, wenn auch begrenzten, Druck auf das Management aus, die Kosten zu senken, die Effizienz zu steigern und führt damit direkt zu niedrigeren Preisen.

Gleichzeitig versperrt die Privatisierung von Industriebereichen den Zugang zu öffentlichen Kassen als einer bequemen Finanzquelle für Lohn- und Gehaltserhöhungen. Sie trägt dadurch zum Abbau des Defizits im öffentlichen Sektor bei und erleichtert die Geldpolitik. Das ist von besonderer Bedeutung, weil aufgrund des leichten Zugangs zu öffentlichen

Mitteln und relativ sicherer Arbeitsplätze die Angestellten im öffentlichen Dienst oft am militantesten waren. Gleichzeitig gab es für die Vorgesetzten kaum Anreize, gegenzuhalten. Die Lohnabschlüsse im öffentlichen Dienst übernahmen oft eine Vorreiterrolle für Abschlüsse im privaten Sektor.

Eine weitreichende Privatisierung kann das Gesamtbild der Wirtschaft deutlich verändern. Im Jahr 1979 waren zum Beispiel in Großbritannien 7,5 Prozent der Arbeitnehmer im öffentlichen Dienst beschäftigt. Im zweiten Quartal 1995 waren es weniger als 1,5 Prozent.[14]

Das Ende der Gemütlichkeit

Die gravierenden Veränderungen auf dem Arbeitsmarkt gehen über den reinen Ersatz menschlicher Arbeitskraft durch Maschinen, den Zusammenbruch des Gewerkschaftseinflusses und die Privatisierung staatlicher Betriebe hinaus. Die Unternehmen werden stromlinienförmig ausgerichtet, ihre komplette Organisation wird auf den Kopf gestellt. Das vorherrschende Arbeitsethos hat sich geändert. Wir stehen am *Ende der Gemütlichkeit.*

Es ist eine intensive *Wettbewerbskultur* entstanden, in der jede etablierte Praxis heute gerechtfertigt werden muß, als ob jede Institution und Struktur bei Null anfangen müßte. Viele Ebenen des mittleren Managements wurden abgeschafft und die Stabsstellen in den Unternehmenszentralen drastisch zusammengestrichen. Gelegentlich müssen sich Mitarbeiter sogar erneut auf ihre eigene Stelle bewerben. »Downsizing« und »Abspecken« sind die heutigen Modeworte.

Nehmen wir etwa die Banken. Sie schließen heute vermehrt Filialen, bauen stark die Zahl ihrer Kassierer und Nachwuchskräfte ab und streichen im oberen Management radikal die Stellen. Warum? Natürlich um Kosten zu sparen und den Gewinn zu steigern. Aber warum heute? Viele Veränderungen wurden erst durch die technologischen Fortschritte ermöglicht, aber viele Banken hatten jahrelang zu viel Personal. Heute stehen sie unter dem Druck, um jeden Preis Kosten einsparen und »Shareholder Value« liefern zu müssen. Das Management konzentriert sich wie nie zuvor auf Kosten und Gewinn.

Oder sehen wir uns die Situation der Stäbe in den großen westlichen Konzernzentralen an. Vor 20 oder 30 Jahren fand man dort normalerweise riesige bürokratische Strukturen mit meistens unterbeschäftigten Mitarbeitern, die aber in der bequemen Welt der Mittelschicht abgesichert waren – gut bezahlte Jobs, Nebeneinkünfte, Beförderungen und Pensionen.

Das ist vorbei. Amerika gab mit der Konzentration auf schlanke Organisationen und meßbare Resultate das Tempo vor. Interne Aufgaben wurden ausgelagert und das Management verkleinert. Die Folgen waren hohe Arbeitslosigkeit und große Verunsicherung in der Mittelschicht – Tausende von Managern über 40 Jahre lebten in der Gefahr, niemals wieder einen Job zu bekommen.

Ihr Hauptproblem ist, daß sie nur über unternehmensspezifisches Wissen verfügen. Ihr ganzes Leben war um den Aufstieg auf der Karriereleiter in einem Unternehmen aufgebaut. Sie arbeiteten so, wie es in ihrem Unternehmen üblich war. Sie kannten seine Strukturen, seine Einrichtungen und Praktiken sehr genau, aber kaum die Welt draußen. Für dieses spezielle Unternehmen waren sie so lange wertvoll, wie die Dinge noch nach alter Manier liefen – aber außerhalb des Unternehmens waren sie lebensunfähig. Heute entlassen die Unternehmen sie zu Tausenden.

Der Wirbelsturm des Wettbewerbs

Dennoch ist die Annahme falsch, daß diese Veränderungen einen weiteren Machtzuwachs der Arbeitgeber bedeuten, weil diese selbst vom Wettbewerb eingeholt werden. Viele etablierte Mega-Unternehmen stecken heute in einer Krise. Sie müssen nicht nur Personal abbauen, sondern sich wieder auf den Markt konzentrieren.

General Motors war beispielsweise über lange Zeit ein Symbol amerikanischer Unternehmensstärke. Im Jahr 1982 machte das Unternehmen zum ersten Mal seit 1921 Verluste, nämlich 763 Milliarden Dollar, und mußte um sein Überleben kämpfen. Die Folgen waren Erneuerung des Unternehmens und Personalabbau. Man wollte 30 000 Mitarbeiter in der Fabrik in Flint entlassen, der Stadt, in der das Unternehmen einmal angefangen hatte. Gleichzeitig wurde eine neue Fabrik in Mexiko gebaut.[15]

IBM galt seit seiner Gründung als Inbegriff eines sicheren und fürsorglichen Arbeitgebers. Im Jahr 1989 übte das Unternehmen diese Rolle für nicht weniger als 400 000 Mitarbeiter aus. Es war bekannt für seine lebenslangen Beschäftigungsverhältnisse. Unternehmen und Mitarbeiter waren aber im Jahr 1992 schockiert, als der größte Verlust in der Geschichte irgendeines Unternehmens registriert wurde und man Personal über freiwillige Ruhestandsregelungen abbauen mußte.

Aber nicht nur krisengeschüttelte Unternehmen machen heute radikale Veränderungen durch. Das Gebot der Kostensenkung und Gewinnmaximierung betrifft jeden. Im August 1995 kam die Meldung über die beabsichtige Fusion der beiden Großbanken Chemical Bank und Chase Manhattan. Sie planten die Streichung von 12 000 der insgesamt 75 000 Stellen.[16]

In Europa, mit Ausnahme von Großbritannien, wo die Wirtschaft in den 1980er Jahre eine schwere Rezession erlebte, akzeptierte das Management den notwendigen Wandel im großen und ganzen viel langsamer – aber der Druck ist heute enorm. 1995 lagen in der Stadt Wolfsburg die Nerven blank. Wolfsburg ist eine Industriestadt *par excellence* und ganz und gar abhängig vom Autohersteller Volkswagen. Das Unternehmen zeigte sich gegenüber den Bewohnern und der Gemeinschaft immer großzügig und unterstützte den Bau von Schwimmbädern, Theatern, Kindergärten und Wohnungen.[17]

Aber im Jahr 1993 drohte Volkswagen mit dem Abbau von 30 000 Stellen, es sei denn, die Belegschaft würde eine Vier-Tage-Woche akzeptieren. Nachdem diese sich wider Willen einverstanden erklärte, verlangte die Unternehmensleitung aber weitere Änderungen, einschließlich der Übernahme von Samstagsarbeit ohne Überstundenzuschläge. Die Arbeiter hatten kein Verständnis dafür, und auf Gewerkschaftsplakaten war zu lesen: »Samstags gehört Papi uns.« Wenn Papi allerdings in einem Betrieb mit modernem westlichen Management arbeitet, dann ist er eben samstags nicht da.

Der Wille zum Überleben

Was erklärt diese Verschärfung des Wettbewerbsklimas? Die Organisationsstrukturen und -methoden der 50er und 60er Jahre entwickelten sich als Anpassung an die alten Technologien und setzten mit der Zeit Polster an. Im Schutz ihrer etablierten Marktpositionen nahmen die Konzerne den Anstieg der Kosten hin. Die Macht der Arbeitnehmer festigte sich in den privaten Großunternehmen wie im öffentlichen Dienst.

In den stärker wettbewerbsorientierteren USA führten die nachhaltig hohen Wachstumsraten der Wirtschaft zu einer Abstumpfung gegenüber allen notwendigen Anpassungen. Die Organisationen wurden träge und schläfrig. Gleichzeitig wurde diese Atmosphäre in Europa dadurch verstärkt, daß die Notwendigkeit des sozialen Friedens mehr und mehr anerkannt wurde. Viele Großunternehmen bekannten sich öffentlich zu ihrer Verpflichtung gegenüber ihren Mitarbeitern und der Region, besonders wenn ihre Geschichte an eine besondere Stadt gekoppelt war, wie beispielsweise die von Volkswagen an Wolfsburg oder die von Tobacco an Bristol. Das Geschäft lief gut. Warum sollte man sich Ärger einhandeln?

Die deutliche Verschlechterung der westlichen Wirtschaftsentwicklung in den 1970ern und die schwere Rezession Anfang der 1980er Jahre forcierten einen Wandel. Die Überlebensfrage führte zu einem intensiven Wettbewerbsklima, das noch verstärkt wurde, nachdem sich die Wirtschaft erholt hatte. Etwas anderes war im Gange.

Der Druck der Finanzmärkte

In den USA und in Großbritannien liegt ein Teil der Antwort im Einfluß der Aktienmärkte. Die Betonung der Aktiennotierungen nahm zu, teilweise aufgrund der rasanten Entwicklung der Fondsverwaltungsbranche. Die Verfeinerung der Finanzierungsinstrumente und die Deregulierung boten mehr Gelegenheiten für finanziell getriebene Veränderungen der Unternehmenskontrolle und Organisation. Kein noch so großes Unternehmen war gegen eine Übernahme gefeit. Und überall können heute Geschäftsbereiche problemlos an das Management verkauft werden, unter Umständen mit substantieller Beteiligung der Belegschaft.

Zwischen 1987 und 1989 wurden in den USA 2.730 an der Börse notierte Firmen mit einem Gesamtwert von 860 Milliarden Dollar verkauft. Es gab dabei einige spektakuläre Einzelfälle. Im Jahr 1985 übernahm der Tabakriese R.J. Reynolds den großen Lebensmittelkonzern Nabisco. Einige Jahre später versuchte dann der Chef Ross Johnson ein famoses Leverage Buyout. Der Übernahmeriese T. Boone Pickens bot (zugegebenermaßen ohne Erfolg) für nichts Geringeres als Phillips Oil und später Gulf Oil, während Michael Milken mit Junk Bonds (Risikopapiere) den Eindruck erweckte, als sei praktisch jedes Geschäft finanzierbar.

In Großbritannien waren die Fälle zwar weniger spektakulär, aber die Richtung identisch. Hanson übernahm EverReady, Imperial Tobacco und Consolidated GoldFields. Überall fürchtete man seine Übernahmeversuche. Das Vorgehen war überall gleich: Senkung der Personalkosten, Rationalisierung und Verkauf. Bei Imperial Tobacco reduzierte Hanson das Personal um die Hälfte.[18]

Die Auswirkungen dieser Entwicklung reichten weit über diese Unternehmen hinaus, die vom Konkurs bedroht waren oder von der Konkurrenz verschlungen wurden. Die gesamte Unternehmenskultur veränderte sich. Und die Folgen waren außergewöhnlich.

Manche Großkonzerne spalteten sich freiwillig auf – ein deutlicher Gegensatz zum überkommenen Ethos des Firmenimperiums. Ende 1995 plante AT&T in den USA eine Aufteilung in drei Sparten, und man rechnet mit dem Verlust von 20 000 Arbeitsplätzen im Verlauf der Restrukturierung. Der Plan entstand aus dem Bewußtsein um die Ineffizienzen im Unternehmen, die sich in einer schwachen Aktiennotierung niederschlagen. »Der Marktwert von AT&T war am Boden«, erklärte Robert Allen, Chairman von AT&T. »Die Investoren konnten die Strategie des Konzerns nicht nachvollziehen ... Jetzt können sie es ... Ich versuche, die Zukunft zu gestalten, und nicht auf sie zu reagieren.«[19]

In Großbritannien teilte sich die Textilfirma Courtdaulds in zwei getrennte Unternehmen, der Industriegigant ICI teilte sein Geschäft in zwei unabhängige Sparten auf – nämlich ICI mit einer Konzentration auf chemische Produkte und Zeneca für die Entwicklung und Herstellung pharmazeutischer Produkte. Das wäre noch vor wenigen Jahren undenkbar gewesen, schon gar für die Gründungsväter des Unternehmens. Im Rahmen einer großen Restrukturierung schaffte der Ölriese BP sogar seine angesehene Zentrale ab, die alle 32 Etagen des Britannic Tower belegte. Das Personal wurde um zwei Drittel reduziert und in ein viel kleineres Gebäude verlagert, der größte Teil des Britannic Tower geräumt.

Die Barclays Bank, die bis vor wenigen Jahren offensichtlich ihre Hauptaufgabe darin gesehen hatte, größer als ihr Rivale NatWest zu werden, stellte einen jungen, dynamischen Chef namens Martin Taylor ein. Taylor nahm sich nicht nur vor, die Kosten drastisch zu senken, sondern warb öffentlich mit den Verdiensten bei dem Versuch, sich zu *verkleinern*. Er verbreitete die Absicht von Barclays, die eigenen Aktien zurückzukaufen, um die Renditen für die Aktionäre zu erhöhen. Das war in den USA nichts Ungewöhnliches, da viele Unternehmen dies schon über Jahre hinweg praktiziert hatten, und es hatte auch in Großbritannien vereinzelt schon ähnliche Fälle gegeben. Aber bei Barclays? Undenkbar!

Die Bedeutung des Aktienmarkts ist in Kontinentaleuropa traditionell vergleichsweise gering. Aber auch hier ändern sich die Dinge, und zwar zum Teil aufgrund der zunehmenden Internationalisierung der Geschäftsbeziehungen und des Finanzmanagement. Laut *Business Week* gingen ungefähr 20 Prozent der von europäischen Privatunternehmen emittierten Aktien im Wert von ungefähr 500 Milliarden Dollar an amerikanische

Institutionen, die mehr Transparenz und eine höhere Rendite fordern als es die meisten europäischen Unternehmen je gewohnt waren.[20]

Es gibt einige einschlägige Beispiele von Investoren, die ihre Muskeln spielen ließen. Der Unternehmenschef von Suez, der riesigen französischen Holdinggesellschaft, mußte gehen, weil er den Aktionären keine angemessene Rendite auszahlen konnte. Diesem Beispiel folgten große institutionelle Anleger, die das Management von Navigation Mixte, einer großen Holding mit verschiedenen Aktivitäten, wegen des Fehlens einer »strategischen Vision« absetzte.[21]

Diese Fälle sind im Vergleich zu den Vorkommnissen in den USA kleine Fische, doch sie machen deutlich, daß auch in Kontinentaleuropa der Druck auf die Unternehmen steigt, ihren Anteilseignern anständige Renditen zu liefern.

Die Informationsrevolution

Aber abgesehen vom finanziellen Druck liegt die Hauptursache der unternehmerischen Schwierigkeiten im Westen im Tempo und in der Art des technologischen Wandels. Die Entwicklung neuer Verfahren und Produkte bedeutet, daß sich die Unternehmen nur selten sicher fühlen können, wenn sie sich ausruhen. Sogar bei guten Gewinnen muß man sich aufs Äußerste um die Kontrolle der Kosten kümmern und sie über neue Technologien und Restrukturierungsmaßnahmen senken. Ansonsten gerät man leicht ins Schwimmen. Kurz, die Gewinnmaximierung ist wieder in Mode – und zwar für das Überleben wie für den Erfolg.

Der gegenwärtige Technologieschub hängt so eng mit der explosionsartigen Verbreitung und Verbilligung der Kommunikations- und Informationstechnologie zusammen, daß wir heute von der »Informationsrevolution« sprechen. Erwerb, Interpretation und Verbreitung von Informationen sind zu eigenständigen und wichtigen Outputs der Wirtschaft und zu lebenswichtigen Inputs in praktisch allen Produktionsprozessen geworden.

Diese Entwicklung hat bereits enorme Veränderungen mit sich gebracht. Gleichwohl steht sie erst an ihrem Anfang. Wahrscheinlich sind ihre Auswirkungen so tiefgreifend wie die Revolution der Massenproduktion im 19. und frühen 20. Jahrhundert. Während aber die mit der damaligen Entwicklung einhergehenden Faktoren die Inflationsanfälligkeit erhöhten – zunehmende Konzentration, Macht der Hersteller, Imagemarken und Monopolbildungen –, wirkt die Kommunikations- und Informationsrevolution inflationären Tendenzen entgegen.

Die Verfügbarkeit von Information ist eine zentrale Voraussetzung effizient funktionierender Märkte – und ein Mangel daran ist die Grundlage für das weitere Überleben vieler Quasi-Monopole. Dementsprechend ist die Informations- und Kommunikationsrevolution für den Erfolg des Wettbewerbs ganz entscheidend. Im Kleinen spiegelt sich dies in der ungeheuren Kapazität wider, über die ein einzelner mit einem Personalcomputer (PC) verfügt. Aber vor zehn Jahren lag der Schwerpunkt der Computerentwicklung auf Großrechnern, die die Macht der Großunternehmen über die kleinen vergrößerten. Während die alte Technologie komplexere Strukturen und die Herstellerkontrolle unterstützte, begünstigt die neue einfache Strukturen und Herstellerverantwortung.

Darüber hinaus wirkt die Informationsrevolution direkt auf die Effektivität des Wettbewerbs, weil die Information über konkurrierende Produkte und Lieferquellen direkt verfügbar ist. Und am schnellsten kann man sich über Preise informieren. Der Kauf der meisten Waren und Dienstleistungen war bisher immer eine zeitraubende physische Aktivität (die indirekt Geld kostete). Die Informationsrevolution hat hier bereits zu Veränderungen geführt. Im Falle einer Autoversicherung geben etwa unabhängige Makler die einzelnen Daten eines Kunden in einen Computer ein und können innerhalb kürzester Zeit das günstigste Angebot nennen. Mit der weiteren technologischen Entwicklung könnte diese Praxis bald zur Regel werden, und schließlich wird man keinen Makler mehr brauchen.

Im Einzelhandel kann man die Auswirkungen bereits deutlich beobachten. In Amerika haben ungefähr elf Millionen Besitzer eines Computers über ein Modem Zugang zu elektronischen Datennetzen. Das hat eine Welle elektronischen Einkaufens über kommerzielle Netzwerk-Anbieter wie Compuserve, America Online und Prodigy ausgelöst.[22]

Teleshopping ist in den USA am weitesten verbreitet. Aber andere Länder holen rasch auf. Im Oktober 1995 ging in Deutschland der erste Fernsehsender für Home-Shopping ans Kabel, und man stellt sich auf einen erbitterten Wettlauf um diesen lukrativen Markt ein.[23] Obwohl Teleshopping in England zweifellos noch in den Kinderschuhen steckt, sind über Satellit und Kabelfernsehen die Möglichkeiten bereits verfügbar.

In Zukunft wird es für die Käufer zum Alltag gehören, sich via Bildschirm Informationen über Bezugsquellen und Preise für verschiedene Waren von verschiedenen Lieferanten zu besorgen. Diese Informationen (die praktisch kostenlos zugänglich sind) werden die Preisunterschiede offenlegen und den Wettbewerb immens anheizen. Preissteigerungen werden sich stärker als bisher auf den Absatz auswirken, und für Hersteller oder Anbieter wird es schwerer werden, Preiserhöhungen durchzusetzen.

Globalisierung

Die Informationsrevolution ist Kernelement einer anderen Kraft, die den Wettbewerb verschärft – die Globalisierung der Märkte. Während in der Vergangenheit die Unternehmen, abgesehen von den ganz großen, in einem nationalen oder sogar regionalen Markt operieren konnten und nur auf die regionalen Umstände reagieren mußten, bekommen heute sogar viele kleine Unternehmen die weltweit bedeutsamen Kräfte zu spüren, während die Großunternehmen zunehmend in einem wirklich internationalen Umfeld agieren.

Die Liberalisierung der Märkte, der Abbau der Handelsschranken und die internationale Mobilität von Kapital und Technologie in Verbindung mit der modernen Kommunikationstechnologie haben zu einem starken Anstieg des internationalen Handels geführt. Aber der Wandel geht über die reinen Zahlen hinaus und führt zu einer anderen Geisteshaltung. Die Unternehmen denken jetzt international. Nationale Grenzen sind heute für sie überholt.

Wenn ein Unternehmen ebenso effektiv, aber kostengünstiger in Mexiko produzieren kann, dann tut es das. Wenn es den Produktionsprozeß neu strukturieren kann, so daß einige Teile vor Ort gefertigt werden, während andere importiert werden, dann tut es das. Wenn es seine Verwaltungs- und Schreibarbeit in Bombay billiger machen lassen kann, was spricht dagegen?

Die Produktion wird im globalen Maßstab verlagert, und die Kaufkraft wird zu den billigsten Quellen umgeleitet. Das führt zu direkten Kosten- und Preissenkungen, aber auch zu starken indirekten Veränderungen in der Wettbewerbsstruktur. Kein Unternehmen kann sich mehr sicher fühlen. Untätigkeit ist keine Option mehr.

Der Aufschwung der dynamischen Staaten in Ostasien und Lateinamerika sowie die Öffnung Osteuropas haben zur massiven Ausdehnung der Reichweite dieses Globalisierungsprozesses geführt und ihm eine zusätzliche Note verliehen. In der Tat verspricht die Integration dieser schnell wachsenden Staaten in das internationale Handelsnetz eine Umwandlung der Weltwirtschaft. Die möglichen Folgen sind von einer Größenordnung wie die industrielle Revolution und die Entwicklung Nordamerikas zusammengenommen.

Eine machtvolle Kombination verschiedener Faktoren hat diese Kräfte auf der Welt entfesselt – der Einsatz entwicklungsorientierter Maßnahmen in den betreffenden Ländern einschließlich enormer Fortschritte bei der Ausbildung, die Übernahme einer marktfreundlichen, außenorientierten Strategie, der Untergang des Kommunismus, ein offener Welthandel, die Kommunikationsrevolution, die internationale Mobilität des Kapitals und die Übertragbarkeit der Technologie. Alle diese Faktoren wirkten zusammen. Würde nur einer fehlen, wäre die Effektivität der anderen stark geschwächt.

Die neuen Wachstumsregionen im Vormarsch

Natürlich ist an der schnellen Entwicklung in »neuen Ländern« nichts Ungewöhnliches. Aber allein die Größe der heutigen Wachstumsgebiete macht einen Unterschied. Sie stellt die früheren Entwicklungsregionen völlig in den Schatten. China ist mit 1,2 Milliarden Einwohnern ungefähr dreimal so groß wie die Europäische Union.

Die Fortschritte in China waren bisher schon beeindruckend, obwohl seine rasante Entwicklung erst vor kurzem einsetzte. Nach der Einführung des Wirtschaftsreformplans von Deng Xiaoping im Jahr 1979 stieg die Wachstumsrate schnell auf über zehn Prozent an. Während der 80er Jahre erfuhr sie dann praktisch eine Verdoppelung, bis Versuche zur Inflationsbekämpfung in den Jahren 1988 und 1989 sie wieder auf vier Prozent drückten. Danach gab es wieder einen Anstieg[24], und gleichzeitig stiegen die Exporte von 15 Milliarden Dollar im Jahr 1979 auf 85 Milliarden Dollar im Jahr 1992.

Das rasante Entwicklungstempo in vielen dynamischen Ländern und seine Auswirkung auf den internationalen Handel haben im Westen bereits deutliche Spuren hinterlassen. Während die USA 1978 noch 29 Prozent der fertigen Waren aus »Entwicklungsländern« importierte, lag dieser Wert 1990 schon über 36 Prozent.[25] Den Anstieg teilten sich sieben ostasiatische Staaten (China, Hongkong, Korea, Malaysia, Singapur, Taiwan und Thailand) zusammen mit Brasilien und Mexiko. Diese neun Länder steigerten ihren Anteil am Welthandel von 7,8 Prozent im Jahr 1978 auf 13 Prozent im Jahr 1990.

Und die Zukunftsprognosen sind atemberaubend. Die zwei amerikanischen Wirtschaftswissenschaftler Sachs und Shatz sind der Ansicht, daß der US-Handel mit China jährlich um rund 16 Prozent steigen wird. Dennoch wird China für einen ziemlich langen Zeitraum ein Niedriglohnland bleiben. Die beiden Professoren gehen davon aus, daß der Durchschnittslohn in China, der im Vergleich zu den USA im Jahr 1990 nur 1,9 Prozent ausmachte, auch nach mehr als zehnjährigem Wachstum immer noch nur 3,2 Prozent des US-Wertes betragen wird.

Obwohl viele der spektakulärsten Beispiele schnellen Wachstums aus Fernost und besonders China stammen, sollten wir nicht die Bedeutung der übrigen Entwicklungsregionen vergessen. So mögen wir vielleicht der Meinung sein, daß vor allem Japan von der Entwicklung in Ostasien profitiert. Aber genauso ist die lateinamerikanische Entwicklung (vor allem in Mexiko) von besonderer Bedeutung für das amerikanische Preisniveau. Mexiko registrierte ebenso wie Argentinien im Jahr 1995 einen Rückgang des Bruttoinlandsprodukts, obwohl Brasiliens Wirtschaft weiterhin um ungefähr fünf Prozent wuchs – aber der mexikanische Export erlebte Zuwächse. Mexiko hat als Produktionsstandort weiterhin hervorragende Aussichten.

Abgesehen davon, daß auch *Europa* von den Entwicklungen in Asien und Lateinamerika profitieren wird, liegt gleichzeitig ein großes Entwicklungsgebiet vor seiner eigenen Tür: nämlich Osteuropa und die ehemalige Sowjetunion. Viele Länder in dieser Region sind weit zurückgeblieben. Aber in der jüngsten Vergangenheit gab es einige bemerkenswerte Fortschrittsmeldungen. In der tschechischen Republik geht es nach dem starken Rückgang des Bruttoinlandsprodukts in den Jahren 1991 und 1992 wieder aufwärts, und das Land zieht weiterhin Investitionen aus Übersee an. Obwohl die Situation in Ungarn schwieriger ist, verzeichnet man auch dort seit 1994 einen Wachstumskurs.

Ein hohes Ausbildungsniveau der Arbeitskräfte sowie niedrige Löhne sind in beiden Ländern auch weiterhin eine gute Voraussetzung für Exporte – und nicht nur von Low-Tech-Produkten. 1995 lag das Durchschnittseinkommen in Ungarn im Vergleich zu Westeuropa noch ungefähr bei einem Siebtel, während es für ausgebildete Techniker ein Zehntel betrug. Es gibt viele erfolgversprechende Beispiele für die Zukunft. Die Stadt Székesfehérvár hat annähernd eine Milliarde Dollar Direktinvestitionen aus 14 Ländern angezogen, einschließlich Investitionen von Ford, Alcoa und Philips. Aus seiner ungarischen Fabrik beliefert Ford seine europäischen Fabriken mit Zündspulen und Benzinpumpen.[26]

Zur gleichen Zeit boomt Polen. Nach einem starken Rückgang des Bruttoinlandsprodukts in den Jahren 1990 und 1991 gab es in den darauffolgenden vier Jahren ein Wirtschaftswachstum. Und das scheint auch so zu bleiben. 1995 stieg der Export um 37 Prozent, und es gab mehr als 200 000 Exportfirmen. Fünf Jahre zuvor waren es laut *Business Week* erst bescheidene 200.

Eine Reihe westlicher und sogar östlicher Unternehmen hat in Polen aufgrund der niedrigen Lohnkosten Produktionsstätten eröffnet. Beispielsweise investierte PepsiCo. Inc. 500 Millionen Dollar in den Ausbau seines Geschäfts, und Daewoo, der koreanische Autohersteller, hat Polen als europäischen Produktionsstandort gewählt. Für das Jahr 2000 plant das Unternehmen eine Jahresproduktion von 40 000 Fahrzeugen, wobei die Hälfte für den Export vorgesehen ist.[27]

Die Auswirkungen auf Kosten und Preise

Welchen Einfluß hat all dies auf die Inflation im Westen? Die Folge sind direkte Preissenkungen. In vielen Bereichen können östliche Produzenten Waren (und manchmal Dienstleistungen) zu einem Bruchteil der im Westen geltenden Kosten anbieten.[28]

Die Folgen sind ein massiver Wettbewerbsdruck auf die westlichen Produzenten und die Schwächung der etablierten Oligopole. Wenn sie preislich nicht konkurrieren können, bleiben ihnen folgende Möglichkeiten: Entweder müssen sie ganze Produktionsbereiche aufgeben oder Teile des Produkts aus den dynamischen Ländern zukaufen; oder sie müssen sich in Nischen mit höherer Wertschöpfung zurückziehen; oder sie müssen energische Anstrengungen unternehmen, um über substantielle Kosteneinsparungen im Preis konkurrenzfähig zu bleiben, einschließlich Personalabbau, Lohnstopp und/oder Investitionen in kosteneinsparende Technologien.

Eine Möglichkeit für westliche Unternehmen ist die Produktionsverlagerung in die kostengünstigeren Länder des Fernen Ostens, nach Lateinamerika oder Osteuropa. Diesen Weg hat vor kurzem Morgan Crucible beschritten, einer der weltgrößten Zulieferer für Industriekohle und -keramik. Ende 1995 verkündete das Unternehmen die Verlagerung der Produktion von Belgien, Holland und Frankreich nach Ungarn, in die Tschechische Republik, nach China und Vietnam. Der leitende Direktor begründete die Entscheidung damit, daß die Stundenlöhne in Osteuropa bei 1,5 Dollar gegenüber 26 Dollar in Deutschland lägen. Gleichzeitig verdienten die Arbeiter in der neuen Fabrik von Morgan Crucible in Shanghai pro Stunde einen Dollar gegenüber 31 Dollar in Japan.[29]

Dies ist bei weitem kein Einzelfall. Viele Großkonzerne, wie der holländische Elektronikhersteller Philips, der französische Hersteller von Verpackungsmaterialien Carnauld Metal Box und der größte europäische Produzent von Plastikfolien BPI, haben vor kurzem ihre Produktion in den Osten verlagert. Die Begründung des Chefs von BPI für die Standortverlagerung von Großbritannien nach China war eindeutig. Er sagte: »Wir mußten, ansonsten hätte unser Unternehmen nicht überlebt.«[30]

Im September 1995 erklärte Helmut Werner, Chef von Mercedes-Benz, der deutsche Autohersteller plane, den Anteil seiner Auslandsproduktion »mittelfristig« von fünf auf 25 Prozent auszubauen. Gleichzeitig will das Unternehmen den Anteil importierter Komponenten von 20 auf 30 Prozent erhöhen. Man beabsichtigt eine Produktion in Indien, hat weitere Ambitionen in China und zielt auf den Ausbau der Produktionskapazität in Brasilien. Auch Projekte in Südkorea, Thailand, Malaysia, auf den Philippinen und in Vietnam sind im Gespräch.[31]

Die östliche Konkurrenz wird meistens mit der Produktion von Waren in Verbindung gebracht. Aber es gibt auch eine Reihe von Dienstleistungen. Beispielsweise ist in der südindischen Stadt Bangalore eine blühende Softwareindustrie entstanden – die man zuweilen das Silicon Valley Indiens nennt.[32]

In diesem Bereich könnten auch einige Staaten des früheren Osteuropa erfolgreiche Unternehmen aufbauen. Gegenwärtig beschäftigen sie sich mit einer eher altmodischen Dienstleistung für den Westen – sie liefern Strom. Im Oktober 1995 kam die Meldung, daß die nationalen Stromversorgungen in Ungarn, Polen, der Slowakei und der Tschechischen Republik an das westliche Stromnetz angeschlossen werden. Das könnte die Strompreise in einigen westeuropäischen Ländern verbilligen.[33]

Der Einfluß der östlichen Konkurrenz beschränkt sich nicht auf Bereiche, in denen die dynamischen Länder schon jetzt wettbewerbsfähig sind. Auch dort, wo die Konkurrenz heute noch keine Rolle spielt, fürchtet man sie für die Zukunft. Wenn die östliche Konkurrenz noch kein Problem darstellt, dann heißt das nicht notwendigerweise, daß eine spezielle Branche dem Schicksal vieler anderer Branchen im Westen entgangen ist. Es heißt einfach nur, daß sie Zeit hat – allerdings nur so viel, um notwendige Anpassungen vorzunehmen.

In einer Geschäftswelt, in der der Osten nicht nur eine immer wichtigere Zulieferquelle wird, sondern einen stetig wachsenden *Arbeitsmarkt* darstellt, sind auch die zunehmenden Erfolge der dynamischen Länder bei der Bedienung ihrer eigenen Märkte eine Bedrohung für den Westen. Viele Westunternehmen werden daher aktiv. Viele der großen Autohersteller investieren bereits in Indien oder verhandeln über Joint-ventures in der Autoproduktion für den indischen Markt. Honda hat vor kurzem einen solchen Vertrag unterzeichnet und ist damit General Motors, Peugeot-Citroën, Fiat, Chrysler, Daimler-Benz und Daewoo gefolgt.[34]

Der französische Autohersteller Peugeot-Citroën hat unlängst einen Vertrag mit dem malaysischen Autohersteller Proton über eine gemeinsame Produktion in Malaysia geschlossen. »Das Wichtigste für uns ist der Technologietransfer«, sagte der Premierminister von Malaysia, Dr. Mahathir Mohamad. »Das Wichtigste für uns ist, im malaysischen Markt vertreten zu sein«, sagt Claude Satinet, leitender Direktor von Peugeot-Citroën.[35]

Östliche Konkurrenz und Globalisierung der Märkte haben dazu geführt, daß sich die Wirtschaft in der gesamten westlichen Welt auf Kostensenkung und Wettbewerbsfähigkeit konzentriert, um langfristig zu überleben. Deshalb sind die Auswirkungen auf die westlichen Wirtschaftsdaten – einschließlich Lohnsätze und Preisniveau – größer, als die derzeitigen Handelsbilanzen nahelegen. Die Tatsache, daß BPI und zahlreiche andere Unternehmen die Produktion nach China verlagert haben, wird bei vielen Arbeitnehmern dazu führen, daß sie Angst vor einem ähnlichen Schicksal haben.

Und genau für diesen Effekt gibt es viele Beispiele. Daimler-Benz verhandelte vor kurzem im Rahmen der Entscheidung über den Produktionsstandort für die neuen Kompaktwagen mit den Behörden in der Tschechischen Republik, in Großbritannien und Frankreich. Am Ende entschied man sich für Deutschland – aber erst, nachdem die Arbeiter Zugeständnisse gemacht hatten, einschließlich desjenigen, sich mit Lohnsteigerungen unterhalb der Tarife zu bescheiden. Die Arbeiter des deutschen Unternehmens Robert Bosch stimmten flexibleren Arbeitszeiten zu, nachdem das Unternehmen ihnen Pläne für eine vergleichbare Fabrik in Schottland vorgelegt hatte.[36]

Dem Übel auf den Grund gehen

Der Druck der östlichen Konkurrenz ist vor allem in den lohnintensiven Bereichen wie der Textilindustrie besonders stark und stellt für die un-

und angelernten Arbeitskräfte eine Gefahr dar. Dieser Gesichtspunkt erklärt, zusammengenommen mit dem arbeitssparenden Technologiewandel, dem Zusammenbruch des Gewerkschaftseinflusses und den geänderten Arbeitsbedingungen, den begrenzten Lohnanstieg im Westen in den letzten Jahren.

Die Konkurrenz, die von den niedrigeren Löhnen in den dynamischen Ländern ausgeht, hat die Bereitschaft bei den westlichen Arbeitnehmern, die wachsende Unsicherheit und kärgliche Lohnerhöhungen hinzunehmen, gefördert. Sie befinden sich in einem Dilemma: arbeitssparende Technologie und Reorganisation im eigenen Land und Lohnkonkurrenz von außen.

Aber die starke Konzentration des Ostens auf die Warenproduktion ist gleichermaßen bedeutend. Genau hier liegt nämlich der Brennpunkt des Inflationsproblems des Westens, nicht weil die Warenpreise schneller als andere Preise steigen, sondern weil sie in der Regel nicht *fallen*, wie es für eine generelle Preisstabilität notwendig wäre. Arbeit und Kapital in diesen Industrien wollen jeweils für sich allein in den Genuß aller Vorteile des technologischen Fortschritts kommen. Dies führte zu einer Auseinandersetzung um Einkommensanteile, die sich wiederum in den Preisen niederschlug. Zwar verlor dieser Aspekt in dem Maße an Einfluß, wie das Gewicht der Produktion zurückging und die Produktivität in vielen Dienstleistungsbranchen gesteigert wurde. Aber die östliche Konkurrenz gab einen weiteren Anstoß.

Sie hat die Macht von Produzentengruppen unterlaufen. An die Stelle von heimischen Produkten sind billigere Importe getreten, und die inländischen Produzenten werden dazu gezwungen, den gesamten Vorteil aus den technologischen Fortschritten über niedrigere Preise an die Verbraucher weiterzugeben. Dies und die niedrigeren Produktionskosten für High-Tech-Produkte haben zu Preissenkungen bei industriellen Gütern geführt – bei Videorecordern, CD-Playern, Mobiltelefonen, Computern und Telekommunikationsanlagen.

Der Preisverfall bei solchen Produkten hat auch die inflationsdämpfenden Kräfte über einen anderen Kanal verstärkt – die Erwartungen. Bei einigen Produkten *erwarten* wir jetzt sinkende Preise.

Die beschriebenen Veränderungen sind so machtvoll und so stark miteinander verkettet, daß das Ganze heute größer ist als die Summe seiner Teile. Wir haben ein neues Wettbewerbsklima, in dem die Leute eine niedrige Inflation erwarten. Dies wiederum führt zu Verhaltensänderungen der Unternehmen am Markt, die selbst helfen, die Inflation zu bremsen.

Sogar die Branche, die die Produktion im 20. Jahrhundert verkörpert wie keine andere, ist davon betroffen: die Autoindustrie. Früher waren hier »Produktivitäts«-Prämien für die Arbeiter an der Tagesordnung, und die Preise wurden über einen Gewinnzuschlag auf die Herstellungskosten festgelegt. Heute stehen die westlichen Anbieter sogar in den heimischen Märkten aufgrund der östlichen Konkurrenz unter einem immensen Druck. Die neue Gefahr kommt nicht aus Japan, sondern aus Korea. Die südkoreanischen Hersteller, angeführt von Daewoo, haben im Jahr 1995 aus dem Stand 1,9 Prozent des europäischen Marktes erobert. Und ihr Marktanteil scheint schnell zu wachsen.[37]

Im Oktober 1995 verkündete Ford, zweitgrößter Autohersteller der Welt, daß seine Zulieferer ihre Preise bis zum Ende des Jahrhunderts einfrieren müßten. Da die zugekauften Teile heute 70 Prozent der Kosten eines Autos ausmachen, könnte Ford auf diesem Weg der asiatischen Konkurrenz entgegentreten.

Ford verlangt von den Zulieferern die Übernahme höherer Kosten, und zwar unabhängig davon, ob diesen eine Produktverbesserung oder Inflation zugrundeliegt. Der Schlüssel liegt in der Technologie. Alex Trotman, der Vorstandsvorsitzende von Ford, sagte der *Sunday Times*: »Wir müssen uns etwas einfallen lassen und wollen einfach keine Kostensteigerungen akzeptieren.«[38] Diese Aussage stellt eine vollständige Kehrtwendung in der Branche dar und wäre noch vor einigen Jahren völlig undenkbar gewesen. »Früher hätten wir gegenüber technologischen Veränderungen eine entspannte Haltung eingenommen«, meinte Trotman. »Diese Einstellung müssen wir ablegen.«

Das könnte man als Ankündigung niedrigerer Neuwagenpreise interpretieren. Es würde bedeuten, daß die Vorteile aus dem technologischen Fortschritt in Branchen mit hohem Produktivitätswachstum auf die Arbeitnehmer in anderen Bereichen übertragen werden können, und zwar ohne Notwendigkeit inflationsträchtiger Lohnerhöhungen andernorts. Das entscheidende Glied in der Lohn-Preis-Spirale der Nachkriegszeit wäre zerbrochen.[39]

Was macht der Osten mit seinem Geld?

So dramatisch diese Auswirkungen auf den Westen auch sind, sie bilden nur eine Seite der Medaille. Mit seinen Exportgewinnen kann der Osten Waren*importe* aus dem Westen finanzieren und damit sowohl die Inlandsnachfrage befriedigen als auch den Entwicklungsprozeß vorantreiben.

Aber das heißt nicht, daß es die oben beschriebenen inflationsdämpfenden Auswirkungen nicht mehr gibt. Wenn zwei Länder miteinander Handel treiben, dann profitieren beide. Jedes importiert die Waren, die in der eigenen Herstellung zu teuer sind, und exportiert die, die es billiger produzieren kann. Das senkt in beiden Ländern das Preisniveau.

De facto könnte das Preisniveau im Westen noch stärker zurückgehen, als diese Diskussion vermuten läßt. Offensichtlich sind in weiten Teilen der Wirtschaft, vor allem aber in der industriellen Produktion, die Kosten für die Lieferung einer zusätzlichen Einheit über ein weites Mengenintervall konstant, aber bei einer höheren Produktionsauslastung gehen die Durchschnittskosten stark zurück, weil sich die enormen Anlauf- oder Fixkosten über große Stückzahlen verteilen.[40]

Wenn dies bei Produkten zutrifft, die der Osten aus dem Westen beziehen möchte (und es gibt keinen Grund dafür, daß es sich anders verhält), dann wird die Spezialisierung des Westens auf Güter, bei denen er einen Wettbewerbsvorteil besitzt – Schwermaschinenbau, Luftfahrt und pharmazeutische Industrie – tatsächlich zu einer *Senkung* der durchschnittlichen Produktionskosten führen. Das würde das dynamische Wachstum im Westen beschleunigen, weil die erwartbaren Gewinne aufgrund längerer Produktionsläufe steigen.

Stillstand im Westen, aber weiterer Anstieg im Osten

Das dynamische Wachstum im Osten führt zwar zum Rückgang der Inflation im Westen, aber nicht im Osten. Viele dynamische Länder haben weiterhin eine hohe Inflationsrate. Wie die Abbildung 2.3 zeigt, verlief die Inflation in China vollkommen anders als in den älteren Industrienationen (die hier durch die USA repräsentiert sind). Die Entwicklung in Hongkong verläuft auf einem mittleren Pfad – die Inflation ist deutlich höher als in den USA, aber nicht so extrem hoch wie in China.

In Ländern mit hohen Inflationsraten – wie in China oder etwa in den ehemaligen Mitgliedstaaten der Sowjetunion – haben wir eine klassische Nachfrageinflation (vgl. Kapitel 1, ausführlicher dazu Kapitel 7 und 8). Die Staatsausgaben sind in diesem Fall so hoch, daß die Regierungen sie nicht über die Steuereinnahmen finanzieren können oder wollen, was ein riesiges Haushaltsdefizit zur Folge hat.

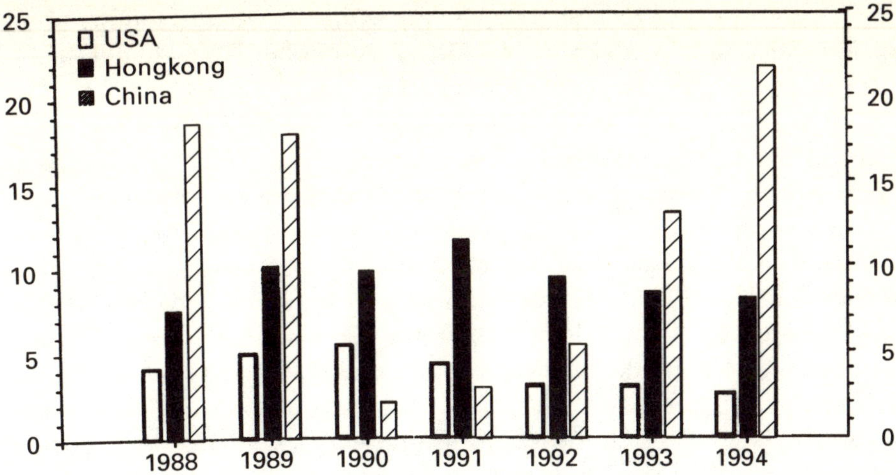

Abbildung 2.3: Inflation in den USA, in China und Hongkong, 1988 bis 1994 (jährliche Änderungen des Preisniveaus, in v. H.)
Quelle: Datastream

Das allein wäre schon schlimm genug. Viele dieser Länder verfügen aber nicht in ausreichendem Maß über die Finanzierungsmöglichkeiten des Westens – nämlich langfristige Staatsanleihen. Ihr inländischer Kapitalmarkt ist nicht so weit entwickelt, daß er den Verschuldungsbedarf aufgrund der Haushaltsdefizite auffangen könnte. Deshalb lassen die Regierungen Geld drucken, um die Einnahmenlücke zu schließen, was sie aufgrund fehlender effektiver Kontrollen und Gegengewichte im politischen System auch ungestraft tun können. Rußland nach dem Zusammenbruch der Sowjetunion liefert hierfür ein gutes Beispiel.[41]

Länder, die ihre Staatsfinanzen unter Kontrolle haben, weisen eine gemäßigte, aber hartnäckige Inflation auf, die eher strukturell bedingt ist. Sie speist sich aus unterschiedlichen Produktivitätszuwächsen, so wie sie der Westen zwischen Produktions- und Dienstleistungsbereich in der Nachkriegszeit erlebte. Zum Teil liegt das Problem in den Beziehungen zum fortgeschritteneren Westen. Im Osten kann man ein rasantes Produktivitätswachstum in den exportorientierten Wirtschaftszweigen beobachten. Aber das Lohnwachstum ist in allen Bereichen ähnlich.

Damit dies im Einklang mit einem stabilen Preisniveau steht, müssen die Preise in den Sektoren mit schnellem Produktivitätswachstum als Ausgleich für Preissteigerungen im binnenorientierten Sektor fallen. Aber in den Exportsektoren werden die Preise auf den Weltmärkten bestimmt.

Bei feststehenden Wechselkursen können die Preise für Exportwaren nicht fallen, und die unvermeidbare Folge sind höhere inländische Preise, die dann eine Inflation des allgemeinen Preisindex verursachen.[42]

Dieser Inflationstyp ist *entwicklungsbedingt*, er ist ein Problem des wirtschaftlichen Erfolgs. Man kann ihn zulassen, ohne daß er notwendigerweise zu einer Katastrophe führt. Aber die Notenbanken müssen eine derartige Inflation vor dem Umkippen in eine virulentere Form bewahren, die dann katastrophale Folgen hätte, aber ohne die Gans zu schlachten, die die goldenen Eier legt. Der Schlüssel liegt in höheren Wechselkursen im Vergleich zu den westlichen Hauptwährungen. Dadurch können die dynamischen Länder die Inlandspreise vor internationalen Preistendenzen schützen.[43]

Warum sollte aber die typische Inflationsentwicklung in den dynamischen Staaten des Ostens anders als die gängige Norm in den alten Industriestaaten verlaufen? Der Grund ist: Die beiden Gruppen stehen auf vollkommen verschiedenen Entwicklungsstufen. Und von diesem Unterschied geht der Druck des Ostens auf die Kosten und das Preisniveau in den alten Industrienationen aus. Und im Osten selbst ist er weitgehend für den inflationären Druck verantwortlich, der aus dem schnellen Wachstum und den Handelsbeziehungen zum Westen resultiert.

Ebenso sind die häufigen Ausbrüche klassischer monetärer Disziplinlosigkeit im Osten die Folge unterentwickelter Steuersysteme und Kapitalmärkte sowie unzulänglicher Handlungsbeschränkungen der Regierungen in den normalerweise politisch noch nicht voll entwickelten Gesellschaften.

Insofern neigt der Osten weiterhin zur klassischen Nachfrageinflation, die den Westen in der Vergangenheit immer wieder heimsuchte, sowie zu der gemäßigteren Form, so wie sie aus der Herstellermacht und den strukturellen Spannungen der Nachkriegszeit resultierte. In den kommenden Jahren könnten beide Formen zur Tagesordnung im Osten gehören, während sie im Westen lange schon verschwunden sein werden.

Interessanterweise gibt es heute aber sogar im Osten Anzeichen für eine viel geringere Inflation. Im Jahr 1995 lag die Inflationsrate in der Tschechischen Republik unter zehn Prozent. Zwei Jahre vorher waren es noch 20 Prozent gewesen. Auch im aufstrebenden Polen geht sie zurück, obwohl sie dort bei fast 30 Prozent lag. 1994 registrierte Brasilien eine Inflationsrate von über 1000 Prozent, aber 1995 lag sie knapp über 20 Prozent. Und in Argentinien, einem der Länder mit den weltweit schlimmsten Inflationsstatistiken, ging sie auf 1,5 Prozent zurück. In vielen

Ländern Ostasiens lag sie 1995 deutlich über westlichem Niveau, immerhin aber unter zehn Prozent. Singapur erzielte sogar ein Wachstum von acht Prozent bei einer gleichzeitigen Inflation von nur zwei Prozent. Der Druck der internationalen Finanzmärkte auf die Regierungen, ihre Geld- und Haushaltspolitik zu disziplinieren, sowie eine offenere Handelspolitik könnten in den kommenden Jahren den Inflationsunterschied zwischen Ost und West verringern.

Mißtrauische Verbraucher

Wenn man die Ausführungen dieses Kapitels zusammenfaßt, dann laufen sie auf den Zusammenbruch der Herstellermacht in all seinen Formen hinaus. Das klingt für die Verbraucher außerordentlich gut. Mehr Wettbewerb, die steigende Flut billiger Waren aus dem Osten und direkter Informationszugang wirken sich insgesamt zum Vorteil der Konsumenten aus. Es scheint so, als hätten die Leute allen Anlaß zur Freude – nur die Chefs müßten die Köpfe hängenlassen.

Man sollte allerdings nicht übersehen, daß die Konsumenten bloß Produzenten sind, die einkaufen gehen. Der gestiegene Einfluß als Verbraucher geht mit einem verlorenen Einfluß als Produzent einher. Früher betrachtete man den Verbrauch als gesicherte Größe. Die Preise wurden ohne Rücksicht hochgesetzt. Die Produkte und Dienstleistungen zielten auf einen Massenmarkt, und es war schwierig, die individuellen Bedürfnisse zu artikulieren.

Aber in der Arbeitswelt war es anders. Hier gab es Sicherheit und Einflußmöglichkeiten. In den Großunternehmen, den Banken, den Staatsbetrieben und Regierungsabteilungen gab es implizit für die einfachen und leitenden Verwaltungsangestellten eine lebenslange Arbeitsplatzgarantie. In den Fabriken wachten die Gewerkschaften über die Arbeitsplatzsicherheit. Gleichzeitig bot der allgemeine Aufschwung am Arbeitsmarkt immer Überbrückungsgarantien, falls einmal etwas schiefging.

Und in einem größeren Zusammenhang gab es Fixpunkte, an denen man sein Leben ausrichten konnte. Die Menschen hatten nicht nur bis zum Alter von 60 oder 65 Jahren Vollzeitjobs, sondern verdienten auch Jahr für Jahr mehr Geld. Die Verwaltungsangestellten erfreuten sich an ihren jährlichen Gehaltssteigerungen, und die Arbeiter profitierten von den jährlichen Tarifabschlüssen, die immer über der jeweiligen Inflationsrate lagen.

Im Hintergrund gab es eine weitere Sicherheit – der Immobilienmarkt. Die Immobilienpreise gingen konstant in die Höhe, so daß man, vorausgesetzt man besaß ein Eigenheim (wie es bei zunehmend mehr Menschen der Fall war), über eine wie von Gott gegebene, um steuerliche Vorteile angereicherte Sicherheit verfügte.

Heute hat sich alles umgekehrt. Überall konzentrieren sich die Unternehmen auf die Wünsche der Kunden und richten ihre Produkte und Dienstleistungen auf die individuellen Bedürfnisse aus, und die Konsumenten nehmen über ihr Kaufverhalten Einfluß.

Und was folgt daraus? Die Konsequenzen dieses Konsumenteneinflusses reichen entlang der Produktionskette bis zu dem Punkt, an dem die Konsumenten sie in ihrer Eigenschaft als Produzenten zu spüren bekommen. Es gibt nirgendwo mehr Arbeitsplatzgarantien. Nur noch eine Minderheit ist bis zum Alter von 60 oder 65 Jahren vollzeitbeschäftigt. Man kann sich nicht mehr darauf verlassen, daß die Einkommen weiter steigen, schon gar nicht unter Berücksichtigung der Inflation. Die Arbeit von immer mehr Menschen beruht auf Zeit- oder Werkverträgen und nicht mehr auf einem regulären Arbeitnehmerstatus. Die natürliche Unsicherheit des Wirtschaftslebens ist vollständig vom Arbeitgeber auf die Arbeitnehmer übertragen worden.

Gleichzeitig hat sich der Immobilienmarkt verändert, wie ich im nächsten Kapitel zeigen werde. In vielen Ländern im Westen haben die Immobilien an Wert verloren, und die Aussichten für die Zukunft sind ungewiß. Auch das soziale Netz wird zunehmend brüchiger. Die junge Generation kann sich nicht mehr auf angemessene staatliche Hilfe bei Krankheit, Alter oder Arbeitslosigkeit verlassen. Kurz: Alle Fixpunkte haben sich aufgelöst.

Insofern ist es kein Wunder, daß die Ära der Konsumentenmacht auch die Ära der Unsicherheit ist. Die Konsumenten üben vielleicht Einfluß aus, aber sie sind auch ängstlich, mißtrauisch und geben ihr Geld nicht ohne guten Grund aus.[44]

Preisbewußtsein

Diese Zurückhaltung wirkt sich auf den Inflationsprozeß aus. Die Konsumenten planen heute mehr denn je, wofür sie ihr Geld ausgeben. Sie sind heute kritischer, wählerischer, preisbewußter geworden, und die ganzen Werbegags imponieren ihnen nicht mehr. Den Widerstand der Konsumenten verspürt jeder, der die gestiegenen Kosten weiterzugeben versucht. Die Leute wollen sich das nicht mehr länger gefallen lassen.

Die veränderte Einstellung der Konsumenten ist zu einem großen Teil Ergebnis des realen Veränderungsdrucks, der sich heute auf die gesamte Wirtschaft erstreckt. Dieser Druck führt zwar zu einem Rückgang der Inflation, aber er stammt an sich nicht aus einem veränderten Inflationsumfeld. Doch ein Teil dieser neuen Zurückhaltung der Konsumenten geht direkt auf eine niedrige Inflation zurück, und zwischen beiden Faktoren gibt es Wechselwirkungen.

Die andauernde Inflation täuschte die Konsumenten und nahm ihnen dadurch Einflußmöglichkeiten. Wenn die Preise überall ohne Unterlaß steigen und die Menschen dies auch *erwarten*, dann wissen sie im Falle einer einzelnen Preiserhöhung ohne aufwendige Preisvergleiche nicht, ob der *relative Preis* des betreffenden Produkts gestiegen ist oder ob der Anstieg lediglich mit der kontinuierlichen Inflation zusammenhängt. Und wenn sich der Geldwert an sich ändert, dann wissen sie nicht mit Sicherheit, ob der höhere Preis für eine Ware oder Dienstleistung durch die höhere Qualität, Bequemlichkeit oder ähnliches gerechtfertigt ist.

Die Konsumenten *sprechen* also aufgrund der Inflation *weniger auf Preissteigerungen an.* In der Sprache der Ökonomen heißt das: Die Nachfrage ist weniger elastisch. Aber in diesem Fall liegt es im Interesse der Anbieter, die Preise umstandslos zu erhöhen. Kurz: Ihre Monopolstellung wird gestärkt, und sie können die Gewinne erhöhen, indem sie dies ausnutzen.

Aufgrund der Unsicherheit der Konsumenten im Hinblick auf die relativen Preise und einer zunehmenden Passivität gegenüber einzelnen Preiserhöhungen sind höhere Lohnforderungen das einzige Mittel zur Verteidigung ihres Lebensstandards. Man hat fast den Eindruck, als ob die Mentalität der Unternehmen, die ihre Preise auf der Basis der Kosten plus Gewinnaufschlag kalkulieren, nun auch die Konsumenten beeinflußte. Ihrer *geringeren* Sensibilität gegenüber den kleinen Veränderungen der Preisstruktur steht ihre *gestiegene* Sensibilität in bezug auf Änderungen ihres Einkommens gegenüber. Gleichzeitig betrachten die Arbeitgeber den weiteren Anstieg der Lohnkosten als unvermeidlich. Ihre einzige Hoffnung zum Erhalt (oder zur Steigerung) ihrer Gewinne sehen sie in einer aggressiven Preispolitik.

Als sich die Inflation in den meisten Industrieländern in den letzten Jahren deutlich verlangsamte, kam es zu einer Umkehr dieser typischen Verhaltensmuster. Die Unternehmen sehen sich nunmehr preisbewußteren Konsumenten gegenüber, die aufgrund eines stabileren Preisniveaus einzelne Preise besser vergleichen können. Steigt ein spezieller Preis, registrieren die Konsumenten dies schneller, nehmen es eher übel und sind darauf vorbereitet, ihr Konsumbedürfnis anderswo zu befriedigen. (In der Fachsprache: Die Nachfrage ist jetzt elastischer.)

Die Auswirkungen eines veränderten Preisbewußtseins wurden oben aus der Perspektive des Unternehmens dargestellt, das über seine Preisstrategie nachdenkt. Aber sie betreffen auch die verfügbaren Arbeitskräfte. Die einzelnen oder die durch die Gewerkschaft vertretenen Arbeitnehmer neigen bei niedriger Inflation eher dazu, ihre Arbeitskraft ohne Preiserhöhung »anzubieten«, weil sie sehen, daß sich die Arbeitgeber preisbewußter verhalten. Das erklärt zum Teil, warum sich in den USA ebenso wie in Großbritannien die Lage am Arbeitsmarkt verbessert hat und die Arbeitslosenzahlen in den USA sogar zurückgegangen sind, und zwar ohne begleitende Einkommenserhöhungen.

Da sich die Leute nicht mehr länger darauf verlassen können, daß ihnen ein steigendes Einkommen einen Ausgleich für höhere Preise bietet, müssen sie bei ihren Käufen auf einen höheren Wert achten. Auf der Anbieterseite sehen die Unternehmen, die mit einem gestiegenen Preisbewußtsein konfrontiert sind, zwei Auswege: geringere Gewinnmargen pro Stück bei gleichzeitig größerem Produktionsvolumen oder eine stärkere Kostenkontrolle.

Hohe Inflation führt zur Passivität gegenüber Preissteigerungen, aber aggressiven Forderungen nach Lohnerhöhungen. Niedrige Inflation führt zur Sensibilität gegenüber Preissteigerungen, aber zur Passivität gegenüber »mageren« Lohnerhöhungen. Ein geringeres Preisbewußtsein begünstigt insofern eine bestehende Inflation. Umgekehrt ist ein solcher Prozeß zunächst schwer in Gang zu bringen. Eine bereits hohe Inflation ist nach oben hin offener als eine Situation stabiler Preise, weil nämlich der Widerstand sehr viel schwächer ist.

Auf volkswirtschaftlicher Ebene bedeutet dies: Ist die Inflation erst einmal zum Stillstand gebracht, so werden fortan höhere Outputs möglich sein, ohne neuerliche Steigerungen des Preisniveaus zu entfachen.

Der Wettbewerb regiert – alles klar?

Die Angst der Konsumenten und ihr Preisbewußtsein schließen den Kreis. Die Macht der Hersteller bröckelt, aber statt zu glauben, daß sie auf die Konsumenten übergegangen sei, sollte man eher davon ausgehen, daß sie sich in Luft aufgelöst hat. Die *Märkte* sind auf dem Vormarsch, nicht die Konsumenten. Der Managementkapitalismus hat den Weg für den Kapitalismus der Wettbewerbsmärkte geebnet – den Kapitalismus in Rohform, wenn man so will.

Ich werde in den Kapiteln 7 und 8 deutlich machen, daß die Regierungen die Inflation durch eine starke expansionistische Haushalts- und Geldpolitik noch aufheizen *können*, obwohl dies, folgen wir den Worten des namhaften Kommentators Peter Jay, gegenwärtig in den meisten westlichen Industriestaaten so »wahrscheinlich wie eine Heuschreckenplage ist«.[45]

Viele glauben, daß dies mit Einflüssen zusammenhängt, die nichts mit den realen Kräften zu tun haben, die der Geschäftswelt Probleme bereiten; sie sprechen von einer vorübergehenden Phase untypischer Selbstverleugnung, die leicht und schnell den Weg für eine verantwortungslose Inflationspolitik freimachen wird.

Diese Sichtweise führt in die Irre. Der intellektuelle Wandel, der hinter dem Wechsel der makroökonomischen Politik steht, war tiefgreifend und ist nicht einfach zu erschüttern, wie ich in Teil III dieses Buches zeigen werde.

Aber viel entscheidender ist, daß die Regierungen und Notenbanken heute ebenso von den Wettbewerbskräften betroffen sind, die den Unternehmen und jedem einzelnen zu schaffen machen. Aufgrund der modernen Informations- und Kommunikationstechnologien sowie infolge der Auswirkungen von Deregulierungen können die Regierungen (und die Zentralbanken) die Wirtschaft heute viel weniger kontrollieren als früher. Ihre Finanz- und Wirtschaftspolitik, vor allem in bezug auf Verschuldung und Wechselkurse, wird von gut informierten, cleveren, globalen Finanzmärkten genau unter die Lupe genommen, die auf der Stelle ein ablehnendes Urteil fällen können. Wie unabhängig vom Wettbewerb die Regierungen innerhalb ihrer eigenen Grenzen auch sein mögen, sie werden von den Märkten in Konkurrenz zueinander gesetzt, und dem können sie sich kaum entziehen. Die Kosten einer Inflationsstrategie werden rasch offenbar, und jede rational handelnde, verantwortliche Regierung wird vor einem solchen Versuch zurückschrecken. Deshalb wird auch die letzte Quelle der Produzentenmacht – die staatliche Notenpresse und der Staat als Regulierungsinstanz – durch die Globalisierung gezähmt.

Gleichzeitig verändern die beschriebenen Wettbewerbskräfte, die heute das Geschäfts- und Arbeitsleben beherrschen, das Verhalten der Preise sowie ihre Reaktion auf die Politik. Lohnschübe gehören der Vergangenheit an; die Inflationserwartungen sind rückläufig, und das erleichtert die Inflationsbekämpfung; die Volkswirtschaften haben es leichter, Preisschocks aufgrund von Abwertungen ihrer Währungen oder infolge von Rohstoffpreisschüben aufzufangen; und der Wettbewerb wird uns immer wieder positive Preisüberraschungen bescheren.

Am bedeutendsten ist vielleicht, daß heute, nachdem die Inflation der 1970er Jahre überwunden ist, die institutionelle Struktur der Wirtschaft fallende Preise zuläßt – und zwar zum ersten Mal seit den 1930er Jahren. Das eröffnet Perspektiven, die uns zwei Generationen lang versperrt waren (vgl. Kapitel 1). Ihre Gefahren und Chancen sind groß.

TEIL II
Überleben und Gedeihen in der Null-Ära

KAPITEL 3
Werden die Immobilienpreise jemals wieder steigen?

Sparen ist eine feine Sache, vor allem wenn Ihre Eltern es für Sie übernommen haben.

Sir Winston Churchill[1]

Zu den Dingen, die man für Geld nicht kaufen kann, gehört das, was man früher dafür bekam.

Max Kauffman[2]

In den Jahren mit hoher Inflation hatten die Amerikaner und Kanadier, die meisten Europäer sowie die Japaner eine besondere Leidenschaft für Immobilien. Diese verzeichneten bisweilen gewaltige, kaum noch nachvollziehbare Wertzuwächse, und ihre Eigentümer waren mehr als zufrieden. Jedenfalls waren sie solange zufrieden, wie dieser Zustand anhielt und sie gleichzeitig über genug Immobilien verfügten. Die Inflation im Immobilienmarkt hat zu einer starken Umverteilung des gesellschaftlichen Vermögens geführt. Wer keine Immobilien oder Immobilienanteile besaß, war im Nachteil. Er mußte wie alle anderen auch die höheren Preise für Waren und Dienstleistungen bezahlen, verfügte aber über keinen Ausgleich aus steuerfreien Kapitalrenditen.

Es ist sicherlich nicht übertrieben zu behaupten, daß in den letzten zwei oder drei Jahrzehnten der Immobilienbesitz und seine Finanzierung die Finanzplanung der privaten Haushalte und damit die Konsumentenseite der Volkswirtschaft beherrschten. Die finanziellen Überlegungen des durchschnittlichen Ehepaares aus der Mittelschicht kreisten um das Eigenheim: früh kaufen, möglichst viel finanzieren, immer größere Wohnungen beziehen, ausbauen oder renovieren, sich »aus repräsentativen Gründen« mit unzähligen Unannehmlichkeiten abfinden, und vor allem darauf vorbereitet sein, auf die einfachen Freuden des Lebens zu verzichten und statt dessen zu knausern und zu sparen und den größten Teil des Familieneinkommens für die Hypothekenzahlungen aufzuwenden.

Zwischen Immobilien und Inflationsentwicklung bestand eine symbiotische Beziehung. Die generell hohe und hartnäckige Inflation ließ die

Immobilienpreise in die Höhe schießen und hat damit die Auffassung verstärkt, Immobilien seien ein geeignetes Spekulationsobjekt. Dies mag gleichzeitig die allgemeine Inflation angetrieben haben, und zwar sowohl durch einen Anstieg der privaten Vermögen und der dadurch ausgelösten zusätzlichen Konsumentennachfrage als auch durch höhere Löhne und Gehälter, in dem Bemühen erstritten, die gestiegenen Immobilienkosten zu decken.

Die Null-Ära verändert all dies und verunsichert die Menschen. Die Immobilienpreise sind in den meisten westlichen Ländern gefallen. Und obwohl es noch vereinzelte Lebenszeichen gibt (beispielsweise in Großbritannien), sieht es in vielen Ländern so aus, als bliebe der Immobilienmarkt auch weiterhin in einer Flaute. Wie wird er sich in der neuen Welt ohne Inflation entwickeln? Werden die Immobilienpreise jemals wieder steigen? Und wenn nicht: Welche Folgen hat das?

Die Geldmaschine Immobilie

Die Zahlen verraten die Geschichte des Immobilienmarktes. In allen führenden Industrienationen der Welt (die sogenannten »G7«) stiegen die Immobilienpreise auf dem Höhepunkt der Inflation unerbittlich. Zwischen 1970 und 1992 betrug die durchschnittliche jährliche Steigerungsrate 12,5 Prozent. Italien registrierte dieselbe Durchschnittsrate in der Zeit zwischen 1970 und 1989. Sogar in Deutschland, das eine niedrige Inflationsrate aufwies, lag sie bei 5,5 Prozent. In den USA lag der entsprechende Wert zwischen den beiden Extremen, nämlich bei 7,75 Prozent.[3]

Preissteigerungsraten in dieser Größenordnung führen zu einem starken kumulativen Preisanstieg. In Großbritannien lagen die Immobilienpreise 1992 mehr als dreizehnmal höher als im Vergleichsjahr 1970. In den anderen Ländern lagen die Vergleichszahlen zwar niedriger, waren aber immer noch sehr beeindruckend – sechsmal höher als 1970 in Kanada, fünfmal höher in den USA und in Japan. In den zwölf Jahren zwischen 1980 und 1992 hatten sich in Frankreich die Immobilienpreise mehr als verdoppelt. Sogar im deutlich weniger von Inflation betroffenen Deutschland lagen 1992 die Immobilienpreise ungefähr um das Dreifache über denen von 1971.

Ein Großteil dieses Anstiegs ist darauf zurückzuführen, daß die Immobilienpreise mit der allgemeinen Preisentwicklung mitzogen, so daß die meisten Kapitalgewinne sich als trügerisch erwiesen. Aber in jedem Land der G7-Gruppe blieb nach Abzug der Inflation etwas übrig, das heißt, die Immobilienpreise stiegen *real*: in Großbritannien und in Japan jährlich um durchschnittlich 2,5 Prozent, in Kanada um zwei, in Deutschland und den USA um 1,5, in Frankreich um ein, in Italien dagegen nur um 0,25 Prozent.

Diese effektiven Steigerungsraten klingen mager im Vergleich zur Geldwertsteigerung. Aber sie haben dennoch zu einem starken Wertzuwachs geführt, wenn man sie über den gesamten Zeitraum kumuliert. In Großbritannien lag die kumulative Steigerung der realen Immobilienpreise bei ungefähr 75 Prozent, und selbst in Deutschland waren es über 40 Prozent.

Aber natürlich verdecken diese Durchschnittszahlen die großen Schwankungen im Zeitablauf, und die meisten dieser Länder haben gelegentliche Boomperioden bei den Immobilienpreisen erlebt, in denen die Preissteigerungsrate deutlich über diesem Durchschnitt lag. Wahrscheinlich war es die Intensität dieser Boomperioden in Verbindung mit den Illusionen, die die Inflation bis vor kurzem in bezug auf Immobilienbesitz genährt hat, die den schillernden Ruf der Immobilie als unschlagbarem Investment ausgelöst und am Leben gehalten haben.

Beispielsweise stiegen zwischen 1985 und 1990 in Japan die Immobilienpreise durchschnittlich effektiv um 12 Prozent jährlich. Für den Fall, daß Sie glauben, dies sei ein weiteres Beispiel seltsamer Zahlen aus Japan, sollten Sie bedenken, daß Großbritannien mit knapp über 9 Prozent nicht weit dahinter lag. In Kanada waren die realen Wertzuwächse mit mehr als 7 Prozent jährlich auch recht ansehnlich, obwohl die USA nur 1,5 Prozent verzeichneten.

Welche Konsequenzen hat die Null-Ära für den Immobilienmarkt? Diese Frage ist in den meisten westlichen Ländern von starkem Interesse. Aber aus Gründen der Vergleichbarkeit stammen die meisten meiner Beispiele aus Großbritannien.

Immobilienpreise ohne Inflation

Die vielleicht wichtigste Frage lautet: Was bedeutet das Ende der Inflation für die Nachfrage nach Immobilien und von daher für ihren realen Preis? Ich komme auf diese Frage gleich zu sprechen. Zunächst muß man sich fragen: Welche Auswirkungen hat es auf den Geldwert von Immobilien, wenn man davon ausgeht, daß das Ende der Inflation die Immobiliennachfrage nicht beeinflußt? Sie halten dies vielleicht für ein weiteres Beispiel für die »Neutralität« der Inflation: Wenn man die Inflation abzieht, erhält man einfach andere Geldwerte ohne reale Folgen. Aber in Wirklichkeit verhält es sich genau umgekehrt. Selbst wenn eine Nullinflation keine systematischen Auswirkungen auf die realen Immobilienpreise hätte, gäbe es immer noch den folgenschweren Prozeß der Disinflation.

Schließlich nehmen die Leute in Nominalwerten festgelegte Hypotheken auf. Das war ihre Renditequelle aus Immobilien in den Jahren der Inflation. Der Wert ihres Immobilienvermögens stieg, aber die Höhe ihrer Hypothekenschuld blieb konstant. Und der Nominalwert der Immobilie entscheidet über die Notlage jener Menschen mit einem »negativen Kapitalwert«, bei denen der Wert ihrer Immobilie die Höhe ihrer Hypothek unterschritten hat.

Im Jahr 1995 steckten mehr als eine Million Haushalte in Großbritannien in diesem Dilemma. Wohl eine weitere Million verfügte über zu wenig Eigenkapital, um die Kosten für den Umzug und eine Anzahlung auf eine andere Immobilie aufzubringen. Diese Menschen stecken wirklich in einer Falle, sieht man einmal von der Frage ab, ob dieses Wohnungseigentum ihren Jobs oder ihren privaten Verhältnissen angemessen ist oder nicht. Sie sitzen infolge des Zusammenbruchs der Inflation auf dem Trockenen. Sie sind die Opfer des Übergangs zur Null-Ära.

In gewisser Weise gibt es eine Art Symmetrie, weil diejenigen, die sich für ihre Immobilien hoch verschuldeten, die größten Gewinner der Inflation waren. Aber das lindert nicht die Not derjenigen, die nun mit einem negativen Kapitalwert dastehen. Und man kann es nicht einmal als ausgleichende Gerechtigkeit ansehen, weil sich im allgemeinen die Verlierer von den Gewinnern unterscheiden.

Um eine Analogie aus der Seefahrt zu wählen: Wenn man sich die Inflation wie einen ständig steigenden Wasserspiegel vorstellt, dann kommt mit der Zeit auch das festgefahrenste Schiff wieder flott. Und je schneller das Wasser steigt, desto schneller treibt natürlich jeder auf der See. Genau dieses Inflationsmerkmal reizte zu Investitionen in Immobilien. Man kaufte vielleicht zum falschen Zeitpunkt, vielleicht das falsche Objekt, an der falschen Stelle und bezahlte vielleicht auch zuviel dafür. Aber am Ende würde die Inflation einen mitnehmen. Es war nur eine Frage der Zeit.

Wenn jedoch die Immobilienpreise nicht mehr steigen, leben die Fehler weiter und plagen diejenigen, die sie gemacht haben. Einfaches Abwarten ist kein Ausweg. Für diejenigen, die nun über beide Ohren verschuldet sind, gibt es keinen Ausweg. Und das ist eine schmerzhafte Folge des Endes der Inflation: Es gibt keine Erleichterung für die Unglücklichen, die in dieser Situation gefangen sind.

Schaukeln und Karusselle

In Wirklichkeit liegen die Dinge nicht so einfach, weil Immobilienpreise ihrem Wesen nach unbeständig sind und sich zyklisch auf- und abbewegen. Aber das war eine wenig verbreitete Kenntnis – man sah Immobilien in der Regel als Vermögenswerte an, deren Preise immer nur stiegen. Dem *Geldwert* nach traf dies bis vor kurzem auch weitgehend zu. Abbildung 3.1 zeigt die jährliche Preisinflationsrate im Vergleich zur jährlichen prozentualen Entwicklung der Immobilienpreise (der sogenannte »überregionale Index«). Sie illustriert sowohl die starken Schwankungen der Inflationsrate der Immobilienpreise als auch deren generelle Tendenz, die allgemeine Inflation zu überholen.

Aber das war nicht in allen Jahren der Fall. Wenn man nämlich die allgemeine Inflationsrate von der Preissteigerungsrate bei Immobilien abzieht, um einen realistischen Maßstab zu erhalten, dann erkennt man, daß die realen Immobilienpreise in der Vergangenheit stark geschwankt haben. Sogar im Großbritannien der Nachkriegszeit, das eine hohe Infla-

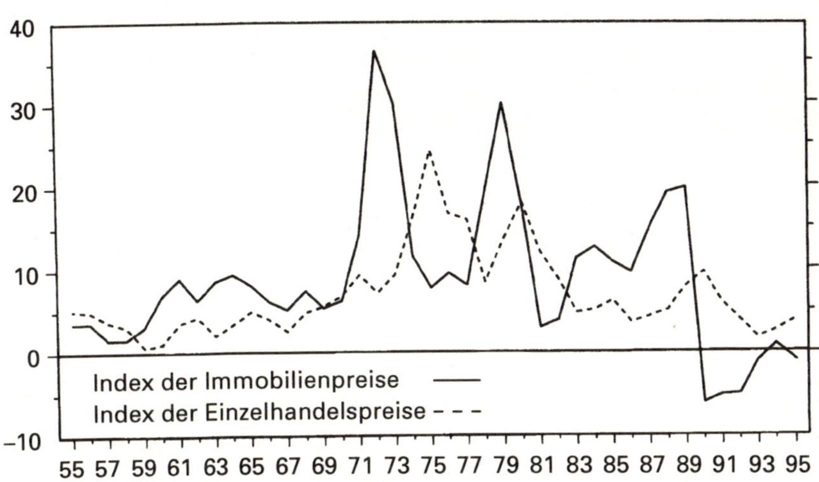

Abbildung 3.1: Entwicklung der Einzelhandels- und der Immobilienpreise in Großbritannien, 1955 bis 1995 (jährliche Änderungen in v. H.)

tionsrate bei Immobilien aufwies, fiel die allgemeine Inflationsrate oft höher aus (was einen Rückgang der realen Immobilienpreise bedeutete) – und zwar in den frühen 1950er Jahren, nach dem Boom Anfang der 1970er Jahre, erneut leicht Anfang der 1980er Jahre und deutlicher in den frühen 1990er Jahren.

Warum die Erfahrung in den frühen 1990er Jahren so einschneidend war, ist aus Abbildung 3.1 ersichtlich. Da es nur eine minimale allgemeine Inflation gab, bedeutete der Rückgang der realen Immobilienpreise zum ersten Mal in der jüngeren Geschichte auch einen nominalen Wertverlust. Im Gegensatz dazu erregte der starke Rückgang der realen Immobilienpreise Mitte der 1970er Jahre kaum Aufsehen, weil gleichzeitig der Geldwert der Immobilienpreise stieg. Der steile Inflationsanstieg war seinerzeit hierfür verantwortlich.

Die scheinbar außergewöhnlichen Erfahrungen in den frühen 1990er Jahren geben die Entwicklungsrichtung vor. In der Null-Ära werden die realen Immobilienpreise weiterhin zyklischen Schwankungen unterliegen, aber ohne kontinuierliche Inflation bedeutet dies, daß die Immobilienpreise in guten Jahren steigen, aber in mageren fallen werden, *sogar in ihrem Geldwert.*

Wenn, wie ich in Kapitel 1 behauptet habe, wir auf eine durchschnittliche Nullinflation zusteuern, die Preisniveaus jedoch nicht statisch bleiben, sondern sich auf- und abbewegen, dann wird es zu weitaus größeren Schwankungen bei den Immobilienpreisen kommen. Die Zyklen der allgemeinen Inflationsraten werden wahrscheinlich eng mit den Zyklen der realen Immobilienpreise zusammenhängen. Insofern werden sie *nominal* extremer ausfallen als real. In diesem Fall müssen sich die Leute an erhebliche Bewegungen der Immobilienpreise gewöhnen, und zwar in beide Richtungen.

Und hierin liegt eine akute Gefahr. Die Leute könnten wie früher vom nächsten Aufschwung am Immobilienmarkt angezogen werden und glauben, daß die »gute alte Zeit« wiederkomme, also die endlose Immobilienpreisspirale. Investieren sie aber, dann könnten sie erneut mit einem negativen Kapitalwert konfrontiert werden, wenn nämlich die Immobilienpreise wieder in den Keller fallen. Jeder, der dieser Falle entgehen möchte, sollte daran denken, daß, obwohl die Immobilienpreise nicht mehr unaufhaltsam nach oben klettern, es nach wie vor Phasen des Aufschwungs und des Optimismus geben kann. In der neuen Welt folgt einfach nur auf jeden Anstieg nicht eine Pause, sondern eine Umkehrung des Trends.

Die eigentlichen Ursachen steigender Immobilienpreise

Hing die Tatsache, daß die Immobilienpreise nicht nur mit der allgemeinen Inflation Schritt hielten, sondern sie sogar überholten, ursächlich mit der Inflation zusammen? Wurden also die Immobilien erst aufgrund der Inflation zu einem derart erfolgreichen Investment? Wenn ja, dann *könnte* die Nullinflation nicht nur anfangs zu sinkenden realen Immobilienpreisen führen, sondern würde in der Folge auch deren Wiederanstieg verhindern. Immobilien als Spekulationsobjekt hätten ausgedient.

Dieser Schlußfolgerung widersprechen die meisten Ökonomen und Immobilienexperten. Sie sind der Meinung, daß sich die allgemeine Inflation im Geldwert für die Immobilie widerspiegeln muß, daß aber Veränderungen der realen Immobilienpreise durch reale Faktoren verursacht werden. Ihrer Meinung nach führen in den meisten westlichen Ländern starke reale Kräfte zum realen Preisanstieg bei Wohnungen, wie etwa Bevölkerungswachstum, steigende Realeinkommen und höherer Wohlstand. Diese Kräfte hätten auch ohne Inflation gewirkt. Sie habe nur den Geldwert verändert. Insofern werde das Ende der Inflation ohne Einfluß auf die realen Immobilienpreise bleiben. Solange jene Faktoren, die für den Anstieg der realen Immobilienpreise verantwortlich seien, weiter wirkten, werde dieser sich fortsetzen. Im anderen Falle würden die Preise eben nicht mehr steigen. Aber das sei auch schon alles.

Meiner Meinung nach ist diese Sichtweise viel zu vereinfachend. Es gibt gewichtige reale Faktoren, deren Auswirkungen in den meisten Ländern unter dem Strich weiterhin steigende Immobilienpreise begünstigen. Die wichtigsten dieser Faktoren sind der infolge des Bevölkerungswachstums entstehende Druck bei gleichzeitig begrenztem Immobilienangebot und letztlich begrenztem Bestand an geeignetem Bauland sowie die Neigung der Menschen, mehr Geld für Wohnungseigentum auszugeben, wenn sie zu Wohlstand kommen.

Ebenso werden Immobilien weiterhin steuerlich begünstigt. Überall in der westlichen Welt ist ein Teil der Hypothekenzinsen steuerlich absetzbar (obwohl die Höhe dieses Steuervorteils vor kurzem in Großbritannien gesenkt wurde). Die fiktive (gesparte) Miete bei Eigennutzung wird vielfach nicht besteuert, und die Kapitalrendite aus dem Verkauf der Immobilie ist von der Einkommen- und der Kapitalgewinnsteuer befreit.[4] Eine deutliche Ausnahme macht Deutschland, da hier die Zinsen nur eingeschränkt steuerlich absetzbar sind. Interessanterweise hat Deutschland mit ungefähr 40 Prozent der Bevölkerung ungewöhnlich wenige Eigenheimbesitzer. Diese Zahl liegt zwar höher als in der Schweiz mit 30 Prozent, aber deutlich niedriger als in Großbritannien mit 67 Prozent und den USA mit 65 Prozent, Frankreich mit 54 Prozent, Japan mit 61 und Italien mit 70 Prozent.[5]

Des weiteren gelten Immobilien auch wegen ihrem hohen Ansehen bei Kreditinstituten als attraktives Investment. Die meisten Menschen können nur auf diesem Weg größere Kredite zur Finanzierung einer Vermögensanlage aufnehmen und dabei mit dem Geld anderer einen Gewinn erzielen. Der Durchschnittsbürger könnte nicht zur Bank gehen und einen Kredit für eine Investition in Aktien beantragen, dabei nur zehn Prozent Eigenkapital einbringen wollen und gleichzeitig eine höfliche Antwort erwarten (einmal vorausgesetzt, er wollte dies tatsächlich).

Inflation und reale Immobilienpreise

Dennoch gibt es gute Argumente für die These, daß die kontinuierliche Inflation zum Anstieg der realen Immobilienpreise beigetragen hat und daß, unter Ausklammerung aller anderen Faktoren, ohne Inflation die realen Immobilienpreise sinken. Das würde bedeuten, daß die derzeit zurückgehenden Immobilienpreise in einigen westlichen Ländern nicht notwendigerweise etwas Anomales sind und sogar noch weiter sinken werden, bis die genannten realen Kräfte zu einem langsamen, unspektakulären Anstieg führen.

Zunächst bieten Immobilien als Vermögensanlage einen gewissen Inflationsschutz. In den meisten westlichen Ländern gab es in der Nachkriegszeit hierzu kaum andere interessante Möglichkeiten. Nur unter Inflationsbedingungen lohnen sich Investitionen in eine Absicherung gegen Inflation.

Steuerentlastungen lindern die Bürde hoher Zinsen

Ein weiterer Gesichtspunkt ist, daß sich bei niedriger Inflationsrate die Steuervorteile der Immobilie als Anlageobjekt reduzieren. Steuerliche Begünstigungen haben zweifellos zum Anstieg der realen Immobilienpreise geführt. Das wird allgemein anerkannt. Aber weniger offenkundig ist, daß aus diesem Grund die Anziehungskraft, die von Immobilien ausgeht, bei höheren Inflationsraten deutlich größer ist.

Bei steuerlicher Absetzbarkeit der Zinsen sind die *realen* Kreditkosten um so niedriger, je höher die Inflationsrate und die Nominalzinssätze sind. Bei nur mäßiger Inflation und mäßig hohen Nominalzinsen sind die Realzinsen nach Anrechnung der steuerlichen Vorteile deutlich negativ.

Angenommen, die Inflationsrate läge bei zwei Prozent, der Hypothekenzinssatz bei sechs Prozent und der effektive Zinssatz vor Steuern bei vier Prozent. Aber jetzt nehmen wir einmal an, daß die Hypothekenzinsen zu 40 Prozent steuerlich absetzbar sind. In diesem Fall beträgt der Nominalzins nach Steuern 3,6 Prozent, was einem Realzinssatz nach Steuern von 1,6 Prozent entspricht.

Jetzt nehmen wir an, daß die Inflation acht Prozent beträgt und die Kreditzinsen bei zwölf Prozent liegen. Auch hier beträgt der Realzins vier Prozent. Der nominale Zinssatz nach Steuern liegt jetzt bei 7,2 Prozent (also 60 Prozent von 12 Prozent) und damit unterhalb der Inflationsrate. Damit ist der effektive Zinssatz nach Steuern negativ.

Und dieser Umstand wirkt sich auf den Vergleich mit anderen Investments aus. Die Zinseinnahmen aus Bankeinlagen oder Anleihen fallen normalerweise unter die Einkommensteuer, und zwar ohne Inflationsbereinigung. Angenommen, die Inflation liegt bei acht, die Zinsen bei zehn Prozent und der Steuersatz beträgt 40 Prozent. Den Anlegern verbleiben dann sechs Prozent nach Abzug der Steuern. Aber das heißt, daß sie effektiv einen Zinssatz von *minus* zwei Prozent erzielt haben. Folglich haben sie die Bank für die Annahme ihrer Geldeinlage bezahlt. Wenn der reale Zinssatz vor Steuern konstant bleibt, so fällt überdies die effektive Rendite eines Anlegers um so negativer aus, je höher die Inflationsrate und der Nominalzins liegen.

Wenn man einer solchen Rendite die steuerfreien Gewinne aus Immobilien gegenüberstellt, dann schneidet natürlich die Immobilie eindeutig besser ab. Berücksichtigt man zudem noch die steuerliche Absetzbarkeit der Kreditzinsen für den Kauf der Immobilie, dann haben wir das, was die Amerikaner »No-brainer« nennen.

In einigen Ländern gehen die relativen Steuervorteile bei hoher Inflation sogar noch weit darüber hinaus, weil die Wertzuwächse von Immobilien bei Eigennutzung steuerfrei sind und es andererseits keine Indexierungen der Steuerfreibeträge für rein inflationsgebundene Erträge aus anderen Vermögenswerten wie etwa Aktien gibt. Unter solchen Bedingungen sind Immobilien bei hohen Inflationsraten erneut interessanter als andere Anlageformen.

Inflation als Schmiermittel

All diese Faktoren schaffen ein attraktives Umfeld für Immobilienkäufer, aber auch für Darlehens*geber.* Unter den Bedingungen hoher Inflation geht bei steigenden Immobilienpreisen der prozentuale Anteil des Hypothekendarlehens am Wert der Immobilie, der anfangs sehr hoch ist, schnell zurück. Aber die Höhe des noch ungetilgten Darlehens bleibt entweder bestehen (bei einer durch eine Lebensversicherung abgedeckten Hypothek), oder geht sogar zurück (bei einer Tilgungshypothek). Ähnlich verhält es sich, wenn aufgrund der Inflation die Einkommen steigen. Das Hypothekendarlehen, das ursprünglich ein Vielfaches des Einkommens des Kreditnehmers darstellte, verwandelt sich schnell in ein niedriges Darlehen. Das mindert ganz erheblich das Risiko des Kreditgebers. Es mag vielleicht als Risiko erscheinen, ein Darlehen von bis zu 100 Prozent des Vermögenswertes zu bewilligen oder bis zur fünffachen Höhe des Jahreseinkommens. Aber die Zeit arbeitet für den Kreditgeber und reduziert schnell sein Risiko.

Jetzt denken Sie vielleicht, daß dieser positive Einfluß auf die Kreditgeber durch genau die entgegengesetzte Betrachtung für den Kreditnehmer ausgeglichen wird. Schließlich müssen die Kreditnehmer aufgrund der inflationsbedingt hohen Nominalzinsen sehr hohe Rückzahlungen während der Kreditlaufzeit leisten. In der ersten Zeit, noch bevor die Inflation das Gehalt der Kreditnehmer aufbläht, fressen diese Zahlungen einen großen Teil ihres Einkommens auf. Mit der Zeit und mit inflationsbedingt steigendem Einkommen geht der Anteil, der für die Zinszahlungen aufgebracht werden muß, zurück. Diese spiegeln den sinkenden Geldwert wider. Sie entschädigen den Kreditgeber für den sinkenden *Real*wert des Kapitals, der aufgrund der Inflation in der gesamten Kreditwährung fällt. Die Kombination aus hoher Inflation und hohen Zinssätzen zwingt die Kreditnehmer letztlich dazu, den Realwert des Kapitals früher zurückzuzahlen, als dies bei niedriger Inflation und niedrigen Zinsen der Fall gewesen wäre.

Sie denken jetzt vielleicht, dies würde die Kreditnehmer abschrecken und insofern den positiven Einfluß der Inflation auf die Position des Kreditgebers aufheben. Aber in der Realität kann ebensogut das genaue Gegenteil eintreten. Die Kreditnehmer sind vielleicht auch davon angetan, daß der Schuldenberg mit der Zeit rasch schrumpft und der Wert des Hauses die ausstehende Hypothekenschuld bald als klein erscheinen läßt. Kurz: Dadurch, daß die Kreditnehmer nur in den ersten Jahren effektiv hohe Belastungen haben, fühlen sie sich häufig sicherer.

Infolge des gestiegenen Wettbewerbs unter den Hypothekenbanken wehren sich die Kreditgeber vielleicht gegen diese Interpretation. Aber die Konsequenz aus dieser Analyse ist, daß die Hypothekenanbieter in einer Welt ohne Inflation einen geringeren Prozentsatz des Immobilienwertes beleihen sollten (und ein geringeres Vielfaches des Einkommens), und die Kreditnehmer sollten umgekehrt einen geringeren Prozentsatz aufnehmen (und ein geringeres Vielfaches des Einkommens). Dieser Aspekt sollte die realen Immobilienpreise nach unten drücken, bis die Anpassung vollzogen ist.

Außerdem wirkte die Inflation der Immobilienpreise als *Schmiermittel* des Immobilienmarktes. Unter den alten Inflationsbedingungen war bereits wenige Jahre nach dem Kauf der Wert der Immobilie ausreichend gestiegen, um einen beachtlichen »Gewinn« abzuwerfen. Dieser konnte dann für die Umzugskosten verwandt werden und stellte ein Polster für einen teureren Kauf dar. Ohne die durch die Inflation bereitgestellten »Gewinne« müßten die Hausbesitzer auf ihre Sparguthaben zurückgreifen, um die Transaktionskosten und einen möglicherweise höheren Kapitaleinsatz als bei ihrer bisherigen Immobilie zu bestreiten.

Nun könnten Sie einwenden, daß die Ersparnisse der Hausbesitzer ja steigen würden, weil die Hypothekenzinszahlungen entsprechend geringer ausfielen. Sie würden eine höhere Einlage sowie die Transaktionskosten für den Umzug in ein teureres Eigentum ohne weiteres aus diesen Ersparnissen finanzieren.

Dabei gibt es aber zwei Probleme. Erstens haben wir das, was die Ökonomen *Geldillusion* nennen. Preise oder Geldmengen werden nach ihrem Nominalwert bewertet und die inflationsbedingten Änderungen ihres Realwertes nicht berücksichtigt. Selbst wenn etwa der Wert einer Immobilie nur parallel zu den Einzelhandelspreisen steigt, so daß es keinen realen Zuwachs gibt, sehen es die Immobilienbesitzer wahrscheinlich anders. Sie betrachten den nominalen Wertzuwachs vermutlich als »Gewinn« und halten es für ganz normal, diesen hochzuspielen und einen höheren Kredit für ein größeres Haus aufzunehmen.

Im Gegensatz dazu müssen die Hausbesitzer in einer Welt ohne Inflation und mit niedrigen Nominalzinsen sich zunächst einmal zum Sparen entscheiden, statt das infolge niedrigerer Nominalzinsen gesparte Geld wieder auszugeben. Und sie müssen darauf vorbereitet sein, die hart verdienten Ersparnisse in ihre Immobilie und/oder die Transaktionskosten stecken zu müssen, wenn das gesamte Vermögen, nämlich das Wohnungseigentum, ohne Inflation keinen »Gewinn« mehr erbringt (oder jedenfalls keinen hohen Nominalgewinn).

Zweitens spielt auch hier die steuerliche Veranlagung eine Rolle. Bei hoher Inflation und offensichtlich hoher Nominalverzinsung sind die Hypothekenzinszahlungen (zumindest teilweise) steuerlich absetzbar, während der Zuwachs des Kapitalwertes der Immobilie steuerfrei ist. Wenn alle realen Größen gleich bleiben, es aber keine Inflation gibt, dann werden die Sparzinsen der Hausbesitzer, die mit ihrem Ersparten einen Einschuß leisten und/oder die Transaktionskosten finanzieren wollen, voll besteuert.

Die Auswirkung all der genannten Faktoren ist, daß in manchen Ländern (vor allem in Großbritannien) die Immobilienpreise genau zu dem Zeitpunkt real angestiegen sind, zu dem andere Faktoren, etwa das Zusammentreffen von demographischer Entwicklung und einer weiteren Verknappung des Baulandes, selbst die Preise nach oben drückten. Die Folgen waren hohe reale Renditen bei Immobilien und die Entstehung einer Spekulationskultur, die wiederum die Nachfrage anheizte.

Leitern und Schlangen

Die Folge dieser zusätzlichen Nachfrage war, daß die Menschen bereit waren, mehr für eine Immobilie auszugeben und sich mehr Immobilienbesitz anzuschaffen, als es unter normalen Umständen der Fall gewesen wäre. In gewisser Weise gab es zur normalen Nachfrage jetzt noch eine spekulative Nachfrage.

Die jungen Menschen fühlten sich jetzt dazu gezwungen, früher in den Markt einzusteigen als ursprünglich geplant. Das hatte reale Konsequenzen für den Markt, weil eine Nachfrage nach sehr kleinen Immobilien für »Anfänger« entstand, beispielsweise für Einzimmer-Apartments in großen Apartmenthäusern, um die Nachfrage der jungen Menschen zu befriedigen, die auf jeden Fall früh »einen Fuß in die Tür« bekommen wollten.

Diejenigen weiter oben auf der Immobilienleiter sahen sich zudem dazu ermuntert, auf den zukünftigen Wohnungsbedarf zu blicken. Sie kauften größer als ursprünglich geplant, weil sie befürchteten, daß sie sich später die Preise nicht mehr leisten könnten, wenn sie jetzt nicht zugriffen. Mit anderen Worten, diese Menschen schafften sich aus Angst und Unsicherheit mehr Eigentum an, als sie es unter anderen Umständen getan hätten.

Aber es gab auch diejenigen, die mit den Gewinnen rechneten. Dazu zählten nicht nur die Immobilienhändler, sondern auch ältere Menschen mit einem Faible für große Häuser als Familienwohnsitz, auch wenn dort nur ein oder zwei Erwachsene lebten, weil »es eine gute Geldanlage ist«. Wiederum andere ließen ihre Zweitwohnungen den größten Teil des Jahres leerstehen, »weil sie keine Kosten verursachen, wenn man die Wertsteigerung berücksichtigt«. Infolgedessen war die Immobiliennachfrage immer auch teilweise eine Spekulationsnachfrage. Immobilien wurden also auf Vorrat erworben.

Was sind die Konsequenzen aus der Nullinflation für den Immobilienmarkt? Alle oben genannten Faktoren führen zu einem Realanstieg der Immobilienpreise. Mit dem Ende der Inflation entfallen diese Faktoren, und einige kehren sich sogar um. Im Markt wird es einen einmaligen Anpassungsprozeß geben, der sich jedoch über einige Jahre hinziehen kann. Stagnieren die realen Preise oder fallen sie sogar, hat die Spekulationskultur keine Grundlage mehr. Dadurch gelangt überschüssiger Immobilienbesitz auf den Markt, was die Preise zusätzlich drückt.

Dennoch wird der Markt an einem bestimmten Punkt wieder ein neues Gleichgewicht erreichen. Die weitere Entwicklung der Immobilienpreise wird dann von den bekannten Realfaktoren wie der Abhängigkeit der Immobiliennachfrage vom Einkommen, der Angebotslage auf dem Grundstücksmarkt, demographischen Faktoren usw. bestimmt werden. In vielen Ländern, einschließlich Großbritannien, werden die Immobilienpreise mit der Inflation Schritt halten und sie vielleicht kontinuierlich leicht übersteigen (die realen Preise werden also steigen), und zwar als Widerspiegelung der realen Einkommenssteigerungen. Aber ohne allgemeine Inflation wird es sich nur um eine geringe Steigerung handeln. In Großbritannien kann man mit einem durchschnittlichen Anstieg von jährlich ungefähr ein bis drei Prozent rechnen, wobei die Kosten für Reparatur, Instandhaltung und alle anderen kleinen Ausgaben nicht eingerechnet sind.

Eine Immobilienkatastrophe?

Das klingt soweit gar nicht schlecht: nominale und reale Preisschwankungen bei Immobilien, eine hohe Wahrscheinlichkeit für niedrigere Immobilienpreise, weil es keine Inflation mehr gibt, sowie dafür, daß die Preise auch danach kaum steigen, aber kein Preisverfall. Jeder Leser sollte sich aber der dramatischeren Möglichkeiten bewußt sein. Die Null-Ära *kann* zu einer Immobilienkatastrophe führen.

Im Jahr 1995 sagte Professor Douglas Wood von der Manchester Business School einen Rückgang der Immobilienpreise für Großbritannien im Laufe der nächsten 20 Jahre von bis zu 30 Prozent voraus. Das scheint mir eine zu düstere Vision zu sein. Aber man kann die latenten Gefahren nicht leugnen. In den 1930er Jahren fielen die Immobilienpreise in Großbritannien kontinuierlich und rutschten Anfang der 1950er Jahre noch tiefer ab. Die Bank for International Settlement hat vor kurzem in 15 Ländern die Immobilienpreise analysiert. Zwischen 1970 und 1992 gab es in allen Ländern mindestens eine Periode, in der die Immobilienpreise um sieben Prozent oder mehr zurückgingen. In sieben Fällen, einschließlich Großbritannien, gab es einen Rückgang um zehn Prozent oder mehr. Und in Finnland und Holland betrug dieser Rückgang über 30 Prozent.

Wenn die Immobilienpreise auf dem Hintergrund kontinuierlicher Steigerungen des allgemeinen Preisniveaus derartig zurückgehen können, was wäre dann die Folge, wenn das allgemeine Preisniveau sinkt, und zwar kontinuierlich sinkt? Die Gefahr ginge von der Hypothekenschuld aus. Wenn die Immobilienpreise steil nach unten fallen, ändert sich der Wert der Hypothekenschuld nicht. Die Zinsen wären zwar vermutlich viel niedriger, sogar nahe null, können aber nicht negativ sein, wie ich in Kapitel 1 erklärt habe. Insofern hätte sich die finanzielle Lage der Kreditnehmer verschlechtert. Sie würden natürlich in Panik geraten und ihre Ausgaben einschränken, dadurch gleichzeitig rezessive Tendenzen verstärken und damit weiteren Druck auf das allgemeine Preisniveau ausüben.

Einer im System müßte aber von den Verlusten der Kreditnehmer profitieren: Es wären die Inhaber von finanziellen Vermögenswerten wie Anleihen und Bankeinlagen. Diese wären natürlich oft im Besitz derer, die Hypothekenschulden haben. Aber es gäbe ein starkes Ungleichgewicht. Und sogar diejenigen, deren Hypothekenschuld in etwa so hoch wie ihr gesichertes Geldvermögen ist, so daß sich die Inflation ihrer Gesamtvermögensbilanz gegenüber neutral verhalten würde, würden sich wahrscheinlich betroffen *fühlen*. Ein Großteil ihres Geldvermögens wäre in Rentenfonds und Lebensversicherungen angelegt und für lange Zeit blokkiert. Sie erkennen vielleicht nicht einmal, daß der Realwert dieses Vermögens steigt. Die Wertminderung ihrer Immobilie wäre dagegen so offensichtlich wie der reale Anstieg der regelmäßigen Hypothekenzahlungen.

In der Praxis würde dies erst bei sinkendem Lohnniveau zu einer wirklichen Katastrophe führen. Denn wenn die Preise sinken würden und die Löhne konstant blieben (der Gegensatz, der durch Produktivitätssteigerungen ermöglicht wird), würden die realen Einkommen steigen. Die Menschen müßten zwar eine reale Wertminderung ihrer Häuser befürchten, aber sie könnten zumindest ihren Hypothekenverbindlichkeiten nachkommen. Setzt man konstante Lohnniveaus voraus, die den Erhalt der Kostenstrukturen bei den Unternehmen begünstigen und so ihre Möglichkeiten dämpfen, auf der Preisschiene zu konkurrieren, würde die Preisdeflation nur sehr langsam fortschreiten – mit vielleicht drei bis vier Prozent jährlich (abhängig in erster Linie von der Produktivitätssteigerungsrate).

Ganz anders liegen die Dinge jedoch bei sinkendem Lohnniveau. Dann gibt es prinzipiell keine untere Grenze bei den Preisen für Waren und Dienstleistungen und keine Absicherung der einzelnen gegenüber dem realen Anstieg der Hypothekenzahlungen. Dieser Hypothekenalptraum würde sich deutlich von allem unterscheiden, was in den 1930er Jahren geschah, weil damals privater Immobilienbesitz weit weniger verbreitet und Verschuldung der privaten Haushalte entsprechend geringer waren. Damals betrafen die Gefahren nach unten gerichteter Preisspiralen weitgehend den Finanz- und Unternehmenssektor. Und die einsetzende Depressionsmentalität, die eine Rückkehr zu normalen Produktions- und Beschäftigungsniveaus so erschwerte – und die Keynes so beschäftigte –, war erneut ein Problem der Finanzmärkte und Industriellen. Die Konsumenten waren weitgehend geschützt. Man nahm an, daß sie mehr oder weniger automatisch auf alle wirtschaftlichen Impulse der Unternehmens- und Finanzwelt reagieren würden.

Aber heute ist das anders. Wenn wir erneut in eine nach unten gerichtete Lohn-Preis-Spirale gerieten, dann würden die Konsumenten von den hohen Hypothekenschulden mitgerissen und würden der Depressionsmentalität erliegen. Sie wären dann wohl das eigentliche Problem. Wollen wir hoffen, daß der Hypothekenalptraum ein – wenn auch schlimmer – Traum bleibt.

Die Folgen des Umbruchs auf dem Immobilienmarkt

Selbst wenn es nicht zu einer Immobilienkatastrophe kommt und auch der akute Schock einer deutlichen Anpassung der Immobilienpreise überstanden ist, wird sich das neue Umfeld deutlich von dem gewohnten unterscheiden, so daß es zu bedeutenden strukturellen Veränderungen bei Praktiken und Institutionen des Immobilienmarktes kommen muß.

Wahrscheinlich wird sich die Struktur des Baukreditgeschäfts stark verändern. Ohne anhaltende Inflation werden sich die Hypothekenbanken vermutlich vorsichtiger verhalten. Zum mindesten müssen sie in einer Welt der Nullinflation die Kredithöhe dramatisch herunterschrauben, und zwar sowohl prozentual in Relation zum gegenwärtigen Marktwert einer Immobilie als auch hinsichtlich des Einkommens des Kreditnehmers.

Ohne Inflation ist das reale Verlustrisiko über einen längeren Zeitraum größer. Anders ausgedrückt: Die Sicherheit für den Kredit, also der Wert der Immobilie, übersteigt erst viel später den Kreditwert. Aufgrund dessen wäre es für die Kreditgeber vernünftig, höhere Kreditraten zu verlangen, die einen größeren Wertanteil des Hauses ausmachen.

Ohne Inflation stehen zukünftige Käufer unter einem geringeren Kaufzwang und nicht unter dem Druck, sich frühzeitig eine teurere Immobilie zuzulegen. Insofern wird das Durchschnittsalter, in dem man zum ersten Mal eine Hypothek aufnimmt, vermutlich ansteigen. Junge Menschen werden regelmäßig erst einmal genug ansparen, um einen hohen Eigenbetrag einbringen zu können, im Gegensatz zu der Kultur der 90- oder sogar 100prozentigen Hypotheken, die in den vergangenen Jahren in einigen Ländern vorherrschte.

Unter den Bedingungen einer vollständigen Anpassung an die Nullinflation fallen die langfristigen Zinsen viel niedriger aus als heute, wie ich im nächsten Kapitel zeigen werde. Infolgedessen werden langfristige Festzinshypotheken viel stärker zur Regel. Eine Folge davon könnte sein, daß die Wirtschaft gegenüber Änderungen bei den kurzfristigen Zinsen unempfindlicher wird, so wie die Hausbesitzer gegenüber Änderungen der kurzfristigen Zinsen immun werden. Wenn die Hausbesitzer normalerweise weniger Schulden und mehr Eigenkapital hätten, wäre der Effekt derselbe, obwohl es noch eine gewisse Empfindlichkeit gegenüber kurzfristigen Zinsen gäbe, wenn die Schulden variabel verzinst wären.

Wenn die Immobilienpreise und die Hypothekenschulden viel langsamer als in der Vergangenheit steigen, wächst auch das Geschäft der Hypothekenbanken langsamer. Das wird den Wettbewerbsdruck auf diese Institute erhöhen und wahrscheinlich zu geringeren Gewinnmargen, aber auch zu Rationalisierungen und Fusionen führen.

Das neue Umfeld der Nullinflation wird wahrscheinlich zu einem Umsatzrückgang bei Immobilien führen. Fehlende (oder rückläufige) Spekulationsmöglichkeiten werden den Zwang abschaffen, häufig umzuziehen, um den Markt »vollständig auszunutzen«. Außerdem werden die viel geringeren automatischen »Gewinne« bei Eigennutzung vor häufigen Umzügen abschrecken, weil die leicht zugängliche Eigenkapitalquelle zur Finanzierung der gestiegenen Kredit- und Transaktionskosten versiegt ist.

Nach dem Zusammenbruch des Immobilienmarktes in Großbritannien im Jahr 1990 ging der Umsatz tatsächlich zurück, und 1995 dümpelte er auf einem Niveau dahin, das die Immobilienhändler als ungewöhnlich niedrig einstuften. Sie klammerten sich noch immer an die Vorstellung, daß sich die Verhältnisse nach einiger Zeit wieder »normalisieren« würden. Sie hatten noch nicht begriffen, daß der Zustand, den sie als normal ansahen, in Wirklichkeit anomal war, weil er das Ergebnis von Verzerrungen war, die die Spekulationskultur im Immobilienmarkt ausgelöst hatte.

Der Umsatzrückgang wirkt sich auf alle mit dem Immobilienmarkt zusammenhängenden Berufsfelder aus – Rechtsanwälte, Speditionen, Kreditinstitute und Kreditvermittler, Innenausstatter usw. Die Bausanierungsbranche ist jedoch doppelt betroffen. Ein Motiv für den Ausbau und die Renovierung von Häusern ist sicherlich finanzieller Natur – der Glaube, daß das ausgegebene Geld gut angelegt ist, weil es zu einer Wertsteigerung des Eigentums führt, wenn es einmal verkauft werden soll. Ohne Inflation wird dieses Motiv zweifellos an Durchschlagskraft verlieren.

Andererseits liegt ein wahrer Vorteil der Preisinflation bei Immobilien darin, den Wertverlust infolge mangelnder Reparaturen und Instandhaltung zu kaschieren, angefangen bei schlechten Fensterrahmen, undichten Dächern und defekten Isolierungen. Ohne solche Ausgaben würde der Wert der Wohnung vielleicht um ein bis zwei Prozent pro Jahr fallen. Ohne Inflation hätten die Hausbesitzer einen gewichtigeren Anreiz, diese Ausgaben tatsächlich zu tätigen, und die Hypothekenverleiher hätten einen größeren Anlaß, hierauf zu drängen.

Die Bauindustrie wird ebenfalls von niedrigeren realen Immobilienpreisen betroffen sein, weil diese bei ansonsten stabilen Bedingungen zu niedrigeren realen Neubaupreisen führen. Zumindest ein Teil dieses Effekts dürfte aber von den rückläufigen Preisen für Bauland absorbiert werden. Außerdem werden die strukturellen Veränderungen des Marktes einen starken Einfluß darauf ausüben, welche Art von Wohnungen oder Häusern gefragt sind: vielleicht weniger Erstwohnungen und mehr Einfamilienhäuser für einen längeren Zeitraum sowie kleinere Liegenschaften, um sich am Ende verkleinern zu können.

Bedeutet ein geschwächter Immobilienmarkt auch eine schwache Wirtschaft?

In den Augen vieler Beobachter und Kommentatoren (nicht zuletzt derjenigen, die direkt mit dem Markt zu tun haben) ist der schwache Immobilienmarkt eine wirtschaftliche Katastrophe. Sie verweisen darauf, wie viele wirtschaftliche Tätigkeiten auf die eine oder andere Weise mit dem Hausbau zusammenhängen und betonen die Auswirkungen des schwachen Marktes auf das Vertrauen der Konsumenten in die wirtschaftliche Entwicklung und damit auf das Konsumklima. Ihrer Meinung nach kann es keine durchgreifende wirtschaftliche Erholung ohne eine Erholung des Immobilienmarktes geben.

Mit ihrer Meinung über die Bedeutung dieses Marktes für die Wirtschaft in der Vergangenheit liegen sie richtig. Und in der Übergangsphase zu den neuen Bedingungen spielt das »anomale« Verhalten des Immobilienmarktes eine entscheidende Rolle. Aber die Tatsache, daß ein Großteil der wirtschaftlichen Tätigkeiten in der Vergangenheit mit dem Immobilienmarkt zusammenhing, macht ihn weder effizient und wachstumsfördernd für die Wirtschaft noch unverzichtbar für den Wiederaufschwung.

Ebensowenig ist damit zu rechnen, daß nach dem Übergang ein dauerhaftes Loch in der Volkswirtschaft entsteht, das vormals der Immobilienmarkt ausfüllte. Das Gegenteil ist richtig. Trotz seiner früheren Abhängigkeit vom Immobilienmarkt, der heute stark notleidend ist, schaffte Großbritannien nach 1992 einen beachtlichen wirtschaftlichen Aufschwung, der vor allem durch Nettoexporte ausgelöst wurde. Überdies hingen Tempo und Art des Aufschwungs in Großbritannien direkt mit der Immobilienkrise zusammen. Die Notenbanken konnten die Zinsen ausreichend senken, um das britische Pfund wettbewerbsfähig zu halten und die Wirtschaft anzukurbeln, und zwar ohne den üblichen Konsum- und Immobilienboom auszulösen. Aus volkswirtschaftlicher Sicht war der Zustand des Immobilienmarktes alles andere als eine Katastrophe, sondern eher ein Segen.

Zudem gibt es weitergehende und länger anhaltende Vorteile aufgrund des Wegfalls des künstlichen Motors im Immobilienmarkt, den die Inflation darstellte. Großbritannien ist ein typisches Beispiel einer Gesellschaft, die von Immobilienwerten besessen ist, aber die Lehren aus dem britischen Beispiel reichen sehr viel weiter. Die Faszination für Immobilien hat Ressourcen von produktiveren Tätigkeiten abgezogen. Es wird manchmal behauptet, Großbritannien habe zuviel in Immobilien investiert. Um volkswirtschaftlich relevant zu sein, mußte dies jedoch für die in Neubauten investierten Ressourcen gelten, und nicht nur für die Geldmenge, die für den Kauf von Altbauten ausgegeben wurde. In Wirklichkeit waren die Neubauaktivitäten in Großbritannien im internationalen Vergleich sehr gering.

Aber der boomende Zweite-Hand-Wohnungsmarkt hat selbst erhebliche Kosten verursacht – die realen Kosten eines aufgeblähten Immobilien-Wirtschaftszweigs. Spazieren Sie irgendeine Hauptstraße in Südostengland entlang, und sie können leicht auf den Gedanken kommen, daß die wirtschaftliche Hauptaktivität in diesem Land der Kauf und Verkauf von Immobilien ist – überall Bausparkassen, Hypothekenmakler, Immobilienmakler, Speditionen, Architekten, Anwälte, Innenausstatter und kaum etwas anderes.

Dennoch lag hierin wahrscheinlich nicht die Hauptursache für die Verzerrungen – dieser Preis gebührt vielmehr den Auswirkungen auf die Einstellungen der Leute. Solange die Inflation der Immobilienpreise anhielt, sah man im Immobilienerwerb einen Weg, wenn nicht den Weg zu Reichtum. Tatsächlich war dies für viele Durchschnittsbürger für lange Zeit fast die einzige Möglichkeit, zu einem beachtlichen Vermögen zu kommen. Man sah, wie andere viel Geld liehen, oft die Wohnung wechselten und die Vermögensleiter hinaufkletterten. Und man folgerte daraus, daß so Wohlstand entsteht – geboren aus dem Nichts im Immobilienmarkt.

Ein richterliches Urteil vom September 1995 gibt Anlaß zum Nachdenken. Einem Artikel in der *Times*[6] zufolge nahmen Julia Verity, 55 Jahre alt und Lehrerin, und Richard Spindler, 36 Jahre alt und Akupunkteur, 1988 bei der Lloyds Bank einen Kredit in Höhe von 150 000 Pfund auf. Sie kauften ein Reihenhaus in Henley für 126 500 Pfund und steckten 25 000 Pfund in die Renovierung. Nach einem Jahr wollten sie das Haus für 160 000 Pfund wieder verkaufen. Als Banksicherheit diente nicht nur dieses Haus, sondern auch zwei andere beliehene Häuser, wovon eines das Haus der Familie war. Dann brach der Immobilienmarkt zusammen, und es dauerte zwei Jahre, bis sie das Reihenhaus verkaufen konnten. Sie erzielten nur einen Verkaufspreis von 135 000 Pfund und mußten eines der anderen Häuser verkaufen. Der entstandene Verlust war beträchtlich.

Das Paar strengte eine Klage gegen die Lloyds Bank wegen fahrlässiger Beratung an, die ihrer Meinung nach ihr Leben ruiniert hatte. Grundlage dieser Klage war eine Broschüre der Lloyds Bank mit dem Titel »Starten Sie Ihr eigenes Unternehmen«. Darin war folgender Satz zu lesen: »Ihre

Bank hilft Ihnen bei der Entscheidung, welche Investition Sie sich leisten können.« Sie gewannen ihre Klage und erhielten 77.500 Pfund zugesprochen. Aber die Lloyds Bank reichte eine Gegenklage ein wegen Zahlungsverzug bei vier anderen Krediten, und im Januar 1996 entschied der oberste Gerichtshof zugunsten der Bank und sprach ihr 104 000 Pfund zu.[7]

Es steht mir nicht zu, die rechtliche Seite dieses Falles zu kommentieren. Aber grobe Fehleinschätzungen des Immobilienmarktes waren zu dieser Zeit weit verbreitet. Es ist schon erstaunlich, daß praktisch jeder hohe Kredite für Immobilienspekulationen aufnehmen konnte und einige Leute ganze Reihen von Häusern auf Pump kauften. Noch erstaunlicher ist, daß sie ihre Immobilienspekulationen als Investment und die Abwicklung dieser Tätigkeit sogar als unternehmerische Aktivität ansahen. Napoleon hat angeblich England die Nation der Ladenbesitzer genannt. In den späten 80er Jahren wäre die Bezeichnung »Nation der Immobilienspekulanten« passender gewesen.

Aber wie kann eine Gesellschaft dadurch zu Wohlstand gelangen, daß ihr Immobilienbestand zu immer höheren Preisen gehandelt wird? Viele profitierten wirklich von der Inflation der Immobilienpreise, aber sie berücksichtigten nicht, daß sie irgendwo wohnen mußten und die Preise überall stiegen. Für viele gab es einen zusätzlichen Gewinn, weil sie aus Gewinnabsichten mit Immobilien handelten oder weil sie vorhatten, sich später einmal zu verkleinern. Aber dieser Gewinn wurde durch den Verlust ausgeglichen, den die Menschen am anderen Ende der Transaktion erlitten.

Insofern war der im Immobilienmarkt »erzeugte« Wohlstand zum Teil Illusion und zum Teil Umverteilung von Vermögen. Für den einzelnen war jeder Ertrag aus diesem Prozeß wie der Gewinn aus der Beteiligung an Kettenbriefen. Oder, um eine andere Metapher zu wählen: Es war wie eine Gesellschaft, die dadurch zu Wohlstand zu gelangen versucht, daß jeder die Wäsche des jeweils anderen wäscht.

Die meisten Darstellungen der Immobilienmarkt-Haussen gehen davon aus, daß sie von der Gier jener Menschen genährt wurden, die in dem Markt einen schnellen Gewinn machen wollten. Das war zweifellos ein Aspekt. Aber mindestens genauso wichtig war nach meiner Meinung ein anderes starkes Gefühl – nämlich Angst. Als die Immobilienpreise in die Höhe schossen, hatten die Menschen Angst davor, den Anschluß zu verpassen. Wenn sie noch keine eigene Wohnung besaßen, befürchteten sie, sich niemals mehr eine leisten zu können. Besaßen sie eine Kleinwohnung oder eine Erstwohnung, hatten sie Sorge, sich niemals mehr ein Familienhaus leisten zu können, wenn sie einmal Kinder hätten.

Viele Menschen wurden in der Tat durch den rasanten Preisanstieg gänzlich ausgegrenzt. Wiederum andere fühlten sich genötigt, mehr und früher als nötig Eigentum zu erwerben – um sich vor den anderen »ihren Platz zu sichern«. Aber wenn die Experten über den Immobilienmarkt sprechen, dann scheinen sie diese Menschen und ihre Gefühle zu vergessen. Man könnte annehmen, daß steigende Immobilienpreise für alle gleichermaßen erfreulich und fallende für alle gleichermaßen schmerzhaft sind. Aber die rasant ansteigenden Immobilienpreise führten nicht nur zu Gewinnen und lösten nicht nur Vertrauen aus, selbst bei den am Markt Beteiligten. Sie riefen auch Angst und Verunsicherung hervor und verschwendeten mit der Zeit auch Ressourcen.

Es wird weiterhin ein Auf und Ab der Immobilienpreise geben, sogar bei stabilem allgemeinen Preisniveau. Wenn man aber einmal erkannt hat, wohin die Reise geht, wird das Ende der kontinuierlichen Inflation das sich schnell drehende Immobilienkarussell anhalten, das derart starke und destruktive Gefühle verursacht hat.

Wohnimmobilien als Ort des Lebens

Welche Einstellung sollten die Menschen in bezug auf den Besitz von Wohneigentum in dieser neuen Welt annehmen? Sie sollten sich auf den Aspekt der Bereitstellung von Wohnraum beschränken und darin keine Renditequelle sehen. Sicherlich: Wenn erst einmal die Anpassung an die Nullinflation vollständig vollzogen ist, dann können die Preise für Immobilien auch wieder steigen, und Immobilienbesitz bietet auch weiterhin Vermögens- sowie Steuervorteile. Aber es sind auch Ausgaben damit verbunden. Diese spielten vielleicht in den Tagen der schnellen Preisinflation kaum eine Rolle, aber heute gelten andere Maßstäbe. Immobilien bleiben somit auch weiterhin eine vernünftige Wertanlage, sind aber keine Goldgrube mehr wie in früheren Jahren.

Deshalb sollten die Leute einen Immobilienerwerb erst dann in Erwägung ziehen, wenn er im Einklang mit ihrem übrigen Leben steht, und sie sollten das richtige Objekt am richtigen Ort erwerben. Kurz gesagt, sie sollten eine Immobilie wie jede andere große Anschaffung ansehen, mit dem Unterschied, daß es sich um ein langlebiges Objekt handelt. Aber sie sollten sie nicht als Jeton in einem komplizierten Spekulationsspiel ansehen. Es spricht Bände darüber, wie stark unsere Werte durch die Inflation verzerrt wurden, daß uns dieses simple Prinzip als grotesk, wenn nicht naiv erscheint.

Weil die Immobilienpreise sowohl steigen als auch fallen werden und die allgemeinen Löhne und Gehälter gleichzeitig nur langsam steigen werden, bedeutet dies auch, daß die Menschen eine vorsichtigere und konservativere Einstellung gegenüber einem Kredit für den Hauskauf annehmen müssen. Hypotheken von 80, 90 oder sogar 100 Prozent, die in der Blütezeit des Immobilienmarktes Ende der achtziger Jahre üblich waren, könnten heute geradezu gefährlich sein.

Und denken Sie an die Gefahr sinkender Preise und sogar sinkender Löhne und Gehälter. Nahezu jede Inflationsrate kann negativ werden – Immobilienpreise, Verbraucherpreise und Löhne. Aber *nicht* die Hypothekenzinsen. Der Hypothekenalptraum, den ich vorhin beschrieben habe, sollte die Kreditnehmer zu niedrigen Hypotheken anhalten, so daß sie eine Zeitlang eine offene Deflation überleben könnten.

Eine neue Form von Hypothekenmisere

Der Hypothekenalptraum könnte für diejenigen früher eintreten und ernstere Folgen haben, die *festverzinsliche* Hypotheken abschließen. Natürlich ist das manchmal sinnvoll. Und in der Tat scheinen manche Angebote der Kreditbanken unwiderstehlich. In einigen Ländern gibt es festverzinsliche Hypotheken, die frühe Rückzahlungen *ohne Vertragsstrafe* zulassen. Das ist möglicherweise ein sehr gutes Geschäft, weil es sich effektiv um eine einseitige Option handelt. Wenn die Zinsen steigen, profitiert man von einer festverzinsten Hypothek. Fallen aber die Zinsen, kann man den Vertrag über feste Zinsen kündigen und die Hypothek mit einem Kredit, der mit einem günstigeren variablen Zinssatz ausgestattet ist, refinanzieren.

Aber das sind Ausnahmen. Wenn es keine einseitige Option gibt und der Zinssatz grundsätzlich festliegt, dann können alle Vorteile, die festverzinsliche Hypotheken bei steigenden Zinsen bieten, zur Gefahr werden, wenn die Zinsen fallen – es sei denn, der Zinssatz wurde aus Marketingerwägungen heraus bewußt niedrig angesetzt, um so neue Kunden anzulocken. Wenn die Wirtschaft in eine Flaute gerät, werden die Notenbanken wahrscheinlich die Zinsen auf ein sehr niedriges Niveau senken, wie es etwa 1995 in Japan geschah. Sitzt man dann allerdings auf einem festverzinslichen Kredit, muß man denselben Zinssatz bis zum Vertragsablauf bezahlen, auch wenn das allgemeine Zinsniveau sehr niedrig ist, die Immobilienpreise fallen, sogar das allgemeine Preisniveau fällt und vielleicht das eigene Einkommen ebenfalls zurückgeht.

Die Tatsache, daß Darlehensnehmer festverzinsliche Angebote positiv werten, solange die Zinssätze den variablen Sätzen entsprechen oder nur leicht darüber liegen, ist eine Reaktion auf die Geschichte der letzten 25 Jahre. Die Kreditnehmer sind Opfer eines daraus abgeleiteten Irrglaubens. Sie fürchten noch immer die Zeiten zweistelliger Zinssätze, die noch vor wenigen Jahren ihre Finanzen ruinierten. Nur wenige hätten es sich träumen lassen, einmal in einer Welt zu leben, in der die meisten Preise fallen und die Zinssätze auf minimalem Niveau liegen, sie aber weiterhin sieben oder acht Prozent zahlen müssen. Aber dies, weit weniger als Hypothekenzinsen von 14 oder 15 Prozent, stellt das wahrscheinliche Szenario einer Hypothekenmisere in der Zukunft dar.

KAPITEL 4
Die Finanzmärkte: Unsere Zukunft in ihren Händen

Ein Blick auf die historische Zinsentwicklung relativiert die vorgefaßten Meinungen über hohe, niedrige oder durchschnittliche Zinsen. Jede Generation hält die Zinssätze ihrer Zeit für normal. Wesentlich höhere Zinsen gelten als Anzeichen einer Krise oder werden als maßlos überzogen angesehen, deutlich niedrigere Zinsen als künstlich oder ganz unangemessen gewertet. Aber letztlich ist nahezu jede Generation vom Verhalten der Zinsen irritiert, weil sich die Geldmarktsätze in der heutigen Zeit nur selten über einen längeren Zeitraum stabil verhalten. Normalerweise steigen oder fallen die Zinsen in völlig unerwartete Extreme.

Sidney Homer, 1977[1]

Es sind vor allem die Finanzmärkte, die über das Schicksal der westlichen Volkswirtschaften in der Null-Ära entscheiden. Die Kernfragen betreffen die Zinsen: Wie weit werden sie sinken? Läßt der Markt eine ausreichende Zinssenkung zu, um eine Wirtschaftskrise und offene Deflation abzuwenden? Und welche Auswirkungen hat ein beginnender Preisrückgang auf die Märkte?

Die Antworten auf diese Fragen betreffen alle Themen der übrigen Kapitel dieses Buches – Immobilien, Renten, Finanzmanagement, private Finanzen, Geschäftsinvestitionen und Unternehmensfinanzierungen. Sie wirken sich ebenso auf die Welt der Aktien, Beteiligungen und Gewerbeimmobilien aus, auf die ich hier eingehen werde.

Wie weit können die Zinsen sinken?

Niedrigere Zinsen sind einer der Hauptvorteile aus dem Ende der Inflation. Die Zinsen sollten mindestens parallel zur Inflation zurückgehen und somit Kreditnehmer begünstigen, worauf ich bereits in früheren Kapiteln hingewiesen habe. Aber sie sollten noch deutlicher fallen. Wie ich in Kapitel 7 erläutern werde, stieg die langfristige Realverzinsung infolge der Inflation der 1970er Jahre, weil die Investoren einen Risikoausgleich für die zukünftige Inflation verlangten. Gleichzeitig setzten die Notenbanken hohe kurzfristige Zinssätze als Mittel zur Inflationsbekämpfung ein.

Sobald allgemein akzeptiert wird, daß die Inflation dauerhaft überwunden ist, sollten nicht nur die Nominal-, sondern auch die kurz- und langfristigen Realzinssätze zurückgehen. Wie weit können die Zinsen fallen? Vergangenheit und Gegenwart legen es nahe: sehr tief.

In einigen Ländern, einschließlich Kanada, Australien, Dänemark, Israel und Großbritannien gibt es indexierte Anleihen, mit deren Hilfe wir ein klareres Bild über die vom Markt verlangten realen Renditen erhalten, also über die durchschnittliche Verzinsung, die der Markt verlangt, wenn er darauf vertrauen kann, daß es keine Veränderungen des Geldwertes geben wird.[2] In Großbritannien ist der Markt für indexierte Anleihen am höchsten entwickelt. Der reale Zinssatz schwankte in der Vergangenheit meistens zwischen drei und vier Prozent; mit anderen Worten, er war nicht eben meilenweit von den Anleiherenditen entfernt, die im 19. Jahrhundert an der Tagesordnung waren und auf die ich in Kapitel 7 zu sprechen komme. Wie man der Abbildung 4.1 entnehmen kann, entspricht dies der japanischen Anleiherendite in den Jahren 1994 bis 1995, als die Inflationsrate dort fast bei null lag.

Die kurzfristigen Zinsen sollten jedoch unter normalen Bedingungen niedriger liegen, wie es in der Vergangenheit auch meistens der Fall war. Die Federal Reserve Bank zielte vor kurzem auf einen kurzfristigen Real-

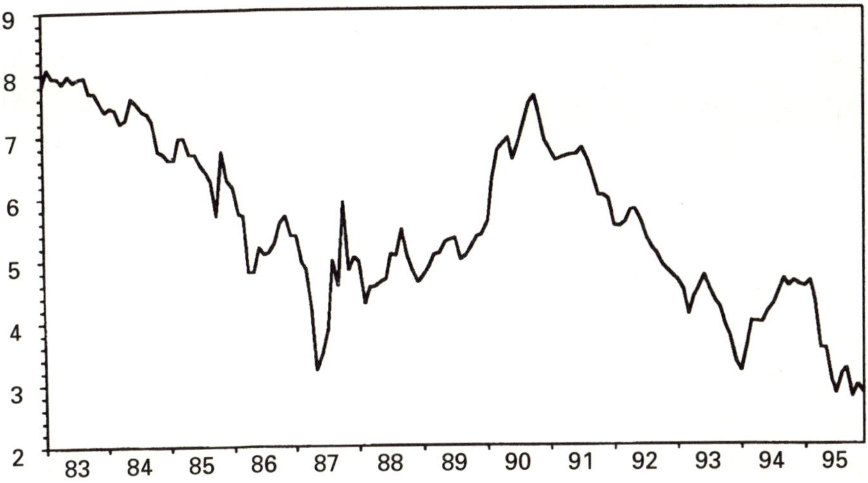

Abbildung 4.1: Rendite zehnjähriger japanischer Anleihen, 1983 bis 1995, in v. H.
Quelle: Datastream

zins nahe null Prozent. Bei einer damaligen Inflationsrate von drei Prozent entsprach dies einem Zinssatz von ebenfalls drei Prozent. Aber bei einer Inflation von null hätte dieser Wert ebenfalls null betragen müssen. Und in Japan lag, wie Abbildung 4.2 zeigt, Ende 1995 der offizielle Zinssatz bei 0,5 Prozent und die kurzfristige Verzinsung nur knapp über null (hier am Beispiel einer Laufzeit von drei Monaten dargestellt).

Man muß jedoch betonen, daß die Inflation und ihre Folgen trotz der Gewichtigkeit dieser Aspekte nur einen von vielen Einflußfaktoren auf das Niveau der langfristigen Zinsen darstellen. Andere Faktoren können verstärkend oder ausgleichend wirken. Der primäre Ausgleich liegt im schnellen Wirtschaftswachstum in den dynamischen Ländern, auf das ich in Kapitel 2 eingegangen bin.

Das könnte zu einer Periode sehr hoher realer Kapitalverzinsungen in diesen Ländern führen, die sich in der Folge in höheren Renditeerwartungen bei allen Kapitalanlagen auf der gesamten Welt widerspiegeln. Die Aktienfonds würden verstärkt in die hochrentierlichen Märkte investieren und somit auch die erwarteten Kursgewinne in den alten, etablierten Märkten in die Höhe treiben. Höhere Aktienrenditen wiederum würden die Renditeerwartungen aus Anleihen steigern. Tatsächlich gibt es einige Hinweise darauf, daß dies bereits geschieht.

Das letztendliche Niveau der Realzinsen könnte das Ergebnis eines Tauziehens zwischen einer hohen (jedoch mit höherem Risiko erkauften)

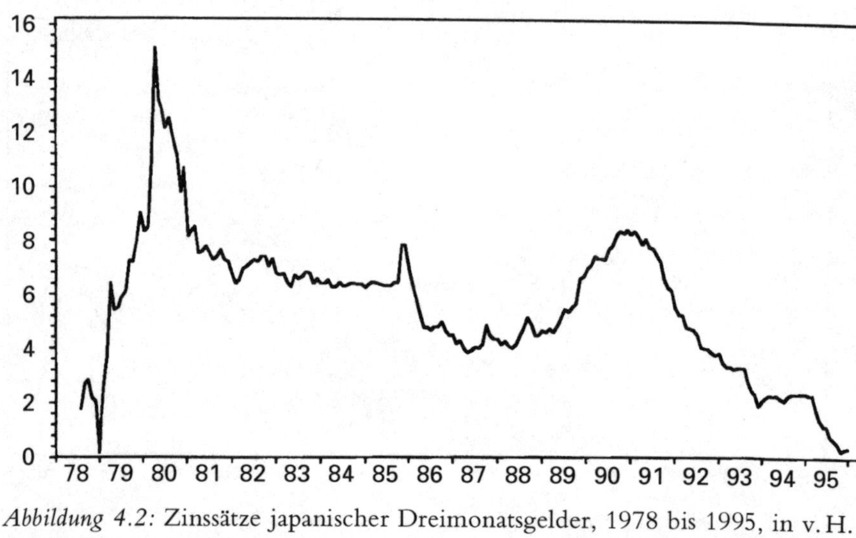

Abbildung 4.2: Zinssätze japanischer Dreimonatsgelder, 1978 bis 1995, in v. H.
Quelle: Datastream

realen Kapitalverzinsung in den neuen Märkten und dem Einfluß der niedrigen Inflation sowie der niedrigen kurzfristigen Verzinsung im Westen sein. Der Ausgang ist mehr als ungewiß. Unter Umständen hängt das Ergebnis von der Wahl der Anlageform ab – die Anleiherendite fällt aufgrund einer geringen kurzfristigen Verzinsung und niedriger Inflation, die Aktienrendite dagegen steigt aufgrund höherer Gewinnerwartungen in den neuen Märkten.

Die Bedeutung von Erwartungen

Jüngste Erfahrungen vermitteln uns bereits einen Eindruck von den Auswirkungen einer niedrigen Inflation in der Welt der Investments. Weil die Inflation in den letzten 15 Jahren im Westen zurückging, sanken auch die Zinsen und die Anleiherenditen.

Auch wenn die Inflation im Westen nicht weiter zurückgeht und auf dem derzeitigen niedrigen Stand verharrt, wird es dennoch zu großen Veränderungen bei den Zinsen und den Beziehungen zwischen den verschiedenen Anlageformen kommen. Die Finanzwelt hat sich noch nicht an die heutige Realität einer niedrigen Inflation angepaßt, ganz abgesehen

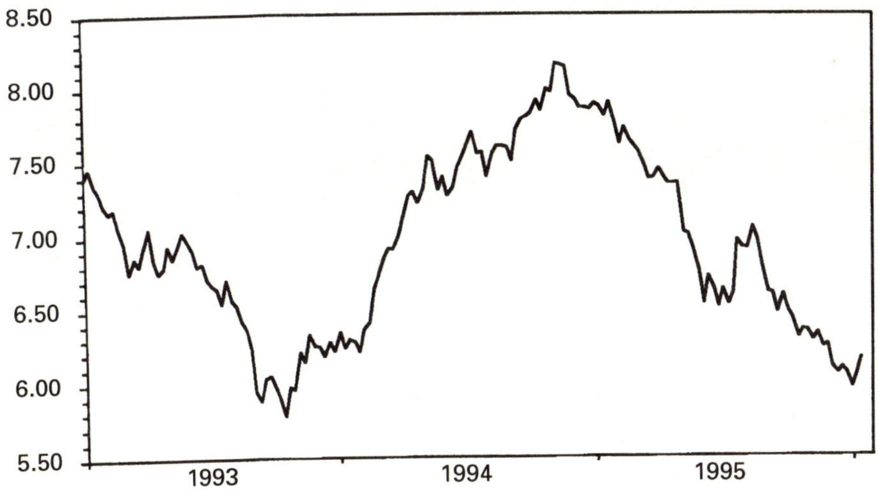

Abbildung 4.3: Rendite langfristiger US-amerikanischer Anleihen, 1993 bis 1995, in v. H.
Quelle: Datastream

von der Möglichkeit sinkender Preise, worauf ich gleich zu sprechen komme.

Sie erwartet nicht, daß es weiterhin bei der derzeitigen niedrigen Inflationsrate bleiben wird. Eher erwartet man einen Inflationsanstieg, natürlich nicht bis zu einer Höhe, wie sie in den 1970er Jahren an der Tagesordnung war, aber je nach Land auf irgendwo zwischen drei und sechs Prozent. Tatsächlich schienen die Zukunftserwartungen der Finanzmärkte während der desinflationären Tendenzen der 1980er Jahre in diese Richtung zu gehen – keine so hohe Inflation wie vorher, aber höher als derzeitig. Als die Inflation weiter zurückging und deutlich wurde, daß sich die Finanzmärkte getäuscht hatten, blieben sie dennoch bei ihrer Sicht der Dinge. Das trifft auch heute noch weitgehend zu, obwohl Anfang 1996 viele Anleger am amerikanischen Bondmarkt zu der Überzeugung gelangten, daß die Inflation nicht wieder anspringen würde, was dazu führte, daß die Verzinsung für langfristige Anleihen auf knapp über sechs Prozent fiel, wie Abbildung 4.3 (S. 111) zeigt.

Tatsächlich faßt der in der Wirtschaft und in akademischen wie politischen Kreisen so gebräuchliche Begriff »Erwartung« die Einstellungen der Anleger nicht zusammen. Sie »erwarten« in Wirklichkeit gar nichts. Statt dessen gehen sie von einer normalen *Vermutung* aus und treffen dann Schutzmaßnahmen gegen eine Abweichung von der Normalität. Aber die Einstellung der heutigen Finanzmärkte in bezug auf die Inflation ist so geartet, daß die einzig vorstellbare Abweichung von der Normalannahme nach oben gerichtet ist.

Diese Einstellung hat nicht nur bedeutende Konsequenzen für die Finanzmärkte, sondern stellt auch eine ernsthafte Gefahr für die gesamte Wirtschaft dar. Wenn es keine Inflation mehr gibt, die Märkte aber nicht daran glauben, dann werden wir Zinssätze erleben, die real *höher* als jemals zuvor sein werden. Dadurch werden nicht nur die Vorteile aus dem Ende der Inflation zunichte gemacht, sondern es droht auch eine wirtschaftliche Katastrophe.

Meinungen, Konventionen und Krisen

Warum registrieren die Finanzmärkte nur so langsam das Ende der Inflation, das für viele Unternehmer und Verbraucher heute doch so offensichtlich ist? Die kurze Antwort lautet: Bei ihren Versuchen, vorwärts zu schauen, blicken sie zunächst einmal zurück. Und natürlich gab es in den letzten 30 Jahren eine hohe und schwankende Inflation. Aber das daraus resultierende Problem ist tiefgreifender. Nach fünfzehnjähriger Erfahrung mit den Finanzmärkten bin ich inzwischen davon überzeugt, daß diese ihre Erwartungen auf eine ganz eigenartige Weise ausbilden.

Die Marktteilnehmer stecken in einer Falle, weil sie die Zukunft nicht voraussagen können. Die Geldinstitute investieren häufig in Finanzanlagen mit einer Laufzeit von 20 bis 30 Jahren. Aber wer weiß schon, wie die Welt in 20 Jahren aussieht, geschweige denn, wie es dann einem bestimmten Unternehmen oder dem Rentenmarkt geht?

Die Marktteilnehmer gehen mit diesem Problem auf zweifache Weise um. Erstens nehmen sie an, daß sie trotz einer langen Laufzeit der Anlage diese jederzeit durch Verkauf wieder abstoßen können.

Zweitens versuchen sie die Zukunft dadurch einzuschätzen, daß sie auf die Vergangenheit blicken. Man geht vielleicht 15 bis 25 Jahre zurück, gelangt zu einer Grundannahme über das, was als normale Entwicklung zu bezeichnen wäre, und modifiziert diese dann anhand der jüngsten Erfahrungen und derzeitigen Trends. Warum aber 15 bis 25 Jahre? Es gibt keinen logischen Grund dafür. Eine mögliche Erklärung wäre, daß dieser Zeitraum dem Erfahrungszeitraum der älteren Börsenprofis und dem Gedächtnishorizont nahezu aller Marktteilnehmer entspricht. Diese Erfahrungen bilden die Erwartungskulisse der Märkte.

Bringt man diese beiden Formen des Umgangs mit Unsicherheit zusammen, dann liegen die Dinge schon etwas klarer. Wer einen Vermögenswert in naher Zukunft wieder verkaufen möchte, muß nicht unbedingt wissen, wie sich der Markt in den nächsten 20 Jahren entwickeln wird. Er braucht eine relative Gewißheit, daß er sich in naher Zukunft in Relation zum ursprünglichen Preis gut verkaufen wird, selbst wenn die fernere Zukunft, die für die gesamte Lebensdauer des Vermögenswertes relevant ist, dann genauso unsicher ist wie heute.

Jeder Anleger kann sich dazu an *konventionellen Annahmen* über die Wertbestimmung orientieren. Wenn der gesamte Markt eher davon ausgeht, daß sich die Inflation in den nächsten 20 Jahren im Durchschnitt genauso verhält wie in den letzten 20 Jahren, und man erwirbt einen Vermögenswert, den man in naher Zukunft wieder mit Gewinn verkaufen möchte, dann ist es sinnvoll, dieses Investment anhand des konventionellen Ausgangspunkts zu bewerten. Das ist im wesentlichen der Standpunkt, den der berühmte Wirtschaftswissenschaftler John Maynard Keynes in den weit von einer Inflation entfernten 1930er Jahren vorgetragen hat. Aber diese Analyse des Marktverhaltens ist heute noch so zutreffend wie damals.[3]

Solchen »Erwartungen« *kann* man glauben, aber man muß es nicht. Sie spielen bei der Bildung von Marktpreisen eine Rolle, weil sie nützlich sind. Und nützlich sind sie, weil andere sie verwenden. Man kann sie als eine Art Währung ansehen. Dollar- und Pfundnoten werden nicht deshalb als Zahlungsmittel akzeptiert, weil sie an sich wertvoll sind, sondern weil sie von anderen als Zahlungsmittel akzeptiert werden.

Wie kommt es zu diesen konventionellen Erwartungen? Die Antwort liefert die Gruppenpsychologie. Jeder Marktteilnehmer für sich sucht nach einem brauchbaren System von Erwartungen, in der Hoffnung, daß alle anderen Marktteilnehmer es übernehmen werden.

Es klingt ganz unwahrscheinlich, daß die Märkte auf diese Weise zu kollektiv geteilten Annahmen gelangen. Aber tatsächlich lösen sowohl einzelne als auch Gesellschaften derartige Probleme mit bemerkenswertem Erfolg. Nehmen wir einmal an, Sie müßten jemanden in Paris an einem bestimmten Tag treffen. Weder Ihnen noch der anderen Person wurden Zeit und Ort genannt, und es gibt keine Kommunikationsmöglichkeiten. Jeder muß raten, welchen Treffpunkt der jeweils andere wählen wird, und jeder weiß, daß der andere vor demselben Problem steht. Sie denken vielleicht, daß Ihre Chancen, Ihren Partner zu treffen, äußerst gering sind und gehen davon aus, daß beide den ganzen Tag durch die Straßen von Paris irren. Aber überraschend oft finden Menschen, die man mit einem solchen Problem konfrontiert, eine praktikable Lösung.

Sie suchen nach einer Konvention, von der sie annehmen, daß sie der anderen Person vertraut ist. Im erwähnten Beispiel lautet die »konventionelle« Antwort: Um zwölf Uhr mittags am Fuße des Eiffelturms.

Die ferne Zukunft ist für die Märkte wie die verzweifelte Suche nach jemand in einer Großstadt. Sie lösen das Problem, indem sie von konventionellen Annahmen ausgehen. Wenn aber Erwartungen auf konventionelle Weise zustande kommen, sind sie schwer wieder aufzubrechen. Die Zeit wird das ihre tun, wenn die Konventionen immer weniger zur Realität passen. Aber das kann sehr lange dauern. Es bedarf vielleicht einer plötzlichen Krise, eines entscheidenden Ereignisses, um eine Veränderung in Gang zu setzen.

Die Inflationserwartungen der Märkte gehen momentan Stück für Stück zurück, da die hohe Inflation der 1970er Jahre als Erfahrung nach und nach aus dem konventionellen Gedächtnis verschwindet. Sie wird durch die wesentlich niedrigere Inflation der letzten Jahre ersetzt. Aber auf dieser Basis kann es Jahre dauern, bis die Inflationserwartungen aus dem Markt verschwunden sind, mit der Folge, daß in Relation zur gegenwärtigen Inflation die Zinsen und Renditen zu hoch angesetzt werden. Das wird die Nachfrage senken, wodurch die Inflation weiter zurückgeht und die Gefahr entsteht, daß es tatsächlich zu einer ernsthaften Rezession und einer Periode sinkender Preise kommen könnte.

Nicht nur die Märkte werden durch die konventionellen Erwartungen beeinflußt. Die Notenbanken sind ebenso betroffen, weil sie die Zinsen auf einer Höhe festlegen, die man angesichts der jeweiligen Inflationserwartungen an den Märkten für angemessen hält. Sogar wenn sich in der Zukunft, wie man hofft (und heute vielleicht erwartet), die Vision einer sehr niedrigen kontinuierlichen Inflation erfüllt, dann bedeutet dies, daß es noch viele Jahre dauern kann, bis die kurzfristigen Zinsen so niedrig sind, wie es der neuen Lage angemessen wäre. Auch die Notenbanken brauchen eine Krisenerfahrung.

Die Anpassung an eine niedrige Inflation würde schneller verlaufen (und wahrscheinlich weniger kosten), wenn es gelänge, die konventionellen Inflationserwartungen zu erschüttern. Nach meiner Überzeugung kommt als geeigneter Auslöser dafür im Westen am ehesten eine Periode fallender Preise in Betracht. Die jüngsten Erfahrungen in Japan bestätigen teilweise diese These, haben aber außerhalb Japans keine spürbare Wirkung auf die Marktpsychologie hinterlassen, weil man sie so leicht als ein typisch japanisches Szenario abtun kann. Sollten jedoch die USA ähnliche Erfahrungen machen, dann würde dies in der Tat die bisherige Marktpsychologie erschüttern. Meiner Meinung nach würde ein solch einschneidendes Ereignis tatsächlich zu einer Änderung des Erwartungsklimas, einer Aufgabe der alten konventionellen Erwartungen und zu einer Suche nach neuen führen.

Gefahren und Fallen des Übergangs

Die Anpassung der Erwartungen ist ein Folgeproblem des Übergangsprozesses von einer inflationsgeprägten Welt in eine Welt ohne Inflation. Ebenso wie volkswirtschaftliche Probleme, auf die ich hingewiesen habe, können in solchen Übergangszeiten ernste *Finanzierungs*schwierigkeiten entstehen. Ein Großteil des Finanzierungswesens fußt auf den gleichen konventionellen Erwartungen, denen auch die Finanzmärkte unterliegen. Kreditnehmer, die acht, zehn, zwölf Prozent oder mehr für ihre Kredite mit feststehenden Zinsen und Laufzeiten bis zu 30 Jahren bezahlen müssen, haben ihre Verträge aus der Überzeugung heraus abgeschlossen, daß die Inflation auf vergleichsweise hohem Niveau liegen würde. Ist das allerdings dann nicht der Fall, verwandeln sich die hohen Nominalzinsen in hohe Realzinsen – mit acht, zehn, zwölf Prozent oder mehr. Derartig hohe Zinsen können erdrückend sein.

Das Problem bedroht in besonderer Weise den öffentlichen Sektor. Vergessen wir für einen Moment die neuen Märkte: Mehrere entwickelte Länder sind enorm verschuldet und haben bereits immense Finanzierungsschwierigkeiten, aber ihre Situation würde sich ohne Inflation noch erheblich verschlimmern. 1994 hatte in Italien die Höhe der Staatsverschuldung mehr als 120 Prozent des Bruttoinlandsprodukts (BIP) erreicht. In Belgien lag die Quote mit 135 Prozent sogar noch höher; in Schweden waren es 80 Prozent und in Kanada 95 Prozent. Diese Länder zahlen für ihre Neuverschuldung hohe Zinsen, die beispielsweise in Italien weit über zehn Prozent liegen.

Das italienische Dilemma scheint besonders ernst. Das jährliche Haushaltsdefizit betrug vor kurzem fast zehn Prozent des Bruttoinlandsproduktes, die aber vollständig für die Zinszahlungen aufgebracht werden mußten. Andere Länder haben vielleicht ähnlich gravierende Probleme, ohne daß dies gebührende Beachtung fände. 1994 betrug etwa das Haushaltsdefizit in Schweden 10,5 Prozent des Bruttoinlandsprodukts.

In diesen Ländern besteht die Gefahr einer immensen Staatsverschuldung. Steuererhöhungen oder eine Senkung der Staatsausgaben, um die Zinsen zu bezahlen, gelten als wenig attraktiv. Statt dessen begeben diese Länder weiter Anleihen, was aber zu einer höheren Gesamtverschuldung und damit zu höheren Zinszahlungen im nächsten Jahr führt, wenn man erneut vor dem Problem steht, das sich jetzt allerdings verschärft hat. Wenn das Nationaleinkommen schnell steigt, hält sich das Problem vielleicht in Grenzen, da die Steuerbemessungsgrundlage normalerweise ungefähr parallel zum Nationaleinkommen wächst.

Eine weit verbreitete Auffassung besagt, daß die Inflation einen Ausweg für hoch verschuldete Länder bietet, da sie zu einer Abwertung der Schulden führt. Alle Nominalwerte steigen zusammen mit den Warenpreisen, einschließlich des nominalen Steueraufkommens, jedoch *nicht* der Nominalwert der festverzinslichen Schulden.

Allerdings trifft dies nur dann zu, wenn die Märkte nicht auf die Inflation reagieren. Wenn die Märkte nur eine leise Ahnung von Inflation verspüren, werden sie Anleihen in der betreffenden Währung nur zu höheren Zinsen aufnehmen und dadurch den Finanzbedarf der jeweiligen Regierung erhöhen, um die Zinsen abzudecken. Dies ist ganz eindeutig die heute vorherrschende Realität. Die Inflation kann die Inhaber von Anleihen nicht mehr für dumm verkaufen.

Natürlich ist ein derartiger Anstieg der Staatsverschuldung langfristig unhaltbar. Aber genau hier liegt das Problem der Schuldenkrise. Wenn die Verschuldung niedrig ist, dann ist sogar ein starker Anstieg der Schuldzinsen eine Zeitlang tolerierbar. Alle neigen zu der Annahme, daß letztlich irgend etwas dem untragbaren Anstieg ein Ende machen wird. Aber bei einer hohen Verschuldung trifft dies nicht mehr zu, und es taucht ein neues Problem auf – die Angst der Anleger, daß sie möglicherweise ihr Geld verlieren könnten. Dieses Risiko rechtfertigt noch höhere Zinsen, die dann das Schuldenproblem weiter verschärfen. Nicht umsonst ist dieses Syndrom als Schuldenfalle bekannt.

Zweifellos könnten einige der hochverschuldeten Länder tatsächlich in eine hohe Inflation abrutschen. Aber selbst wenn es in einem oder mehreren dieser Länder dazu kommen sollte, würde dies nicht die übrigen Industriestaaten mitreißen. Als ganz unterschiedliche Länder Lateinamerikas einen periodischen Inflationsanstieg erlebten, wurden andere Länder davon nicht beeinflußt, weil die Währungen dieser Inflationsländer abgewertet und an die hohe Inflation angepaßt wurden.

In Wirklichkeit kann dies auf andere Länder stark inflationsdämpfend wirken, weil die Finanzmärkte den Verlust von Vermögenswerten in den inflationsgefährdeten Ländern befürchten. Da sie bereits anderswo die Folgen eines finanzpolitischen Chaos erlebt haben, könnten sie die Anlagerenditen überall, mit Ausnahme nur der bestgeführten Volkswirtschaften, in die Höhe treiben. Das wiederum würde den Druck auf die Regierungen verstärken, ihre Ausgaben zu kürzen und/oder die Steuern zu erhöhen, um ihre Neuverschuldung zu verringern.

Aber nicht jedes hochverschuldete Land muß notwendigerweise auch an einer sehr hohen Inflation leiden. Sogar für die am meisten gefährdeten Länder gibt es Auswege. Da die Schuldzinsen der Kern des Problems sind, würden weltweite Zinssenkungen und ein Rückgang der Anleiherenditen den Schuldendienst sogar der hoch verschuldeten Länder reduzieren. Unter der Voraussetzung, daß diese Einsparungen zur Reduzierung der öffentlichen Schulden genutzt und nicht für höhere Staatsausgaben oder niedrigere Steuern vergeudet werden, kann dies das Vertrauen in diese Märkte stärken und so die Kosten der Verschuldung weiter senken.

Die Emission indexgebundener Wertpapiere und eher kurzfristiger als langfristiger Schuldverschreibungen würden die Finanzierungskosten hochverschuldeter Staatshaushalte senken, wenn sich die Inflation nach unten bewegt, und so das Vertrauen der Märkte stärken, daß diese Staaten sich dafür entschieden haben, der Inflation zu widerstehen, statt ihr nachzugeben. Besonders wichtig ist, daß die gefährdeten Länder Zeit gewinnen, um sich intensiv um den Abbau ihrer Haushaltsdefizite zu kümmern.

Die Sorgen der Investoren

Die sich verschlechternde Finanzlage der verschuldeten Staaten verbessert natürlich die Position derjenigen, die ihnen das Geld geliehen haben, also der Inhaber von Anleihen. Aber auch für diese bringt der Prozeß der Desinflation nicht nur Vorteile. Sie müssen sich nun besorgt fragen, ob oder zumindest in welcher Form sie ihr Geld zurückbekommen werden.

Das gleiche gilt im Prinzip auch für Unternehmensschuldverschreibungen, obwohl die Größenordnungen hier viel niedriger sind. Der Ertragsfluß, aus dem der Kreditnehmer seine festverzinslichen Zahlungen zu leisten beabsichtigt und die Hauptschuld tilgen möchte, ist nun nicht die Steuerbemessungsgrundlage, sondern der Unternehmensgewinn. Bei Wegfall der Inflation steigt dieser Fluß nominal langsamer als zuvor an. Für ein Unternehmen mit geringen festverzinslichen Krediten muß dies nicht zu ernsthaften Problemen führen, auch wenn es zweifellos einen realen Verlust bedeutet, der sich im Preis der Unternehmensaktien widerspiegeln wird. Aber bei einem hohen Bestand an festverzinslichen Krediten können die Folgen katastrophal sein. Dementsprechend würde eine neue Erwartung am Markt, die von einem Ende der Inflation ausgeht, zu einer Neubewertung der Unternehmensschulden und des Eigenkapitals auf der Basis des relativen Niveaus der festverzinslichen Kredite führen.

Unternehmen mit einem hohen Bestand an variabel verzinsten Krediten (zum Beispiel Überziehungskrediten) dürften nicht nachteilig betroffen sein, vorausgesetzt, die Zinsen gehen infolge einer niedrigeren Inflation zurück. Dennoch werden sich in der Übergangsphase, wie ich bereits angeführt habe, die Zinsen wahrscheinlich noch nicht vollständig angleichen, so daß es zu erhöhten Zinslasten kommen würde, sogar bei Unternehmen mit nur variabel verzinsten Krediten. In diesem Fall würden Unternehmen mit hoher Verschuldung schlechter dastehen als andere, und die Notierung ihrer Aktien dürfte dies widerspiegeln.

Sinkende Preise

Alle obengenannten Faktoren kämen in einem viel größeren Ausmaß zum Tragen, wenn das allgemeine Preisniveau zurückginge. Für die Theoretiker ist der Übergang von steigenden zu fallenden Preisen möglicherweise nur ein quantitatives Phänomen. Der Übergang etwa von sieben Prozent zu zwei Prozent Inflation mag aus ihrer Sicht genau dasselbe sein wie der Schritt von zwei Prozent zu minus drei Prozent. In beiden Fällen geht die Inflation um fünf Prozent zurück. Die Tatsache, daß die Inflation im zweiten Fall negativ wird, ist für sie irrelevant.

Aber es handelt sich um einen *qualitativen* Übergang. Für die Investoren ist es schlimm genug, daß die staatlichen oder privaten Schuldner nun mit ihren Zinszahlungen und der Rückzahlung der Hauptsumme mehr Schwierigkeiten als ursprünglich erwartet haben werden, weil ihr Ertragsfluß ohne Inflation kaum noch steigt.

Man stelle sich jedoch einmal die Situation vor, daß der Ertragsfluß tatsächlich *zurückgeht*. Bei einem Absinken des allgemeinen Preisniveaus gehen beispielsweise die Steuereinnahmen sowie die Unternehmensgewinne nominal zurück. Aber die Anleger mit ihren festverzinslichen Anleihen haben weiterhin Anspruch auf dieselben Nominalverzinsungen sowie Kapitalrückzahlungen, so daß die Finanzprobleme der einzelnen Unternehmen und Staaten jährlich konstant steigen. Da wohl niemand weiß, wie lange und mit welcher Geschwindigkeit dieser Prozeß fortschreitet, würde dies zu offenen Ängsten bei sowohl Kreditnehmern als auch -gebern führen.

Außerdem wären jetzt *alle* Kreditnehmer und -geber betroffen. Da Zinsen nicht negativ sein können, würden sogar Kreditnehmer mit variablen Zinsen in dieser speziellen Falle stecken, wenn die Preise zurückgingen.

Teilweise aus Angst vor dem Unbekannten und aus Unsicherheit darüber, wie weit und wie schnell die Preise fallen werden, und zum Teil aufgrund eines Gefühls, daß die Dinge außer Kontrolle geraten, könnten Panik und Chaos auf dem Investmentmarkt entstehen.

Investieren in der Null-Ära

Was können die Investoren in bezug auf die Rendite von Anleihen, Aktien und gewerblichen Immobilien in der neuen Welt ohne Inflation erwarten? Und wie steht es um Investitionen in Sachvermögenswerte wie Gold, Kunstgegenstände und Antiquitäten, die noch bis vor kurzem sehr in Mode waren?

Der Rückgang der kurz- und langfristigen Zinsen von einem Niveau, das einer kontinuierlich hohen Inflation angemessen ist, bringt den Inhabern langfristiger Anleihen Kursgewinne ein. Das bislang letzte solche Ereignis von Bedeutung trug sich im Jahr 1993 zu, als die Anleihekurse infolge eines Rückgangs der kurzfristigen Zinsen stiegen. In den USA sackten auf dem Höhepunkt dieser Entwicklung die Zinsen für langfristige Anleihen bis auf 5,7 Prozent ab. Das war natürlich das genaue Gegenstück zu der Entwicklung der späten 1960er und eines Großteils der 1970er Jahre, als eine höhere Inflation und höhere kurzfristige Verzinsungen zu einem Absturz der Anleihenwerte führten und dabei den realen Wert vieler Privatvermögen dezimierten.

Wenn Sie im Gegensatz dazu Ihre Ersparnisse kurzfristig oder mit variablen Zinssätzen angelegt haben, etwa als gewöhnliche Einlagen bei Banken oder Bausparkassen, dann wird die Verzinsung im Laufe der Desinflation niedriger ausfallen. Die Entwicklung der letzten 15 Jahre hat diese Annahme bestätigt. Sie verlieren dabei kein Geld, machen aber auch keinen Gewinn. Es wird keine Kapitalzuwächse geben, wie sie bei langfristigen festverzinslichen Anleihen in Form von Kursgewinnen eintreten. Wenn jedoch die Preise *fallen*, erzielen Sie eine Rendite, weil die Zinsen nicht negativ werden können.

Aber ich habe bereits früher eine deutliche Warnung an die Investoren in Anleihen ausgesprochen. Der Kapitalzuwachs des Anlegers ist der Kapitalverlust des Kreditnehmers. Sie müssen sich sicher sein, daß der Kreditnehmer finanziell gesund genug ist, um diese Verluste zu verkraften und sowohl den ursprünglichen Kapitalbetrag zurückzuzahlen als auch die laufenden Zinszahlungen während der gesamten Laufzeit zu leisten. Deswegen werden hochwertige Anleihen mit einer Prämie gehandelt. Einen Kreditnehmer an hohe Festzinssätze zu binden, an denen er unter Umständen bankrott geht, ist wenig empfehlenswert.

Wenn der Anpassungsprozeß vollzogen ist und wir in eine Periode der Nullinflation eingetreten sind, ist die Gelegenheit vorbei, mit langfristigen festverzinslichen Anleihen Gewinne zu erzielen. Die Kurse werden sich angepaßt haben, so daß sie dem Anleger eine dem neuen Umfeld und der niedrigen kurzfristigen Verzinsung entsprechende Rentabilität bieten. Dennoch werden sie auch weiterhin ihren Platz in persönlichen Anlageportfolios finden, wo sie als Absicherung und stabilisierender Faktor in

Zeiten dienen, in denen das allgemeine Preisniveau sowie der Wert der meisten Aktien und Dividendenzahlungen zurückgehen.

Aber die Hoffnung auf hohe langfristige Renditen richtet sich weiterhin auf den Aktienmarkt. Auch wenn Aktien, anders als in der jüngsten Vergangenheit, sich häufig über einen längeren Zeitraum hinweg nominal wenig bewegen und sogar manchmal deutlich fallen, sind sie das Instrument, von dem der Anleger eine Gewinnbeteiligung an den realen Verbesserungen erhoffen kann, die die technologische und organisatorische Revolution mit sich bringt, sowie am wirtschaftlichen Aufschwung infolge der beendeten Inflation.

Das klingt paradox. Immerhin fällt der Aktienkult zeitlich mit der Inflationsära zusammen. Insofern könnte man vielleicht meinen, daß durch ihr Ende Aktien viel uninteressanter werden. In Wirklichkeit ist das wahrscheinlich ziemlich übertrieben. Wenn wir einmal Preisstrategien und alle anderen Unternehmensentscheidungen an realen Maßstäben messen, dann sollte sich die Inflationsrate nicht auf die reale Rendite auswirken. Insofern denken Sie vielleicht, daß der Realwert der Aktien identisch bliebe. Ohne Inflation würde ihr Nominalpreis natürlich langsamer steigen als mit Inflation, aber das ist an sich ohne *reale* Bedeutung.

Die Umstände sind jedoch komplizierter, weil das Ende der Inflation reale Folgen haben wird. Wenn der Abschied von der hohen Inflation »positiv« ist, dann sollten auch die Konsequenzen positiv sein. In den folgenden Kapiteln werde ich zeigen, daß eine niedrige Inflation ein beachtliches Nutzenpotential bereithält: bessere Zuteilung der Ressourcen und bessere Entscheidungen ohne die Verwirrungen und Illusionen aufgrund der Inflation, höhere Investitionen aufgrund niedrigerer Zinsen und die mögliche Entscheidung von Regierungen für eine Wachstumspolitik. Diese Auswirkungen dürften über einen längeren Zeitraum zu einem schnelleren Anstieg des Wirtschaftswachstums führen.

Das würde konstant steigende Aktienkurse bedeuten, sogar wenn die realen Anleiherenditen und die Bewertung der Aktienrisiken unverändert blieben. Die Realzinsen würden aber wahrscheinlich eher sinken, wie ich ja bereits gezeigt habe. Isoliert betrachtet, spricht dies für höhere reale Aktienpreise.

Was die Risikobewertung betrifft, so wird oft behauptet, daß eine Welt ohne Inflation und mit niedrigen Zinsen wesentlich stabiler sein werde als zuvor, so daß das Risiko einer Aktienanlage dann geringer sei. Das spricht erneut für höhere reale Aktienpreise und ein höheres Kurs-Gewinn-Verhältnis (also das Verhältnis des Aktienkurses zum Unternehmensgewinn, entweder für das laufende oder geschätzt für das nächste Jahr).

Aber es gibt auch Gegenargumente. Ohne die Angst vor einer ständigen Inflation würden die Anleger nicht freiwillig für eine Inflationsabsicherung bezahlen. Und sie haben Aktien traditionellerweise als solche angesehen. Das spricht für niedrigere reale Aktienpreise und ein geringeres Kurs/-Gewinn-Verhältnis.

Wie steht es außerdem mit den mit einer *Deflation* verbundenen Risiken? Jeder Aktienanleger würde von den Alpträumen verfolgt, die ich vorhin skizziert habe: fallende Warenpreise, realer Anstieg der Unternehmensschulden, die mißliche finanzielle Lage der hoch verschuldeten Staatshaushalte, höhere und vielleicht steigende Realzinssätze sowie die Gefahr eines finanziellen Ruins. Das alles spricht für Vorsicht bei der Aktienanlage.

Das Fazit ist meines Erachtens, daß das Ende der Inflation wahrscheinlich zu real höheren Aktienpreisen führen wird, außer in Zeiten, in denen der Markt offen eine Deflation befürchtet. In solchen Zeiten allerdings ist tatsächlich Vorsicht geboten, zumal in der neuen Welt, in der die Deflation eine dauernde reale Gefahr am Horizont darstellt, die Gefahr eines Zusammenbruchs der Aktienkurse viel größer erscheint. Vielleicht wird das Bewußtsein dieser Gefahr ihrer Aufwärtsentwicklung Grenzen setzen, sogar wenn keine Deflation unmittelbar bevorsteht.

Starke Unterschiede in der Aktienperformance

Eine weitere Warnung in bezug auf die Aktienanlage sei hier angebracht. Es gibt, wie ich oben erwähnt habe, einige reale Kräfte, die einen Rückgang der Inflation forcieren – der technologische und organisatorische Wandel sowie ein verschärfter Wettbewerb. Ganz abgesehen von ihren inflationsdämpfenden Wirkungen werden diese Kräfte sogar in der Unternehmenswelt zu gravierenden Umverteilungen führen. Sie sind Herausforderung und Gelegenheit zugleich: zur Entwicklung neuer Produkte und zur Erschließung neuer Märkte sowie zur Restrukturierung des Produktionsprozesses und zur Neubestimmung der Zulieferquellen. Einige Branchen und Sektoren werden aus diesem Prozeß zweifellos gestärkt hervorgehen, andere jedoch geschwächt. Aber auch innerhalb der verschiedenen Sektoren, sowohl auf der Gewinner- wie auch auf der Verliererseite, wird es Unternehmen geben, die sich gut anpassen, während andere auf der Strecke bleiben.

Zudem muß sich, wie ich in Kapitel 6 erläutern werde, der Übergang von einer hohen zu einer niedrigen Inflation deutlich auf die Preisstrategie der Unternehmen, den Diskontsatz, der der Bewertung von Investitionsprojekten zugrunde gelegt wird, sowie die Struktur der Unternehmensfinanzen auswirken. Gut geführte Unternehmen, die das Ausmaß der Veränderungen verstehen und sich anpassen können, müssen keine Schwierigkeiten befürchten und können sogar davon profitieren. Diejenigen allerdings, die sie nicht verstehen oder zu inflexibel sind, müssen hart dafür bezahlen. Und dasselbe gilt für die Investoren.

Aktien versus Anleihen

In den 1950er Jahren war es üblich, von einer Ertragslücke zu sprechen – dem Überschuß einer Aktiendividende gegenüber der Rendite von (langfristigen Staats-) Anleihen. Ein solcher Überschuß war angeblich als Ausgleich für die größeren Risiken der Investoren beim Kauf von Aktien anstelle von Anleihen notwendig.

Das änderte sich mit der Erkenntnis, daß die Inflation von Dauer sein würde. Man sprach nun von einer *umgekehrten* Ertragslücke, also dem zusätzlichen Ertrag aus Anleihen gegenüber Aktien, den die Anleger als Ausgleich für die voraussichtliche Inflation erwarteten, die zu einer Erosion des realen Wertes ihrer Anlage führen würde. Noch später war von dem Ertrags*verhältnis*, also dem Verhältnis der Rendite aus Staatspapieren zur Aktienrendite, die Rede. Manche legten die *Dividenden*rendite der Aktien zugrunde, um das Dividendenrenditeverhältnis zu berechnen, andere wiederum errechneten mit Hilfe der Bruttounternehmens*gewinne* das Ertragsrenditeverhältnis. Zwischen 1991 und 1995 lag das durchschnittliche Dividendenrenditeverhältnis in Frankreich, Deutschland und den USA knapp unter 2,5, in Großbritannien dagegen knapp unter zwei und in Japan über fünf. Das Ertragsverhältnis lag in Frankreich, Großbritannien und den USA durchschnittlich bei 1,5, aber in Deutschland bei zwei und in Japan bei 2,75.

Diese Verhältniszahlen werden oft zur Beurteilung verwendet, ob Aktien gegenüber Anleihen billig oder teuer sind. Zum Beispiel schwankte in Großbritannien zwischen 1970 und 1995, abgesehen von wenigen Unterbrechungen, das Dividendenrenditeverhältnis zwischen zwei und 2,5 und unterstützte dadurch die weitverbreitete Meinung, daß Aktien bei einem Verhältniswert von zwei billig, bei 2,5 aber teuer sind. Nach diesem Kriterium waren Ende 1995 britische Aktien preiswert, als das Verhältnis unter zwei rutschte.

In Wirklichkeit ist das eine potentiell gefährliche Faustregel. Zunächst einmal wird das Dividendenrenditeverhältnis stark davon beeinflußt, welchen Gewinnanteil die Unternehmen als Dividende ausschütten (das »Auszahlungsverhältnis«). Aber das ändert sich mit der Zeit und ist von Land zu Land verschieden. Internationale Vergleiche werden auch durch die Unterschiede in der steuerlichen Behandlung, den Anforderungen an Ertragsberichte und dem voraussichtlichen Gewinnwachstum (das an die Wachstumsrate der Volkswirtschaft gekoppelt ist) erschwert.

Aber diese Faustregel hat einen noch schwerwiegenderen Nachteil, der direkt mit der Inflation zusammenhängt. Anleihe- und Aktienrenditen stehen nur unter bestimmten Inflationsannahmen in einem relevanten Verhältnis zueinander. Wenn die Inflationsrate gegen null strebt und allgemein erwartet wird, daß sie dort verharrt, dann würde unter normalen Umständen ein Renditeverhältnis von zwei die britischen Aktien gegenüber den Anleihen als extrem *teuer* erscheinen lassen. Die Nullinflation wird die Anlegergemeinschaft dazu zwingen, ihre Investmentkriterien radikal zu überdenken, so wie die verspätete Anerkennung der Inflation in den 1960er Jahren die alten Patentrezepte für Anlagen über den Haufen warf.

Drei allgemeine Kräfte beeinflußen die Beziehung zwischen Anleihen- und Aktienrenditen: die zu erwartende Inflation, die voraussichtlichen Dividendensteigerungen und Kapitalgewinne sowie die inhärenten Risiken von Aktien im Vergleich zu Anleihen. Wenn der Markt von einer Nullinflation überzeugt wäre und es gäbe keine Aussicht auf reale Steigerungen der Dividenden und Kapitalwerte, dann müßten die Aktien als Risikoausgleich eine höhere Rendite als Anleihen abwerfen. Anders ausgedrückt: Sowohl das Ertragsrendite- als auch das Dividendenrenditeverhältnis müssen unter eins liegen, was in der alten Terminologie eine Rückkehr zur positiven Ertragslücke bedeutet. Wenn man die voraussichtlichen realen Steigerungen der Dividenden und Kapitalwerte berücksichtigt, gelangt man allerdings zu einem ganz anderen Ergebnis. Nach meiner Meinung führt das Ende der Inflation unter normalen Umständen wahrscheinlich nicht zu einer Rückkehr zur alten Ertragslücke. Allerdings könnte es dazu unter Deflationsbedingungen leicht kommen. Aber sogar ohne Deflationsgefahr werden die Renditeverhältnisse in einem gewissen

Rahmen wesentlich unter das Niveau fallen, das man in der letzten Zeit als normal ansah.

Bankeinlagen und indexierte Anleihen

Bargeld und Spareinlagen wären bei einer Nullinflation und bei sehr niedriger Verzinsung weiterhin eine Anlageform von gewisser Bedeutung, vor allem als Absicherung für Phasen einer Preisdeflation. Ist allerdings kein Inflationsausgleich mehr notwendig, so werden die Notenbanken die Zinsen wahrscheinlich auf sehr niedrigem Niveau festlegen, mit der Folge, daß die effektive Verzinsung bei Bankeinlagen in der Reegel sehr niedrig wäre – was in deutlichem Kontrast zu den 1980er Jahren stünde, als Einlagen einen sehr guten Ertrag als Anlageform aufwiesen.

Was indexgebundene Anleihen betrifft, so würden die Anleger vielleicht dazu neigen, diese insgesamt aufzugeben. Sie gelten allgemein als Mittel der Absicherung gegen die Inflation. Wenn aber das allgemeine Preisniveau fällt, gehen sowohl die Dividendenzahlungen wie auch der endgültige Rückkaufswert zurück. Besitzt man also indexgebundene Anleihen und weiß, daß das Preisniveau fällt, weiß man auch, daß der Wert der eigenen Anlage fällt. Das klingt nicht besonders verlockend.

Aber in Wirklichkeit ist es nicht so schlimm, wie es scheint. Zunächst einmal *wissen* die Anleger nicht, ob die Preise im nächsten Jahr fallen werden. Und selbst wenn sie sich ziemlich sicher wären, wüßten sie immer noch nicht, um wieviel. Die Bewertung anderer Anlageformen wie etwa festverzinslicher Anleihen werden die vorherrschenden Erwartungen widerspiegeln.

Obwohl der Wert der Dividendenzahlungen und vielleicht auch der Marktwert des indexgebundenen Fremdkapitals in Zeiten allgemein fallender Preise zurückginge, wäre damit kein realer Verlust verbunden. Anders als bei Aktien gäbe es hier nicht das Risiko eines deutlichen Rückgangs der realen Dividendenzahlungen oder des realen Kapitalwertes oder die Gefahr einer Zahlungsunfähigkeit.

Wenn die Anleger mit sowohl steigenden als auch sinkenden Preisen rechnen müssen, dann geht von Indexanleihen eine zusätzliche Anziehungskraft aus – sie sichern die realen Werte von Einkommen und Kapital. Ihre Inhaber werden wissen, daß sie in Zeiten steigender Preise abgesichert sind. Fallen die Preise aber, dann wird sich ihr Einkommen und Kapital nur relativ zur allgemeinen Deflation verringern, und der reale

Wert bliebe erhalten. (Im Falle von Pensionsfonds mit nominal festgelegten Verbindlichkeiten würde jedoch von fallenden Preisen eine ernsthafte Gefahr für die indexgebundenen Anleihen ausgehen.) Und natürlich stellen Indexanleihen auch weiterhin eine Absicherung gegenüber einem plötzlichen Inflationsanstieg dar, zu dem es aufgrund eines Krieges oder einer Naturkatastrophe kommen kann. Sie sollten also von den Kapitalanlegern auf keinen Fall ignoriert werden. Sie bieten in einer Welt, in der Unsicherheit über die Preisbewegungen herrscht, einen entschiedenen Vorteil.

Gewerbliche Immobilien

Sollten wir in einer Welt ohne Inflation damit rechnen, daß die Preise für gewerbliche Immobilien steigen, oder werden sie generell niedrig bleiben? Kann man damit rechnen, daß sich ihr Wert infolge der Entwicklung auf dem Markt für Wohnungseigentum deutlich nach unten anpaßt?

Zunächst einmal muß man zwischen Grundstücken und Gebäuden unterscheiden. Der Wert eines Grundstücks hängt von seiner Nutzung ab. Außer im Falle landwirtschaftlicher Nutzung wird es nicht verbraucht, erfordert keine Instandhaltung und veraltet auch nicht.

Nicht landwirtschaftlich genutzte Flächen werden sich aufgrund ihrer Eigenschaft als nicht vermehrbare knappe Ressource sogar ohne Inflation verteuern, wenn die Erträge und das Produktionsniveau steigen (infolge eines Anstiegs des Pro-Kopf-Einkommens und des Bevölkerungswachstums). (Ich habe in Kapitel 2 darauf hingewiesen, daß dieser Faktor vor allem in vielen dynamischen Ländern Asiens zum Tragen kommt und dort eine Hauptursache kontinuierlicher Inflation ist.)

Das trifft nicht auf die Gebäude zu. Sie verlieren ähnlich wie Produktionsanlagen an Wert, weil ihre Benutzung, die Zeit und veränderte Bedürfnisse und Technologien ihren operativen Wert reduzieren. (Natürlich erwerben wir normalerweise Grundstück und Gebäude zusammen, ob nun als Wohneigentum oder zu gewerblichen Zwecken, und man kann beide folglich nur schwer trennen, obwohl ihre Preise sich im Prinzip völlig unterschiedlich entwickeln können.)

Obwohl der Markt für gewerblich genutzte Immobilien, ähnlich wie der private Wohnungsmarkt, durch Spekulationen und anschließende Krisen erschüttert worden ist, verhindern zwei Faktoren schlimmere spekulative Auswüchse. Erstens boten Investitionen in gewerbliche Immobilien den professionellen Anlegern nicht dieselben steuerlichen Vorteile wie eine Eigennutzung von Wohnungen den privaten Eigentümern. Zweitens bedeutet die Tatsache, daß eine Investition in gewerbliche Immobilien zu bestimmten und meßbaren Erträgen führt, daß sie typischerweise mit dem Kapitalzuwachs aus Anleihen verglichen wird, was einen eingebauten Regulierungsmechanismus darstellt. Wenn die Inflation zurückgeht und die Anleiherendite entsprechend ansteigt, dann gibt es keinen Grund für eine Wertsteigerung bei gewerblichen Immobilien, weil hohe voraussichtliche Mietzahlungen durch einen höheren Diskontsatz ausgeglichen werden (abgeleitet von den Anleihen).

Aus diesem Grund waren wahrscheinlich Investitionen in gewerbliche Immobilien *keine* sehr gute Absicherung gegen eine Inflation und manchmal sogar das Gegenteil. Ein Inflationsanstieg kann bei den Mietpreisen nur berücksichtigt werden, wenn die Mieten neu festgelegt werden. Insofern werden in dem Zeitraum vor einer Mietanpassung an die Inflationsrate die realen Mietpreise zurückgehen. Da außerdem die Inflation in der letzten Zeit mit höheren kurz- und langfristigen Zinsen einherging, stehen heute niedrigere reale Mietpreise einem höheren Diskontsatz gegenüber. Insofern ist es kaum verwunderlich, daß Investitionen in Immobilien keinen guten Inflationsschutz bieten.

Immobilien waren in den USA ein zwar nicht befriedigender, im Vergleich zu Großbritannien aber anscheinend besserer Inflationsschutz. Die Erklärung hierfür liegt wahrscheinlich in den unterschiedlichen Mietbedingungen. In den USA beträgt die Laufzeit gewerblicher Mietverträge normalerweise fünf bis zehn Jahre gegenüber 25 Jahren in Großbritannien. Obwohl für Immobilien in Großbritannien normalerweise alle fünf Jahre ein Mietspiegel erstellt wird, gibt es keine systematische Anpassung der Mieten an das allgemeine Preisniveau. Im Gegensatz dazu enthalten die Mietverträge in den USA oft Klauseln, die die Mieten automatisch an den Index der Verbraucherpreise binden.

Von dem Ende einer beständigen Inflation dürfte man eine Veränderung so einiger sonderbarer Gebräuche im britischen Immobilienmarkt erwarten, wie etwa der Regel, daß Mieten nur nach oben flexibel sind. Und dazu ist es in der Tat bereits gekommen. Auch werden nun zunehmend Mietverträge mit kürzeren Kündigungsfristen vereinbart. Diese Tendenzen werden sich fortsetzen.

Die Vorstellung, daß gewerbliche Immobilien keinen guten Inflationsschutz darstellen, klingt vielleicht irritierend, weil sie oft als Sachvermögenswert mit den Merkmalen einer Aktie angesehen werden. Aber tatsächlich handelt es sich um einen hybriden Finanzvermögenswert mit sowohl fremdkapital- als auch aktienähnlichen Komponenten. Mietverträge mit festgelegten Laufzeiten und fixem Mietzins sind effektiv festverzinsliche Investments. Der Anspruch auf einen unbestimmten Ertrag nach Ablauf des gegenwärtigen Mietvertrages stellt die Aktienkomponente dar.

Langfristig ist es allerdings zutreffend, daß die Immobilienwerte sich relativ zum allgemeinen Preisniveau entwickeln werden. Die Zinsen steigen nicht ohne Ende. Sie steigen vielleicht aufgrund einer höheren Inflationsrate, aber wenn diese ihr neues Niveau erreicht hat und die Zinsen sich dann angepaßt haben, ist auch schon Schluß. Danach steigen die Preise relativ zur höheren Inflationsrate weiter, nicht aber die Zinsen. In dieser Zeit steigen die Immobilienpreise entsprechend dem allgemeinen Preisniveau. Insofern bieten Immobilien einen vernünftigen Schutz gegenüber einer antizipierten Inflationsentwicklung (also einer Inflation, die bereits in der Höhe der langfristigen Zinsen zum Ausdruck kommt). Aber sie stellen keine gute Absicherung gegenüber einer nicht antizipierten Inflation dar.[4]

Wie wird sich vor diesem Hintergrund wohl der Markt für gewerbliche Immobilien in der Null-Ära verhalten? Wenn die Anleger, einschließlich der Finanzinstitutionen, Immobilien als Inflationsabsicherung ansahen, müßten sie an realem Wert verlieren. Aber die Wertentwicklung bei Immobilien in der letzten Zeit spricht dagegen. Der Wert der Mieten, die über einige Jahre im voraus vereinbart wurden und die allgemeine Inflationserwartung von Mietern und Vermietern widerspiegeln, liegt nun real höher als erwartet, wenn die allgemeine Inflationsrate niedriger als erwartet ausfällt. Das steigert den Wert der Immobilien. Hierzu tragen überdies die niedrigeren Zinsen bei.

Insofern wird das Ende der Inflation vermutlich paradoxerweise zunächst einmal zu einem Anstieg der gewerblichen Immobilienpreise führen. Genau dies geschah jedenfalls nach 1992 in Großbritannien, als die langfristigen Zinsen deutlich sanken und die Inflation unerwartet niedrig ausfiel.

Agrarland

Der Wert von Agrarland spiegelt die Rentabilität der Agrarproduktion wider. Diese orientiert sich lose an den Schwankungen des allgemeinen

Preisniveaus, spiegelt aber auch Veränderungen der relativen Agrarpreise und der Produktivität in der Landwirtschaft wider.

Dieses Muster bestimmt auch die Agrarlandpreise in Großbritannien. Auf der Basis der Preise von 1990 schwankten diese von 1785 bis 1995 zwischen einem Tiefstand von 500 Pfund und einem Höchststand von 4000 Pfund für einen Morgen.[5] Aber in diesem Zeitraum gab es ganz unterschiedliche Tendenzen. Während der ersten 80 Jahre des 19. Jahrhunderts stiegen die realen Agrarlandpreise, vermutlich infolge der gestiegenen Lebensmittelnachfrage aufgrund des Bevölkerungswachstums. Aber nach 1880 gingen die Preise stark zurück und stabilisierten sich zwischen den beiden Weltkriegen auf niedrigem Niveau. Dieser deutliche Preisrückgang war zunächst einmal eine Folge des enormen Anstiegs der Importe vor allem aus Nordamerika und war später durch das langsamere Bevölkerungswachstum bedingt.

Aber seit Anfang der 1950er Jahre kamen die realen Agrarlandpreise als Folge der Subventionspolitik und einer steigenden Produktivität in Bewegung. Seit 1970 hängt der Wert des Agrarlands sehr eng mit dem Wert des geernteten Weizens zusammen und spiegelt somit nicht nur den nominalen (und realen) Preis des Weizens, sondern auch den Ertrag des Landes in Form von Weizen wider.

Ebenso wie bei gewerblichen Immobilien profitiert auch der Wert des Agrarlands von einem Übergang zu niedrigen Realzinsen. Aber er wird auch stark von Preisänderungen bei landwirtschaftlichen Produkten sowie Veränderungen in der landwirtschaftlichen Produktivität beeinflußt. Wahrscheinlich führt die beabsichtigte Reform der gemeinsamen Agrarpolitik der EU zu Preissenkungen. Trotz steigender Produktivität und positiver Auswirkungen aufgrund niedriger Zinsen kann dies zu sinkenden Preisen für Agrarland in ganz Europa führen.

Gold und Sachvermögenswerte

Sachvermögenswerte dienen zum Teil *defensiven* Zwecken. Das heißt, sie sollen die Risiken vermeiden, die über die Inflation hinaus die Vermögenswerte angreifen können: das Risiko, daß ein Zahlungsversprechen nicht eingehalten wird; das Risiko, daß einschneidende politische Veränderungen, wie etwa ein Krieg, eine Revolution oder eine Währungsumstellung, bisherige Anlageformen vernichtet und Anlagen wertlos macht; das Risiko, daß das gebundene Vermögen international nicht transferiert werden kann. Darüber hinaus ist der Besitz vieler Sachvermögenswerte für die Behörden sehr viel schwieriger nachzuvollziehen, zu kontrollieren und zu besteuern. Und insofern geht von ihnen eine besondere Anziehungskraft bei denjenigen aus, die am Rande oder jenseits der Legalität leben.

Aber im Gegensatz zu Grundbesitz und Immobilien (die Mieteinnahmen bringen) können diese Vermögenswerte, die keinen Ertrag abwerfen, für ihre Inhaber nur dann zu *Gewinnen* führen, wenn ihre Preise steigen. Stellen sie ohne Inflation weiterhin eine Rendite in Aussicht?

Die Antwort lautet: Das kommt ganz darauf an. Für einige knappe und seltene Vermögenswerte, für die die Menschen auch mehr zu zahlen bereit sind, sobald sie es sich leisten können, lautet die Antwort: Ja. Gold ist der klassische Fall eines Sachvermögenswertes, der keinen Ertrag erzeugt. Aber es erfüllt nicht die strengen Kriterien, weil man die verfügbare Menge erhöhen kann, wie es auch seit jeher geschieht. Aber Gold bietet uneingescränkt jene defensiven Qualitäten, die ich oben erwähnt habe.

Angesichts dessen war Gold eine gute Investitionsanlage während der Inflationsära. Anfang 1968 lag der Goldpreis knapp über 35 Dollar pro Unze, im Oktober 1995 waren es dagegen knapp über 380 Dollar, was einer Zuwachsrate für diesen Zeitraum von jährlich ungefähr neun Prozent entspricht. Berücksichtigt man jedoch die amerikanische Inflation, dann geht der Ertrag (für den US-Anleger) jedoch real auf 3,75 Prozent pro Jahr zurück.

Das ist immer noch ganz passabel. Aber das Ganze spielte sich nach einer Zeit ab, in der der Goldpreis künstlich niedrig gehalten wurde, und verdeckt die enormen Schwankungen während dieses Zeitraums. Wie Abbildung 4.4 zeigt, lag die Blütezeit des Goldpreises in den 1970er Jahren, der 1980 seinen Höhepunkt mit fast 700 Dollar pro Unze erreichte. Dadurch erzielten diejenigen, die in den zehn Jahren zuvor Gold gekauft hatten, einen spektakulären Gewinn – vorausgesetzt, sie hatten 1980 wieder verkauft. Danach fiel nämlich der Goldpreis wieder und pendelte während der letzten Jahre um die 400-Dollar-Marke. Jeder, der 1985 Gold gekauft hatte, verlor nach dem starken Preisrückgang real ungefähr 15 Prozent.

Wie der Goldpreis sich ohne Inflation entwickeln wird, hängt von den Produktionskosten für Gold sowie davon ab, wie die kommerzielle als auch industrielle Goldnachfrage und die Nachfrage nach sicheren Vermögenswerten auf steigende Einkommen und Vermögen reagieren. Ohne eine generelle Inflation gibt es keinen Grund für die Annahme, daß der

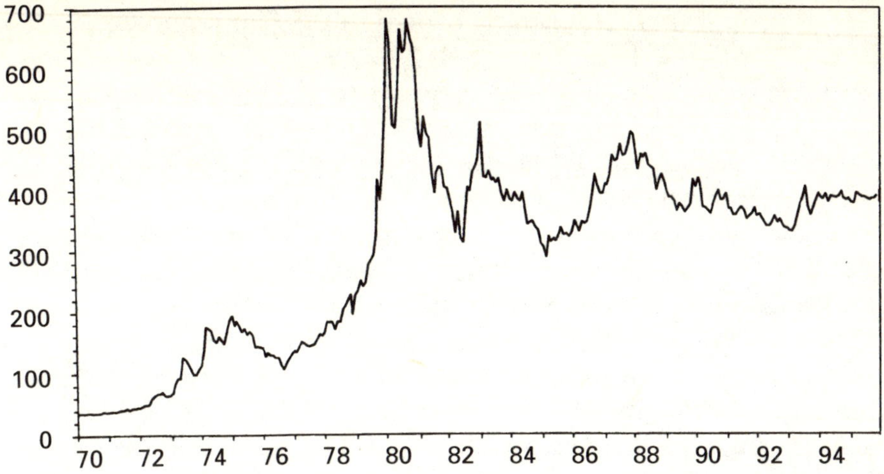

Abbildung 4.4: Entwicklung des Goldpreises, 1970 bis 1995 (in US-Dollar pro Unze)
Quelle: Datastream

Goldpreis mit der Zeit notwendigerweise steigt. Wenn die Investoren von einer zukünftigen Nullinflation überzeugt wären, dann würde der Goldpreis wahrscheinlich etwas fallen und dann auf niedrigerem Stand verharren, weil das Gold seinen Reiz als Schutz gegenüber den verheerenden Auswirkungen der Inflation verlöre. Das erklärt wahrscheinlich die schlechte Wertentwicklung des Goldes in den letzten Jahren.

Wenn andererseits die realen Zinsen aufgrund einer niedrigen Inflation fallen, wie ich hier behaupte, dann werden die durch den Goldbesitz entgangenen Erträge niedriger ausfallen, und das könnte den Goldpreis in die Höhe treiben. Nach vollzogener Anpassung gelangt man wieder an denselben Punkt: Ohne Inflation gäbe es wahrscheinlich über eine längere Zeit statische Goldpreise, die aber Schwankungen unterlägen.

Bei *sinkenden* Preisen könnte man auch einen sinkenden Goldpreis erwarten. Aber in Wirklichkeit würde er vermutlich einigermaßen stabil bleiben. Gold wäre nicht das Sorgenkind der Anlegergemeinschaft, im Gegensatz zu sämtlichen Finanzwerten, deren zukünftige Erträge in Frage stünden, und wenn das allgemeine Preisniveau bei unverändertem Nominalgoldpreis fallen würde, würde sein *realer* Wert steigen.

Antiquitäten, Kunstgegenstände und Sammlerstücke

Der Erwerb von Sachvermögenswerten ist der traditionelle Weg zur Absicherung gegen die verheerenden Auswirkungen der Inflation. Auf der nächsten Stufe findet man dann den leichtfüßigen Versuch, von der Inflation zu profitieren, indem man sich solche Vermögenswerte zulegt, die infolge der Inflation stark aufgewertet werden. Gold ist das klassische Beispiel hierfür und kann Gegenstand wilder Spekulationen sein. Aber die anhaltende Inflation führte zu einer Investitions- und Spekulationskultur, wie wir sie eher aus reinen Freizeitvergnügungen kennen.

Es ist unschwer einzusehen, warum eine Investmentkultur rund um Kunstgegenstände und Antiquitäten entstand. Zunächst einmal behalten sie meist langfristig ihren realen Wert, so daß sie zumindest einen Schutz gegen die Inflation bieten. Zusätzlich steigen manche Preise parallel zur Entwicklung der Einkommen und Vermögen (oder sogar schneller) und nicht parallel zur allgemeinen Preisentwicklung. In diesem Fall erzielen sie eine reale Rendite, die prinzipiell mit der Rendite einer konventionellen Finanzanlage vergleichbar ist. Und da die Rendite allein aufgrund eines Wertzuwachses entsteht, ist sie vielleicht auch steuerlich interessant.

Aber in der Folge des inflationsbedingten Anstiegs der Preise für Sachvermögenswerte kam der gemeinsame Einfluß von Geldillusion, einer sich selbst bestätigenden Spekulation und purer Gier zum Tragen. Fast jeder Sachvermögenswert war ein potentieller Investitionsgegenstand, einfach aufgrund der Tatsache, daß es sich um ein materielles Objekt und nicht um ein Stück Papier handelte. Die Definition dessen, was als Kunstwerk galt, wurde zunehmend gelockert; jede Nippsache wurde nun als »Antiquität« gehandelt.

Zunehmend wurden nun auch Oldtimer, Briefmarken, Münzen und seltene Weine in das Investmentspiel integriert und zu Phantasiepreisen gehandelt, und zwar in erster Linie nicht aus Freude am Besitz oder zum Gebrauch, sondern in der Erwartung, daß man sie später zu einem entschieden höheren Preis wieder verkaufen konnte. Und lange Zeit schien dies wie bei Immobilien auch ausgemachte Sache zu sein. Man mußte sie nur kaufen und behalten. Nichts war einfacher. Bis plötzlich alles vorbei war.

1995 lagen die durchschnittlichen Auktionspreise bei Christie's in den USA und in Großbritannien bei weniger als der Hälfte des Niveaus von 1990. Und bei einigen exotischeren Märkten wie etwa jenem für Oldtimer war der Einbruch noch schärfer. Einige Spekulanten wurden durch den Zusammenbruch des Marktes völlig ruiniert.

Die Entwicklung der Kunstpreise bei öffentlichen Auktionen ist schon faszinierend. Der Art-100-Index des *Daily Telegraph*, in Abbildung 4.5 in US-Dollar dargestellt, bildet die Preise für die Arbeiten der hundert führenden Künstler ab. Der Index beginnt mit einem Wert von 1000 im Jahr 1975. Deswegen habe ich ihn mit den Verbraucherpreisen in den USA verglichen, für die ich für das Jahr 1975 ebenfalls eine Basis von 1000 zugrunde gelegt habe. (Obwohl dieser Vergleich mit den Verbraucherpreisen in den USA nur direkt relevant ist für jemanden, der seine Investitionen auf Basis von US-Dollarn beurteilen möchte, oder für jemanden, der in den USA lebt, zeigen Vergleiche in anderen Währungen ein weitgehend ähnliches Muster. Denn Veränderungen bei den Devisenkursen entsprechen weitgehend den Inflationsunterschieden zwischen den Ländern.) Immer wenn der Kunstpreisindex (die durchgezogene Linie) oberhalb der gepunkteten Linie verläuft, stiegen seit 1975 die Kunstpreise schneller als die Inflation.

Die Abbildung zeigt, daß die Entwicklung der Kunstpreise Mitte der 1970er Jahre uneben verlief. (Tatsächlich fiel 1976 der Kunstindex um 25 Prozent.) Erst 1979 erreichten sie wieder das Niveau von 1975. Ende 1979 hatten sie dieses Niveau um 14 Prozent überschritten. Das war zwar nicht

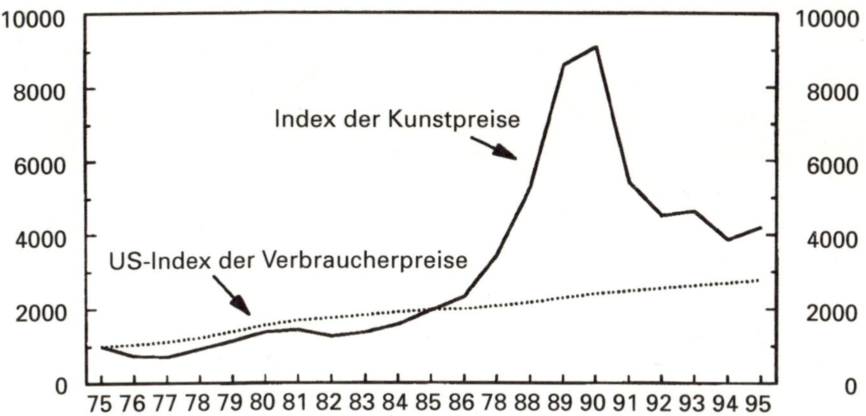

Abbildung 4.5: Entwicklung der Kunstpreise, 1975 bis 1995 (Daily Telegraph Art 100 Index, US-Dollar, Basis 1975 = 100)

Quelle: Die Daten zum *Daily Telegraph* Art Index stellte Robin Duthy von Art Market Research zur Verfügung; die Daten zum US-Verbraucherpreisindex stammen von Datastream

viel, aber doch nicht so schlecht. Allerdings waren die Verbraucherpreise in den USA zwischenzeitlich um 38 Prozent gestiegen. Die Kunstinvestoren hatten also reale Verluste zu verzeichnen.

Obwohl es Anfang der 1980er Jahre zu kontinuierlichen Preissteigerungen kam, überholte erst im Jahr 1986 der Kunstindex den Verbraucherpreisindex und bescherte den Investoren erstmals seit 1975 einen realen Gewinn. In den nächsten Jahren kam es zu einem Boom, und diejenigen, die Mitte der achtziger Jahre Kunst gekauft hatten und auf dem Höhepunkt der Spekulationswelle im Jahr 1990 wieder verkauften, konnten sich über enorme Gewinne freuen.

Von Ende 1985 bis Ende 1990 stieg der Daily Telegraph Art Index um mehr als 350 Prozent, während die Steigerungsrate der Verbraucherpreise bei 22 Prozent lag.

Zweifellos leistete diese phänomenale Wertentwicklung der Auffassung Vorschub, daß man wie bei Immobilien »mit Kunst kein Geld verlieren kann«. Aber nach 1990 änderte sich das Bild, denn die Preise gingen in den Keller. Hatte man aber bereits 1975 Kunstwerke gekauft und allen Umständen zum Trotze auch behalten, dann hätte man selbst nach dem drastischen Rückgang in den frühen 1990er Jahren noch einen Gewinn erzielt und gleichzeitig die Inflation überholt. Allerdings wäre das Ganze wenig spektakulär gewesen, weil der kumulative Anstieg der Kunstpreise seit 1975 einem durchschnittlichen jährlichen Anstieg von 7,5 Prozent entspricht – gegenüber einem Anstieg der Verbraucherpreise um jährlich 5,25 Prozent. Somit beträgt die jährliche reale Durchschnittsrendite für Kunst während dieser Zeit ungefähr 2,25 Prozent.

Wenn man auf dem Höhepunkt des Booms im Jahr 1990 Kunst gekauft hatte, erlebte man allerdings eine Katastrophe. In Abbildung 4.6 kommt dies sehr deutlich aus der Gegenüberstellung der beiden Verlaufskurven für Kunst- und Verbraucherpreise zum Ausdruck, die auf einer Basis von 1000 für das Jahr 1990 dargestellt werden. Professionelle Kunsthändler werden vermutlich die Tatsache herausstreichen, daß sich die Preise 1995 wieder erholten, laut Index um 8,5 Prozent. Aber dadurch werden noch nicht einmal die Verluste aus dem Jahr 1994 aufgefangen, geschweige denn jene aus den frühen 1990er Jahren. Gleichzeitig stiegen die Verbraucherpreise kontinuierlich weiter.

Selbst wenn der Kunstpreisindex von 1996 an gerechnet jährlich um zehn Prozent steigen würde, würde es mehr als acht Jahre dauern, bis der Stand von 1990 wieder erreicht wäre. Bei einem Anstieg um fünf Prozent jährlich wären es 16 Jahre. Wenn nun die Kunstpreise jährlich um fünf

Prozent stiegen und die Verbraucherpreise gleichzeitig stagnierten, dann müßten diejenigen, die 1990 Kunst gekauft haben, 20 Jahre warten, bis sie real wieder bei null angelangt wären. Offensichtlich ist die Kunst also doch kein unschlagbares Anlageinstrument.

Tante Lottchen und Picasso

Während der Blütezeit der Spekulationen Ende der 1980er Jahre verloren viele eine Grundregel aus den Augen, die jeder, der mit Investitionen in nicht ertragsausschüttende Sachvermögenswerte liebäugelt, beachten sollte: Sie erzielen nur dann eine nachhaltige »Rendite«, wenn die Gesellschaft sie in der Zukunft real höher bewertet als heute. Für einige einzigartige, nicht reproduzierbare Werte wie wirklich große Kunstwerke dürfte dies zutreffen. Mit steigendem gesellschaftlichen Reichtum steigen die Preise für einen Van Gogh, Picasso oder Turner nicht parallel zu den allgemeinen Preisen, sondern entsprechend der Einkommens- und Vermögensentwicklung, oder sogar noch schneller.

Aber die Vorstellung, daß dies für alle Kunstgegenstände gelte oder gar für alle Vermögenswerte einschließlich der vergoldeten Uhr von Tante Lottchen, beruht auf einer grundsätzlichen falschen Prämisse. Diese be-

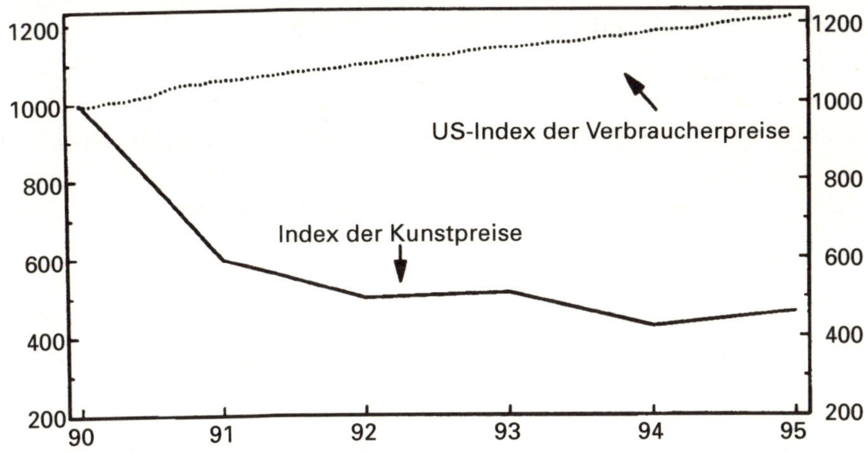

Abbildung 4.6: Entwicklung der Kunstpreise, 1990 bis 1995 (Daily Telegraph Art 100 Index, US-Dollar, Basis 1990 = 100)

Quelle: Die Daten zum *Daily Telegraph* Art Index stellte Robin Duthy von Art Market Research zur Verfügung; die Daten zum US-Verbraucherpreisindex stammen von Datastream

sagt, daß der Prozeß des kontinuierlichen Zuwachses an Wohlstand infolge des wirtschaftlichen Wachstums keine dauerhaften Werte schafft, die die Leute sammeln können, obwohl sie über zunehmend mehr Geld verfügen. Einem kontinuierlichen Nachfrageanstieg steht demnach ein vollständig feststehendes Angebot gegenüber. Die Annahme scheint dabei zu sein, daß alle Sachvermögenswerte, die die Menschen besitzen wollen, in der Vergangenheit hergestellt wurden – Chippendale-Stühle, Bilder von Picasso, Ming-Vasen usw.

Aber das klingt wenig plausibel. Letztlich hätten die gleichen Argumente auch vor Lebzeiten der Herren Chippendale und Picasso und meinetwegen sogar vor Beginn der Ming-Dynastie vorgebracht werden können. Die Wahrheit lautet, daß in dem Maße, wie die Gesellschaft reicher wird, sie nicht nur über mehr Geld verfügt, um einzigartige oder nicht reproduzierbare Kunstwerke der Vergangenheit zu erwerben, sondern sie auch neue Vermögenswerte schafft, die dann zukünftig gesammelt werden.

Diese neuen Sachvermögenswerte können merkwürdige, ungeahnte Formen annehmen. In diesem Jahrhundert wurden beispielsweise Oldtimer zu Sammlerobjekten und für einige zu einer Geldanlage. Sogar Spielzeugautos und alte Zeitungen wurden als Sammlerstücke wertvoll. Im 19. Jahrhundert hätte man diese Objekte keinesfalls als Wertgegenstände angesehen, geschweige denn als attraktive Anlage. Wer weiß, welche Sachvermögenswerte einschließlich der modernen Kunst, die heute produziert wird, in der Zukunft zu Wertgegenständen werden?

Einige Kunstwerke werden noch zu Lebzeiten des Künstlers oder kurz nach seinem Tod wertvoll, verlieren aber mit der Zeit an Wert. Offensichtlich sind die Werke von Andy Warhol bereits von diesem Schicksal betroffen.

Erst wenn eine Gesellschaft sehr reich geworden ist, aber nicht über ein im gleichen Maße gestiegenes Angebot an neuen »sammelbaren« Wertgegenständen verfügt, insbesondere nicht an Kunstwerken, kann man von einer »ständig steigenden« Bewertung von Sammlerstücken ausgehen. Passen die modernen Industriegesellschaften auf diese Beschreibung? Diese Frage kann man heute noch nicht beantworten.

Preise und Werte

Das Fazit aus all dem ist eindeutig. Es wird immer möglich sein, Geld mit Antiquitäten, Kunst, Oldtimern oder erlesenen Weinen zu verdienen, indem man mit Sachverstand und etwas Glück ein bislang unterschätztes Exemplar auswählt und wartet, bis seine Qualität allgemein anerkannt und vollkommen im Marktpreis enthalten ist. Ebenso wird es immer Preisschwankungen am Markt geben, so daß es sogar möglich sein wird, Geld mit dem Handel innerhalb einer Gruppe von Anlagegütern zu verdienen – vorausgesetzt es gelingt einem, das Auf und Ab der Zyklen genau zu beurteilen. (Natürlich ist dazu nicht *jeder* in der Lage.)

Außerdem wird es wahrscheinlich Sammlerstücke geben, die so aus der Masse des Angebots herausragen (etwa van Goghs Schwertlilien), daß ihr Sammlerwert vielleicht sogar die an den Finanzmärkten erzielbaren Renditen übersteigt, obwohl potentielle Anleger genau prüfen müssen, inwieweit diese Erwartung bereits in den geforderten Preisen enthalten ist.

Aber für normale Wertgegenstände wird das in der Regel nicht gelten. Wenn die gegenwärtige Phase einer Anpassung nach unten überstanden ist, könnte zwar bei einigen der Marktpreis stärker als das allgemeine Preisniveau steigen, so daß sie einen realen Wertzuwachs erzielen. Aber sie erzielen wahrscheinlich keine Rendite, die jener der konventionellen Anlageformen vergleichbar wäre. Wahrscheinlich entwickelt sich ihr Preis aber in der Regel analog zum allgemeinen Preisniveau, wodurch sie als vernünftige Wertanlage, nicht aber als hochrentierliche Investition gelten könnte. Wurden sie teuer erstanden, dann wird ihre Rendite zweifellos sehr mager ausfallen. Es ist genau wie beim Wohnungseigentum: Ohne den permanenten Wertzuwachs infolge der Inflation kommt es wirklich darauf an, *welches* Exemplar man erwirbt und *wann*.

Viele Wertgegenstände werden, nachdem sie ihre Bedeutung als Instrument der Inflationsabsicherung verloren haben und nun bei Tageslicht betrachtet werden können – ohne die durch die Inflation erzeugte Illusion –, kaum noch als geeignete Anlageform in Betracht kommen. Sie erlangen dann ihren ursprünglichen Status als Objekte wieder, die man sammeln und schätzen kann: als das, was sie sind. Oder auch nicht. Und so sollte es auch sein.

KAPITEL 5
Private Finanzen in der Null-Ära

Vergessen Sie die Inflation, Herr Bootle.
Die da oben müssen den Preisanstieg aufhalten.

Raumpflegerin zu dem armen Studenten, 1973

Das Ende der Inflation hat im Leben vieler Menschen bereits zu Verwerfungen geführt, wie sie auch zu Beginn der Inflationsära in der Nachkriegszeit auftraten. Das Einkommen im privaten Sektor wird zwischen den Gewinnern und Verlierern des Desinflationsprozesses neu verteilt. Die mit der Inflation verknüpften Illusionen und Gewißheiten lösen sich zunehmend auf, und die Leute blicken verwirrt und ratlos in eine ungewisse Zukunft.

Alice im Wunderland

Eine der Eigenschaften der Inflation, auf die ich in Kapitel 2 kurz hingewiesen habe und die ich ausführlicher in Kapitel 8 erörtern werde, ist es, die Leute über die relativen Preise zu täuschen. Dies gilt insbesondere für die langfristige Preisentwicklung – verglichen hiermit erscheint die Täuschung bezüglich der gerade aktuellen Preise belanglos.

Die zukünftigen Geldwerte stehen sozusagen in den Sternen. Aber wir müssen sie berücksichtigen, wenn wir langfristige Finanzverträge wie Rentenverträge, Lebensversicherungen oder Sparmodelle in Erwägung ziehen. Die Anbieter solcher Kontakte locken mit Renditen von jährlich zehn oder sogar 20 Prozent und rechnen vor, daß die persönlichen Ersparnisse bei Fälligkeit des Vertrags oder bei der Pensionierung mehrere Millionen Dollar, französische Francs oder englische Pfund wert sein werden – in den Augen der meisten potentiellen Nutznießer gleichbedeutend mit mehreren Milliarden. Sie wissen, was soundso viele Dollar oder französische Francs heute bedeuten, aber in welchem Verhältnis stehen diese zu den scheinbar märchenhaften Summen, die sie später erhalten?

Man kann für jeden gegebenen Preis den realen Wert berechnen, indem man die allgemeine Preissteigerungsrate berücksichtigt. Dieser Vorgang ähnelt dem Konvertieren von Geldsummen aus verschiedenen Währungen in eine gemeinsame Währung. Fast alles kann man so neu bewerten – die Höhe der realen Renditen, die Realzinsen, die Reallöhne, die realen Devisenkurse, die realen Aktienpreise, und so weiter.

Aber die Leute sehen es nicht als normal an, einen Dollar in verschiedenen Perioden verschieden zu bewerten, und es fällt ihnen schwer, so zu tun, als wäre er in der einen Periode ein Dollar und in der nächsten ein französischer Franc. Sie haben die größten Schwierigkeiten, wenn sie Finanzentscheidungen treffen müssen, den voraussichtlichen Wert von Geldbeträgen in 20 oder 30 Jahren einschätzen, oder das Verhältnis zwischen ihren Einkommen und ihrem Vermögen unter Inflationsgesichtspunkten neu bewerten müssen. Es verwirrt sie letztlich. Sie leiden vor allem unter dem, was die Volkswirte »Geldillusion« nennen, das heißt, sie erkennen nicht die realen Werte hinter den nominalen Geldbeträgen.

Wie ich zeigen werde, bringt der Unterschied zwischen Real- und Nomianlwerten sowie die Schwierigkeit, die die Leute regelmäßig mit dieser Unterscheidung haben, alle wichtigen finanziellen Aspekte in ihrem Leben durcheinander – das Einkommenswachstum, das Verhalten der Immobilienwerte und Hypothekenzahlungen, der Renten und der Spareinlagen bei der Bank.

Der Einfluß der Zinseszinsen

Die Geldillusion wirkt verheerend, wenn sie bei langfristigen Finanzierungsvereinbarungen zum Tragen kommt, weil selbst kleine Differenzen in den jährlichen Wachstumsraten zu riesigen Differenzen in der Kapitalhöhe oder im Einkommensfluß führen können, wenn die Wachstumsraten über mehrere Jahre anhalten.

Wenn die Einkommen jährlich um zwei Prozent steigen, dann liegen sie nach 20 Jahren um ungefähr 50 Prozent höher. Dasselbe gilt natürlich für ein Haus oder für einen Pensionsfond. Nach 30 Jahren ist die entsprechende Summe um 80 Prozent gestiegen und hat sich nach 35 Jahren verdoppelt. (Denken Sie daran, daß dies die Quote ist, um die unter normalen Bedingungen auch die Reallöhne steigen könnten, in einer Welt ohne Inflation sogar die Nominallöhne.)

Wenn man nun die Wachstumsrate nur leicht auf drei Prozent erhöht, dann sind es 80 Prozent nach 20 Jahren und 140 Prozent nach 30 Jahren. Die Summe hat sich jetzt in weniger als 24 Jahren verdoppelt. Geht man aber von vier Prozent aus, dann sind es 120 Prozent nach 20 Jahren und mehr als 220 Prozent nach 30 Jahren. Die Summe hat sich nach 18 Jahren verdoppelt. Der Einfluß der Zinseszinsen ist bei höheren Wachstumsraten wirklich beeindruckend. Bei acht Prozent liegt die Steigerung nach 30 Jahren über 900 Prozent. Die Summe verdoppelt sich in neun Jahren. Bei zehn Prozent sind es nach 30 Jahren mehr als 1 600 Prozent und die Summe verdoppelt sich in etwas mehr als sieben Jahren.

Die höheren Steigerungsraten erscheinen als maßlos überzogen, sind es aber nicht. Es sind genau jene Steigerungsraten, denen alle Geldwerte in der Inflationsära ausgesetzt waren – Löhne, Immobilienpreise, Warenpreise, Renten. Und sie waren natürlich völlig bedeutungslos.

Die meisten westlichen Staaten haben Inflationsraten von über zehn Prozent erlebt. Bei manchen waren es sogar mehr als 20 Prozent, während die reale Wachstumsrate bei zwei Prozent oder darunter lag. Diese offensichtlich niedrigen Wachstumsraten haben letzten Endes sowohl die realen Lohnsteigerungen als auch die Höhe der Renditen bestimmt und dadurch die Entwicklung der Renten beeinflußt. Betrachten wir ein Zahlenbeispiel: Ein zweiprozentiges Wachstum über 30 Jahre führt zu einer 80prozentigen Steigerung des Kapitalwertes. Ein zehnprozentiges Wachstum über 30 Jahre ergibt einen Anstieg um 1 645 Prozent. Das ist eine Differenz um das Zwanzigfache. Es ist deshalb kaum verwunderlich, daß Leuten während der Inflationsära die Entwicklung der realen Werte oft unklar blieb.

Das Ende der kräftigen Lohn- und Gehaltssteigerungen

Viele Leute betrachten die Inflation als etwas, das nur die Preise beeinflußt. Die Lohn- und Gehaltserhöhungen sind für sie etwas ganz anderes. Sie spiegeln die Früchte der Arbeit wider. Wenn also nur die Inflation (gemeint sind Preissteigerungen) aufgehalten werden könnte, dann ginge es uns allen besser!

Das ist natürlich Unsinn. Löhne und Gehälter sind nichts anderes als ein Preis – der Preis für Arbeitskraft –, der ebenfalls durch die Inflation beeinflußt wird. Mit fortschreitender Inflation steigen alle Preise – für Waren, Vermögenswerte sowie Löhne und Gehälter –, aber durchaus zu verschiedenen Zeitpunkten und mit unterschiedlichem Tempo. Und natürlich gibt es die inflationsunabhängigen realen Einflüsse, die den Einfluß der Inflation auf Löhne und Gehälter ergänzen – die Auswirkung des *realen*

Produktivitätszuwachses auf die Realeinkommen aus Arbeit und die Auswirkungen einer Veränderung von Angebot und Nachfrage auf verschiedenen Arbeitsmärkten auf die Einkommen. Die Inflation stiftet Verwirrung in bezug auf diese beiden Einflußgrößen – die allgemeine Inflation auf der einen und *reale* Einflüsse auf der anderen Seite. Sogar in einer Welt der Nullinflation wirken diese realen Einflüsse unverändert weiter.

Nehmen wir daher einmal an, daß wir in einer Welt ohne Inflation leben. Mit welcher Lohnerhöhung kann der durchschnittliche Arbeitnehmer rechnen? Die Antwort auf diese Frage hat nachhaltige Auswirkungen auf die Finanzplanung, insbesondere für die Fähigkeit, Zins- und Tilgungszahlungen nachzukommen.

Das durchschnittliche Lohnniveau wird durch das Gesamtniveau der Produktionsleistung (oder der Erträge) und dem Anteil an diesem Ergebnis, der auf die Arbeitsleistung entfällt, bestimmt. Das ist natürlich eine Tautologie. Sie ist allerdings hilfreich, weil sie die Frage nach der Lohnsteigerungsrate in zwei einfache Komponenten zerlegt – den Anteil der Arbeit und die Gesamtrate des Wirtschaftswachstums. Bliebe der Anteil der Arbeit konstant, dann würde die Steigerungsrate der realen Erwerbseinkommen durch die Steigerungsrate der realen Produktionsleistung bestimmt.

Aber warum sollte der Anteil der Arbeit am realen Volkseinkommen konstant bleiben? Dafür gibt es keinen guten Grund, obwohl dieser Anteil jährlich nur geringfügig und nur innerhalb einer bestimmten Bandbreite schwanken wird. Man könnte jedoch behaupten, daß die schnell fortschreitende technologische Entwicklung und der zunehmende Wettbewerb aus den dynamischen Ländern den Anteil der Arbeit am Nationaleinkommen zurückschrauben werden. Und tatsächlich gibt es bereits deutliche Anzeichen dafür.

Nehmen wir jedoch einmal an, daß der Anteil der Erwerbseinkommen stabil bleibt. Was würde dies für die Löhne in einer Welt ohne Inflation bedeuten? Die Antwort lautet: Das hinge vom Wirtschaftswachstum ab. Wenn in einer Welt ohne Inflation die Wirtschaft beispielsweise um zwei Prozent wächst, dann würden die Löhne und Gehälter durchschnittlich um zwei Prozent steigen. (Einzelne können diesen Durchschnitt im Zeitverlauf aufgrund von Weiterbildung, Erfahrung oder Beförderung übertreffen. Aber in der heutigen Zeit sind diese Möglichkeiten begrenzt, und in jedem Fall reichen sie in der Summe nicht aus, um die Auswirkungen eines Endes der Inflation auf das Wachstum der Nominaleinkommen auszugleichen.)

In den meisten westlichen Staaten geht man von einer dauerhaft realisierbaren Wachstumsrate zwischen zwei und drei Prozent aus, also weniger als in den siebziger Jahren. Ob diese Rate in der Zukunft tatsächlich erreicht wird, hängt weitgehend von den Auswirkungen der realen Kräfte ab, auf die ich wiederholt in diesem Buch hingewiesen habe – den Auswirkungen des rapiden technologischen Fortschritts, der organisatorischen Veränderungen und der Entwicklung in den dynamischen Staaten sowie den direkten Auswirkungen auf das Wirtschaftswachstum durch niedrigere Zinsen und eine bessere Verteilung der Ressourcen infolge der erloschenen Inflation.

Die Pessimisten unter den Beobachtern werden diesen Faktoren bestenfalls einen neutralen, wenn nicht einen negativen Einfluß auf das Wachstumspotential zuschreiben. In den frühen neunziger Jahren war dieser Pessimismus weit verbreitet. Aber diese Haltung ist meiner Meinung nach wenig überzeugend. Wenn sich der Westen und seine Politiker an die neuen Gegebenheiten und Chancen angepaßt haben, dann dürfte das langfristige Realwachstum höher als zuvor ausfallen. Insofern könnte die Steigerungsrate der Realeinkommen über zwei bis drei Prozent liegen.

Auch dann wird sie jedoch weit unterhalb der Lohnsteigerungsrate bleiben, die die dynamischen Staaten in Fernost und anderswo verzeichnen. Mit Wachstumsraten, die in einigen Fällen acht oder sogar zehn Prozent betragen, können diese Staaten einen anhaltenden Anstieg des Lohnniveaus in dieser Größenordnung sogar *preisbereinigt* verkraften. Wenn sie weiterhin eine kontinuierliche Inflation verzeichnen, dann läge (unabhängig von der Inflationsentwicklung im Westen) der Anstieg der Geldeinkommen in diesen Ländern oberhalb dieser Rate, und zwar möglicherweise sogar im zweistelligen Bereich. Dies erschiene wie eine Wiederholung der jüngsten Vergangenheit in den westlichen Ländern, als zweistellige Lohnerhöhungen die Regel waren. Aber natürlich würden die beiden Entwicklungen völlig unterschiedlich verlaufen.

Als die Löhne im Westen jährlich um eine zweistellige Rate stiegen, war damit eine vergleichsweise geringe reale Verbesserung der Einkommen und des Lebensstandards verbunden. Den größten Teil der Einkommenszuwächse fraß die Inflation auf. Im Gegensatz dazu besteht für viele der dynamischen Staaten die Aussicht, daß die *Real*einkommen um acht oder sogar zehn Prozent pro Jahr steigen könnten.

Und während sich in den westlichen Ländern die Realeinkommen (einschließlich des realen Lohnniveaus und der realen Kapitalerträge) bei einem Anstieg um zwei Prozent alle 35 Jahre verdoppeln, würden sie sich in den dynamischen Staaten bei einem Anstieg um acht Prozent alle neun Jahre, bei einem Anstieg um zehn Prozent jeweils sogar in etwas mehr als sieben Jahren verdoppeln.

Hypotheken und verfügbares Einkommen

Die Höhe der Einkommen ist ein Aspekt, aber in vielen westlichen Staaten werden die zur freien Verfügung stehenden Geldbeträge infolge von Hypothekenzahlungen stark reduziert. Der Einfluß der Inflation auf diese Zahlungen hat große Auswirkungen auf die Verteilung des verfügbaren Einkommens über die Lebensspanne des einzelnen. Das verfügbare Einkommen ist am Anfang stark begrenzt und am Ende deutlich höher. Ein Ende der Inflation wird eine ähnlich große Wirkung haben, allerdings in die andere Richtung – vorausgesetzt, die Zinsen passen sich der Entwicklung an.

Betrachten wir ein einfaches Beispiel. Die Inflationsrate beträgt zehn Prozent, und unser imaginärer Darlehensnehmer kauft ein Haus für 300 000 Mark, für die er ein tilgungsfreies Darlehen aufnimmt, bei dem die Darlehenssumme am Ende der Laufzeit en bloc zurückgezahlt wird (was in England als »endowment mortgage«, ein über eine Lebensversicherung abgesichertes Darlehen, bekannt ist); der Jahreszins beträgt 14 Prozent. Angenommen, sein Jahresgehalt beträgt 90 000 Mark und steigt, um die Sache etwas zu vereinfachen, ebenso wie die Preisinflationsrate für das Haus jährlich um zehn Prozent. Im ersten Jahr muß er 42 000 Mark für die Hypothek aufbringen, und zwar vor Steuern und anderen Abzügen. Das macht einen Großteil seines verfügbaren Einkommens aus. Tatsächlich bleibt nach allen steuerlichen Abzügen, eventuellen Rentenbeiträgen und Zahlungen für die Lebensversicherung sowie den normalen Anforderungen für den Lebensunterhalt kaum etwas übrig.

Aber wie verändert die Inflation dieses Bild? Nach zehn Jahren muß er immer noch 42 000 Mark jährlich bezahlen, aber sein Gehalt beträgt nun 234 000 Mark. Die Hypothekenzahlungen stellen jetzt zwar noch einen bedeutenden, aber keinen beunruhigenden Ausgabenposten mehr dar. Nach 25 Jahren würden die Hypothekenzahlungen noch immer 42 000 Mark jährlich betragen, aber sein Gehalt betrüge jetzt 975 000 Mark. Zu diesem Zeitpunkt wären die Hypothekenzahlungen völlig unbedeutend geworden. Zur Vervollständigung des Bildes sei nebenbei bemerkt, daß das Haus nun einen Wert von mehr als drei Millionen Mark hat!

In diesem Beispiel vermitteln die über einen langen Zeitraum konstanten Hypothekenzahlungen einen vollständig falschen Eindruck in bezug auf ihre Stabilität. In Wirklichkeit findet eine massive Umverteilung des verfügbaren Einkommens über die Lebensspanne des Darlehensnehmers statt, der von starken Einschränkungen in frühen Jahren und einem immensen Anstieg am Ende gekennzeichnet ist. Diese Wirkung hängt mit der Beziehung zwischen der Inflation und der üblichen Ausgestaltung von Hypotheken zusammen.

Um die Unterschiede herauszuarbeiten, die eine Welt *ohne* Inflation mit sich brächte, wollen wir zu dem vorherigen Beispiel zurückkehren. Es gibt nun keine Inflation, und der Darlehensnehmer kann das Geld zu einem Zinssatz von vier Prozent aufnehmen, aber ohne Inflation steigt weder der Wert des Hauses noch das Gehalt. Um die Hypothek zu bedienen, benötigt er nun jährlich 12 000 Mark (300 000 Mark zu vier Prozent), und er entrichtet diesen Betrag jedes Jahr bis zum Auslaufen der Hypothek, genauso wie im vorigen Beispiel. Aber das Gehalt bleibt nun Jahr für Jahr dasselbe. Folglich hat er mit zunehmendem Alter nach Abzug der Hypothekenzahlungen nicht zunehmend mehr verfügbar.

Am Rande sei erwähnt, daß sich der Wert des Hauses gegenüber dem Kaufpreis nicht geändert hat – er liegt immer noch bei 300 000 Mark. Aber unser Darlehensnehmer schneidet dabei real nicht schlechter ab als in dem vorangegangenen Beispiel, als die Inflationsrate bei den allgemeinen Preisen, Gehältern und Immobilien zehn Prozent betrug. Der reale Wert des Hauses ist wie im vorherigen Beispiel konstant geblieben. Der Unterschied liegt vielmehr in der Umverteilung des verfügbaren Einkommens während der Lebenszeit. Es gibt keine starken Belastungen zu Beginn und keine entsprechenden Entlastungen am Ende.

Es gibt für den Kreditnehmer eine gewisse Möglichkeit, unter Inflationsbedingungen die Höhe des verfügbaren Einkommens über den Lebenszeitraum hinweg auszugleichen, wenn er dies möchte. Er könnte in den ersten Jahren einen Kredit aufnehmen, um das verfügbare Einkommen aufzustocken, und die Schulden später zurückzahlen, wenn sich die Inflation auf das Gehaltsniveau ausgewirkt hat. Ein solches Verhalten läßt sich immer wieder einmal beobachten, aber nur wenige können es systematisch anwenden.

Zunächst einmal stellt sich die Frage, wie viele Hauskäufer diesen Prozeß und seine Auswirkungen auf ihren Lebensstandard wirklich verstehen. Schwierigkeiten bereitet vor allem die Vorstellung, noch mehr Geld für den Konsum zu genau dem Zeitpunkt aufzunehmen, an dem sie die größte finanzielle Transaktion ihres Lebens abgeschlossen haben – immer vorausgesetzt, daß sie den gewünschten Kredit zu diesem Zeitpunkt überhaupt erhalten. Normale Kreditinstitute würden sie wohl eher für vollkommen »kreditunwürdig« halten.

Außerdem müßten sie die Kreditzinsen bezahlen, so daß sie in Wirklichkeit über den Kredit unter Inflationsbedingungen nicht denselben Lebensstandard in den ersten Jahren aufrechterhalten könnten, wie es ohne Inflation automatisch der Fall wäre.

Ein Kreditnehmer könnte sich auch für eine Hypothek entscheiden, die mit niedrigen Anfangszinsen ausgestattet ist und bei der die monatlichen Hypothekenzahlungen, sogar unter der Annahme unveränderter Zinsen, mit der Zeit steigen, und zwar hoffentlich parallel zu seinem Einkommen. Aber diese Hypothekenform ist nicht weit verbreitet und war es noch weniger in der Zeit, als die Inflationsrate und die Zinssätze auf weit höherem Niveau lagen.

Das Ende der Inflation wird zu einer deutlich anderen Verteilung des verfügbaren Einkommens über die Lebensspanne führen. Daraus kann ein radikaler Wandel im Lebensstil und in den Ausgabegewohnheiten resultieren. Möglicherweise gibt es bald weniger junge Paare, die knapp bei Kasse sind, sich keine »besseren« Restaurants, keine »interessanten« Reisen oder »schicke« Kleidung leisten können. Gleichzeitig verschwände womöglich ihr Pendant im Alter – jene Menschen, die nahezu keine Hypothekenverpflichtungen mehr haben, deren Kinder das Haus verlassen haben und die zwar über genügend Geld verfügen, aber oft nicht wissen, was sie damit anfangen sollen. Das Ergebnis könnte ein deutlicher Wandel des Konsumverhaltens sein, auf den sich der Einzelhandel und die Dienstleister frühzeitig einstellen sollten.

Gleichzeitig könnte sich der angelsächsische Lebensstil stärker dem kontinentaleuropäischen annähern. In vielen europäischen Ländern – in Deutschland, der Schweiz, in Österreich und den Benelux-Ländern – sind eine vergleichsweise niedrige Inflation und niedrige Zinsen bereits seit längerem an der Tagesordnung. Infolgedessen galten bislang für diejenigen, die hier ein Eigenheim erwarben, viel eher die vorhin beschriebenen Spielregeln der Nullinflation als für diejenigen in den vorwiegend inflationäreren angelsächsischen Ländern – den USA, Großbritannien, Kanada und Australien. (Bis vor kurzem herrschte auch in Frankreich und Italien eine hohe Inflation. In Italien liegt sie im Vergleich zu anderen Staaten noch immer auf relativ hohem Niveau, jedoch weit niedriger als früher.)

Außerdem ist es in diesen Ländern, und vor allem in Deutschland, üblicher als in den angelsächsischen Ländern, eine Wohnung zu mieten. Das ist insofern von Bedeutung, als das Mieten zu derselben langfristigen Einkommensverteilung führt wie ein System, das auf Eigentum und Hypotheken bei gleichzeitiger Nullinflation gründet.

Auswirkungen auf das Sparverhalten

Dieses Szenario veränderter Konsumgewohnheiten ist an eine entscheidende Voraussetzung gebunden. Ein Teil der Einsparungen infolge des prozentual geringeren Einkommensanteils, der für Hypothekenzahlungen in den ersten Jahren aufgebracht werden muß, könnte nicht dem Konsum zugute kommen, sondern auf die hohe Kante gelegt werden. Vielleicht wollen die Leute für einen höheren Lebensstandard im Alter vorsorgen. Vielleicht führt das konventionelle Hypothekensystem mit seinen hohen Nominalzinsen gar nicht dazu, daß die Leute sich in den ersten Jahren finanziell ausgequetscht fühlen, sondern befriedigt ganz unbeabsichtigt ein latentes Bedürfnis nach langfristigem Sparen.

Wer eine Wohnung kauft, der regelt damit nicht nur seine Wohnsituation, sondern nimmt auch eine lebenslange Sparplanung vor. Hierin liegt der primäre Unterschied zwischen Eigentum und Miete – der allmähliche Erwerb eines Eigentumsanteils. Aber unter Inflationsbedingungen erhält dieser Aspekt eine zusätzliche Bedeutung. Die Leute bringen in jungen Jahren große Opfer, um die Hypotheken zu bedienen, aber am Ende ihres Lebens, nachdem sie vielleicht mehrmals umgezogen sind und ihre Hypothekenschuld mehrmals erhöht haben, sind sie Eigentümer eines Hauses, das jetzt wesentlich mehr wert ist, als sie dafür bezahlt haben.

In unserem vorigen einfachen Beispiel mit einer ausgewogenen Geldinflation von zehn Prozent war der nominale Wert des Hauses exorbitant gestiegen. In Wirklichkeit hat aber das Haus nur seinen realen Wert behalten. In der Praxis haben die Häuser nicht nur ihren realen Wert erhalten: Sie sind, wie ich in Kapitel 3 ausgeführt habe, wesentlich im Wert gestiegen. Insofern diente der Immobilienbesitz nicht nur der Bewahrung von Vermögen, sondern auch zu seiner Akkumulation. Für viele Leute war ihr Eigenheim der bei weitem größte Vermögenswert. Es war ein zentraler Bestandteil ihrer Altersvorsorge. Sie wollten es vielleicht einmal verkaufen, in eine kleinere und billigere Wohnung ziehen und die freigewordenen Mittel als zusätzliches Einkommen verwenden. Wenn man so will, war ihr Haus ein zentraler Teil ihrer Altersrente. Außerdem machte es den Hauptteil ihres Erbes an ihre Kinder aus.

Nehmen wir nun einmal an, daß infolge der niedrigen Inflationsrate und verschiedener anderer Faktoren die Preise für Häuser nicht weiter steigen und Investitionen in Immobilien keine Möglichkeit mehr zur Vermögensbildung sind. Wie werden die Leute darauf reagieren?

Auf der einen Seite könnte der bereits beschriebene Fall eintreten: Die Käufer eines Hauses werden das Geld, das sie in jungen Jahren nun nicht mehr für ihre Hypothekenzahlungen aufwenden müssen, einfach ausgeben. Das erscheint realistisch für den Fall, daß die Leute die Wertsteigerung ihres Hauses bislang nicht als Teil ihrer finanziellen Lebensplanung angesehen hatten.

Eine dem entgegengesetzte Reaktion wäre, daß sie nach einer alternativen langfristigen Sparmöglichkeit zur Vermögensbildung suchen. Diese Reaktion wäre insofern verständlich, als viele während der Inflationsära bewußt ihre Häuser als wesentlichen Teil ihrer Vermögensplanung angesehen hatten. In diesem Fall wird die niedrige Inflation die Leute dazu bewegen, mehr zu sparen. Für die Finanzinstitutionen liegt hier eine neue Herausforderung und eine Chance, geeignete Sparinstrumente zusammenzustellen – und zwar nicht nur die etablierten Produkte wie Lebensversicherungen und Rentenpläne, sondern neue Produkte, um dem Bedürfnis nach langfristigem Sparen mit begrenzter Verfügbarkeit der Mittel zu entsprechen, das sowohl der Vorsorge für schlechte Zeiten als auch als möglicher Pensionsfond dient.

Ich vermute, daß infolge der allgemeinen Verunsicherung und gedrückten Stimmung, die mit dem Ende der Inflation einhergehen, sowie der anhaltenden Angst vor erneut hohen Zinsen in vielen Ländern die vorherrschende Reaktion zunächst einmal eher in Richtung Sparen gehen wird. Aber in besseren Zeiten, wenn einmal die Anpassung an das Ende der Inflation vollständig vollzogen ist, wird sich die Reaktion in die umgekehrte Richtung entwickeln, und es wird mehr junge Leute geben, die sich mehr leisten können und nicht durch Hypotheken überlastet sind.

Lebensversicherungen

Lebensversicherungen sind ein Feld, auf dem langfristiges Sparen und Hypothekengeschäft sich häufig berühren. Die typische Lebensversicherungspolice (oder Lebens*zusicherung*, wie es richtiger heißen sollte) stellt eine Kombination aus einer Versicherung im Todesfall und langfristigem Sparen dar.

Mit dem Abschluß einer Lebensversicherung verpflichtet man sich zur Zahlung einer monatlich feststehenden Prämie an die Versicherungsgesellschaft bis zur Fälligkeit der Police an einem bestimmten Termin. Stirbt die Person vorher, wird eine festgelegte Kapitalsumme (das Sterbegeld) an den Erben des Verstorbenen ausgezahlt.

Lebt der Inhaber der Police zum Fälligkeitstermin noch, so garantiert ihm die Police die Auszahlung einer bestimmten Summe (der Grundversicherungssumme). Normalerweise erhöht sich diese Summe jährlich um einen »Bonus«, der die Rendite aus der an die Versicherungsgesellschaft gezahlten Kapitalsumme darstellt. Am Ende der Laufzeit, wieder unter der Voraussetzung, daß der Policeninhaber noch lebt, kommt ein Endbonus zur angesparten Summe hinzu, und es wird ein entsprechend höherer Gesamtbetrag ausgezahlt. Nach dem Fälligkeitsdatum entfallen alle Zahlungsverpflichtungen, und die Versicherung erlischt.

Die monatlichen Zahlungen und die bei Fälligkeit ausgezahlte Summe sind über die Investmentrendite der Versicherungsgesellschaft miteinander verbunden. Diese Rendite wird stark von der Inflationsrate beeinflußt und in Wirklichkeit beherrscht. Im Januar 1996 kündigte die Norwich Union, eine der führenden britischen Lebensversicherungen, an, daß auf ihre im gleichen Jahr fälligen Versicherungspolicen mit einer Laufzeit von 25 Jahren (mehr darüber weiter unten) und monatlichen Prämien von 50 Pfund eine Endsumme von 92.535 Pfund ausgezahlt würde. Nach Angaben Richard Harveys, des Finanzdirektors, bedeutete dies eine durchschnittliche Jahresrendite von 12,5 Prozent bei einer durchschnittlichen Inflationsrate von 7,5 Prozent.[1]

Diese Zahlen wären tatsächlich ein sehr gutes Ergebnis, entsprachen sie doch einer realen Rendite von fünf Prozent. Aber wie hätte die Nominalrendite bei einer Inflationsrate von null ausgesehen? Die Frage ist komplizierter, als es zunächst scheinen mag, weil die Antwort vom Mischungsverhältnis zwischen Anleihen und Aktien bei der Gesellschaft abhängt und davon, wie diese unterschiedlichen Investments auf den Übergang zur Nullinflation reagieren. Wenn sich die Finanzmärkte einmal an die Nullinflation angepaßt haben, dann wird die Rendite bei solchen Lebensversicherungspolicen zukünftig deutlich unter 12,5 Prozent liegen, vorausgesetzt, daß die Nullinflation selbst keinen Einfluß auf die Renditeentwicklung ausübt. In unserem Beispiel läge die Rendite jetzt bei fünf Prozent.

Noch sind derart niedrige Renditen bestenfalls Zukunftsmusik, aber die Höhe der auf die Policen gezahlten Boni und die Gesamtrenditen sind seit Ende der achtziger Jahre gesunken und spiegeln die geringere Investmentrendite infolge einer niedrigeren Inflation wider.

Die gesunkenen Renditen haben dazu geführt, daß sich viele Versicherungsnehmer ungerecht behandelt fühlen. Aber haben sie wirklich einen Verlust erlitten? Macht es wirklich etwas aus, wenn der Bonus kleiner wird? Die Antwort lautet: je nachdem. Und es hängt von unserem alten Freund ab, dem Unterschied zwischen Nominal- und Realrenditen.

Wenn die Realrenditen der Versicherungsgesellschaften ohne und mit Inflation identisch bleiben, dann sollten die an die Policeinhaber ausgezahlten Beträge auch real gleich hoch sein, und niemand sollte das Gefühl haben, schlechtergestellt zu sein. Daß die meisten Leute die Dinge anders sehen beweist wiederum, wie stark die Geldillusion wirkt. Die Leute erwarten, daß der Wert ihrer Versicherungspolicen mit einer hohen Rate wächst und sie bei Fälligkeit über mehrere hunderttausend Dollar, Pfund oder was auch immer verfügen. Im allgemeinen rechnen sie diese Summen nicht in reale Beträge um und beurteilen folglich die »Bonus«-Ankündigungen oder den Fälligkeitsbetrag nicht nach diesem Kriterium. Alles, was unterhalb des erwarteten Nominalbetrages liegt, wird infolgedessen als Enttäuschung erlebt.

Diese Enttäuschung hat eine konkretere Grundlage, wenn die Lebensversicherung mit der expliziten Zielsetzung abgeschlossen wurde, eine bestimmte Summe zu einem bestimmten Zeitpunkt bereitzustellen. Genau das ist bei der *über eine Lebensversicherung abgesicherten Hypothek* der Fall. Im Gegensatz zu einer Hypothekentilgung, bei der der Kreditnehmer sowohl die Zinsen als auch das Kapital während der Laufzeit des Kredites für das Haus zurückzahlt, bezahlt hier der Kreditnehmer nur die Kreditzinsen, schließt aber gleichzeitig eine Lebensversicherung ab, für die er monatliche Prämien entrichtet. Damit soll gewährleistet werden, daß die Auszahlungssumme bei Fälligkeit der Versicherung ausreicht, um den Kredit zurückzuzahlen und gleichzeitig (bei den meisten Verträgen) noch etwas für den Inhaber der Police abzuwerfen.

Die regelmäßigen Monatsraten sind natürlich über die Rendite mit der Auszahlungssumme verbunden. Eine niedrigere Rendite bedeutet eine niedrigere Auszahlungssumme. Aber es wird keine derartige Anpassung an die noch ausstehende Hypothek vorgenommen. Wenn sich also die Annahmen über die Rendite bei Vertragsabschluß als zu optimistisch herausstellen, dann wird die Auszahlungssumme kleiner als erwartet und sich vielleicht sogar als zu gering erweisen, um die Hypothek zurückzubezahlen. In diesem Fall könnte der Hausbesitzer in die mißliche Lage geraten, daß der Darlehensgeber höhere Prämienzahlungen verlangt, um eine adäquate Kapitalsumme zu garantieren, oder der Hausbesitzer muß bei Fälligkeit die Differenz aus eigener Tasche bezahlen.

Mit solchen Aussichten sahen sich viele Briten Mitte der neunziger Jahre konfrontiert. Sie hatten in den achtziger Jahren über Lebensversicherungen abgesicherte Hypotheken aufgenommen, zu einer Zeit also, als die Investmentrenditen sehr hoch waren. Infolge des Zusammenbruchs der Inflation und somit geringerer Renditen Mitte der neunziger Jahre mußten viele feststellen, daß ihre Versicherungssummen nicht hoch genug angesetzt waren, um bei Fälligkeit die Hypotheken zu decken.

Renten

Die Altersvorsorge ist jener Bereich, der den einzelnen vielleicht am ehesten dazu zwingt, sich mit den Problemen auseinanderzusetzen, die aus der Verzerrung des Geldwertes infolge der Inflation entstehen. Ob es sich nun um einen selbst- oder fremdverwalteten Pensionsfond, einen American Individual Retirement Account (IRA) oder um irgendeine andere Kapitalsumme oder einen Investmentvertrag handelt, der – unabhängig von seiner Bezeichnung – ein bestimmtes Einkommen im Alter bereitstellen soll, das Problem bleibt dasselbe: In welchem Zusammenhang stehen die heutigen Geldwerte mit den zukünftigen?

In einer Welt der Inflation neigen die einzelnen ohne Beratung vielleicht regelmäßig zu einer Unterversorgung für die Zeit des Ruhestands, weil sie sich von den hohen nominalen Renditen blenden lassen, die kaum einen Bezug zur Realität haben. Wenn zum Beispiel in Großbritannien Lebensversicherungsgesellschaften und Pensionsfonds Kunden anwerben, dann sind sie gesetzlich verpflichtet, die Erträge aus ihren Policen bei angenommenen jährlichen Renditen von sechs beziehungsweise zwölf Prozent auszuweisen, wobei diese Vergleichsrenditen erst vor kurzem von 8,5 beziehungsweise 13 Prozent gesenkt wurden. Dabei entsteht rasch der Eindruck, als könnten sogar vergleichsweise geringe Summen sich im Verlauf von 20 oder 30 Jahren in offensichtlich phantastische Höhen entwikkeln. Aber was bedeuten solche Zahlen?

In Wirklichkeit *sind sie praktisch bedeutungslos*. Es ist so, als ob man jemandem sagen würde, daß er, wenn er monatlich einen bestimmten Betrag in französischen Francs einzahlt, nach 20 oder 30 Jahren einen bestimmten Betrag in japanischen Yen ausgezahlt bekommt, aber ohne ihm irgend etwas über den Wechselkurs zwischen Franc und Yen zu sagen. In den meisten Fällen wird man die Leute wahrscheinlich davon überzeugen, daß sie besser abschneiden werden, als es später tatsächlich der Fall ist, so daß es zu einer Unterversorgung kommt.

Bei der Bewertung langfristiger Investmentrenditen verhält man sich am besten vorsichtig und konservativ. Von welcher Rendite kann man bei einem Investment vernünftigerweise ausgehen? Vielleicht sind diejenigen, die Ihr Altersvorsorgegeld anlegen, tatsächlich in der Lage, reale Renditen von acht oder zehn Prozent pro Jahr zu erzielen, aber man sollte sich nicht darauf verlassen. Wenn man in risikofreie indexierte Staatsanleihen investiert, die in einigen wenigen Ländern wie Großbritannien, Kanada, Australien und Dänemark aufgelegt werden, dann wird man real zwischen drei und fünf Prozent erzielen, was vor 15 oder 20 Jahren als beachtlich erschienen wäre. Sicherlich sollte man besser abschneiden können, indem man sich ein breitgefächertes Aktienportfolio zulegt, und gute Fondsmanager beweisen dies regelmäßig. Aber jährlich *reale* acht oder zehn Prozent sind zuviel verlangt.

Angenommen, Ihr Geld erwirtschaftet reale drei Prozent, was schließlich während eines Großteils des 19. Jahrhunderts eine ordentliche Sparkapitalrendite gewesen wäre. Nach 20 Jahren wäre das Anfangskapital somit 80 Prozent mehr wert. Nun nehmen wir weiter an, daß die Rendite auf fälliges Kapital bei Wiederanlage weiterhin drei Prozent beträgt. Je 1 000 angelegte Dollar bedeutet dies einen regelmäßigen Ertrag von nur 54 Dollar (1 000 Dollar ×1,8 ×0,03). Sie werden zustimmen, daß dies nicht viel ist.

Sicher kann man diese Summe erhöhen, indem man etwas großzügiger mit den Annahmen umgeht. Erhöht man die Anlagelaufzeit auf 30 Jahre, so wird ohne Änderung der Rendite der jährliche Ertrag auf 72 Dollar steigen. Erhöht man die Rendite auf vier Prozent, sind es fast 130 Dollar.

Diese Summe wäre jährlich verfügbar, sofern man das Kapital nicht antasten wollte. Nun liegt das natürlich nicht im Interesse vieler Rentner. In der Regel werden sie eine speziell gestaltete Rentenversicherung abschließen, die bei Ausscheiden aus dem Berufsleben einen Auszahlungsplan in Gang setzt, der mit dem Tod des Begünstigten endet. Mit dem Erwerb einer solchen Annuität beschließt man also, sowohl das Kapital als auch den Ertrag aufzubrauchen. Aus diesem Grund sind die Annuitätszinssätze höher als einfache Zinssätze (mehr dazu unten). Bei einem Nominalzinssatz von vier Prozent würde der Annuitätszinssatz für einen 60jährigen Mann 7,75 Prozent betragen. Im obigen Beispiel würde dies einen jährlichen Ertrag von 140 Dollar bedeuten.

Das ist zwar deutlich mehr als die 54 Dollar, aber doch erheblich weniger, als man erwartet, wenn man von einer zehnprozentigen Rendite der Rentenbeiträge ausgeht. Stellen Sie sich dieses Szenario einmal vor: 1 000 Dollar 20 Jahre lang mit zehn Prozent verzinst und eine Rendite von zehn Prozent auf die wieder angelegte Anzahlungssumme würden einen jährlichen Ertrag von 672 Dollar erbringen. Und bei einer Verzinsung über 30 Jahre wären es sogar 1 745 Dollar.

Ist das nicht ein Geschäft, bei dessen Vorstellung Ihnen das Wasser im Mund zusammenläuft? Legen Sie einen beliebigen Betrag an, und nach 30 Jahren erhalten Sie regelmäßig jedes Jahr das 1,75fache, und zwar ohne Ihr Kapital anzugreifen, das jetzt den 17fachen Wert der Anfangssumme ausmacht. Welches Geschäft! Es gibt dabei nur ein Problem: Es wird für die meisten immer eine Illusion bleiben.

Endgehaltsabhängige Renten

Natürlich ist bei vielen Menschen das Renteneinkommen nicht direkt von den Erträgen aus Kapitalanlagen abhängig, die während ihres Arbeitslebens von ihnen selbst oder von ihrem Arbeitgeber getätigt wurden. Statt dessen sind ihre Renten über eine Berechnungsformel an ihren Lohn gekoppelt. Für alle, die noch einige Jahre bis zum Ruhestand vor sich haben, ist die Höhe der Rente nominal und real unsicher.

Aber sie verfügen dennoch über einen brauchbaren realen Maßstab, weil sie sich mit anderen Leuten in ihrem Unternehmen vergleichen können, die jetzt in den Ruhestand gehen. Sie können folgende Rechnung anstellen: »Angenommen, ich verdiene so viel wie Smith zu dem Zeitpunkt, wenn ich in Rente gehe. Smith verdient x-tausend im Jahr. Ich bekäme 2/3 (oder wie immer die Berechnungsformel lautet) meines letzten Gehaltes, also 2/3 von x-tausend!«

Natürlich können sie nicht den zukünftigen Geldwert von x wissen. Aber das müssen sie ja auch nicht. In Wirklichkeit wissen sie etwas viel Wichtigeres – sie wissen, wieviel Smith verdient und wieviel Rente er nach *heutigem* Geldwert erhalten wird. Sie können vernünftigerweise real das gleiche erwarten, vorausgesetzt sie erreichen die Position von Smith und das System bleibt erhalten. Angesichts der plausiblen Annahme, daß die Realeinkommen eher steigen werden, einschließlich des Gehalts der Nachfolger von Smith, können sie tatsächlich damit rechnen, daß ihr Ruhegehalt real höher liegen wird als das von Smith heute.

Wenn sie die Dinge auf diese Weise betrachten, statt gedanklich das Gehalt von Smith um acht oder zehn Prozent jährlich über einen Zeitraum von 20 oder 30 Jahren aufzublähen und so ein fiktives Jahresgehalt von jemandem in der Position von Smith zu errechnen, das bar jeder Aussagekraft wäre, dann bleiben sie von den schlimmsten Illusionen über ihre voraussichtliche Rente verschont. In gewisser Weise fördert das System eine wertrealistische Denkweise.

Dennoch verbleiben zwei ernsthafte Unsicherheiten in bezug auf die Höhe der zukünftigen Rente. Erstens, kann man weiterhin davon ausgehen, daß die Nachfolger von Smith das Äquivalent von 2/3 seines letzten Gehaltes bekommen werden? Die Antwort auf diese Frage hängt nicht mit der Inflation zusammen, sondern eher mit den Kosten der Rentenvorsorge und der Bereitschaft der jüngeren Generation, weiterhin in die Rentenkasse einzuzahlen.

Renten im Ruhestand

Aber die zweite Unwägbarkeit hängt eindeutig mit der Inflation zusammen. Außerdem betrifft sie ganz generell alle Rentenzahlungen, was auch immer ihre ursprüngliche Finanzierungsquelle ist. Es ist zwar schön, wenn man die Höhe der Rente von Smith kennt, aber damit weiß man noch nicht, wieviel sie nach 20 Jahren Ruhestand noch wert ist. Eine in Geldwerten festgelegte Rente kann zum Zeitpunkt der Pensionierung sehr üppig erscheinen, aber nach zehn oder 15 Jahren fast wertlos sein. Wenn Smith lange genug lebt, könnte es sogar sein, daß er am Ende kaum mehr das Allernotwendigste zum Leben hat.

Natürlich bessern viele betrieblichen Altersversorgungsprogramme ihre Rentenzahlungen mit der Zeit auf, aber nur sehr wenige garantieren den vollen Inflationsausgleich. Das gilt weitgehend als »zu teuer«!

Für jeden, der sich an ein Denken in preisbereinigten Größen gewöhnt hat, ist die Vorstellung kurios, daß es teuer, ja zu teuer sei, wenn die Geldeinkommen mit den Preisen steigen. Aber als die britische Regierung das Rentengesetz für den sogenannten Vorruhestand novellierte, wurde eine jährliche Rentenerhöhung um fünf Prozent oder um die Inflationsrate festgeschrieben, wobei immer die niedrigste Quote zugrundezulegen sei.

Ebenso wählten viele Rentenversicherungen einen ähnlichen Ansatz zur Rentenanpassung. Real gleichbleibende Renten sind also das Beste, auf das die Rentner hoffen können. Wenn die Inflation fünf Prozent übersteigt, dann fällt preisbereinigt ihre Rente. Und trotzdem halten sich viele Unternehmen für sehr großzügig, wenn sie solche Vereinbarungen treffen!

Was hinsichtlich der Renten zu diesem Ergebnis geführt hat, ist schon recht interessant. Es ist ein weiteres Beispiel für die Verzerrungen, die die Inflation hervorgebracht hat, ein weiteres Beispiel für die systematische Verwechselung von realen und nominalen Geldwerten. Die meisten Rentenversicherungssysteme wurden ausdrücklich so konzipiert, daß *die Rentner zwangsläufig eine Kürzung ihres Realeinkommens infolge der Inflation erleiden müssen*.

Dieses Problem wurde weder durch die Inflation hervorgerufen, noch würde es ohne Inflation gelöst. Ohne Inflation wären die nominalen Anlagerenditen nicht so hoch. Dementsprechend wären die Bereitstellungskosten für die Rentenzahlungen höher, wenn sie unter den Bedingungen einer Nullinflation konstant gehalten würden. Das Problem ist, daß die Anfangsrenten zu hoch angesetzt sind, um sie preisbereinigt während des gesamten Ruhestands aufrechtzuerhalten. Es ist nichts Geheimnisvolles an einer Rentensicherung, die so konzipiert ist, daß sie den realen Wert der Renten erhält. Es genügt, die Anfangsrente auf einem Niveau festzulegen, das unter Berücksichtigung aller bekannten versicherungsmathematischen Annahmen preisbereinigt während des gesamten Rentenalters aufrechterhalten werden kann.

Wie hoch wird das Einkommen aus einer Annuität sein?

Dies Frage läßt sich analog zu dem Problem untersuchen, das auftritt, wenn sich jemand bei der Pensionierung für eine Annuität entscheidet. Nehmen wir an, daß die Annuitätsrate 14 Prozent und die Kapitalsumme 300 000 Dollar beträgt. Daraus ergibt sich ein jährliches Einkommen von 42 000 Dollar, von denen der Rentner annimmt, das sie ihm zur Verfügung stehen. Aber es bleibt natürlich bei 42 000 Dollar, wie auch immer sich die Preisinflation entwickelt. Bei anhaltender Inflation wird daher das Realeinkommen des Rentners jährlich zurückgehen. Aber dieser Rückgang ist kein Zufall. Er liegt in der Natur der Vereinbarung.

Warum liegt die Annuitätsrate eigentlich bei 14 Prozent? Die Höhe dieser Rate hängt einerseits von den versicherungsmathematischen Berechnungen der Lebenserwartungen und andererseits von der Rendite der Staatsanleihen ab, die ja explizit einen Ausgleich für die voraussichtliche Inflationsentwicklung in den nächsten Jahren darstellt. Die reale Annuitätsrate kann unmöglich 14 Prozent betragen.

Um ein gleichbleibendes Realeinkommen während ihres Ruhestands sicherzustellen, sollten die Rentner nur den Teil ihres jährlichen Einkommens ausgeben, der einer realen Annuitätsrate entspricht, und den Rest für später sparen. Natürlich ist dies hoffnungslos kompliziert. Viele Leute versuchen vielleicht etwas Ähnliches auf einfachere Art, aber das richtige Vorgehen ist ihnen zu schwierig. Selbst wenn sie das Konzept der realen Annuitätsrate verstehen, wissen sie noch nicht, wie hoch diese in ihrem Fall tatsächlich ist. Und da sie im übrigen nicht wissen, wie alt sie werden, wissen sie auch nicht, über welchen Zeitraum sie ihr Einkommen konstant halten müssen.

Eine Lösung des Problems ist sicherlich der Kauf einer *realen* Annuität von einer Versicherungsgesellschaft. Aber wenn sich die Leute dieser Möglichkeit gegenübersehen, dann erscheint sie ihnen wenig verlockend, weil sie die Anfangsrente für zu niedrig und im Vergleich zu einer gewöhnlichen Rente für weniger »großzügig« halten.

Löst ein Ende der Inflation diese Probleme? Die Antwort lautet ja, aber die Leute werden die neue Situation nicht notwendigerweise verlockend finden. Ihre erste Reaktion mag sein: »Wundervoll, 14prozentige Raten ohne Inflation!« Aber natürlich lägen die Annuitätsraten ohne Inflation nicht bei 14 Prozent, sondern eher bei zehn oder nur sechs Prozent. Entsprechend beträgt die Jahresrente dann bei einem Anfangskapital von 300 000 Dollar nur 30 000 bzw. 18 000 Dollar.

Eine Senkung der Annuitätsraten infolge einer niedrigeren Verzinsung bei Staatsanleihen hat unterschiedliche Auswirkungen auf die Renten, und zwar abhängig davon, ob der Rückgang der Anleihezinsen auf eine korrekte Antizipation der Inflationsentwicklung zurückzuführen ist oder nicht. Wenn nicht, wenn also die Anleihezinsen real gesunken sind, dann bedeutet dies für die zukünftigen Rentenempfänger, daß sich ihre Annuitätskonditionen real verschlechtert haben.

Spiegeln aber niedrigere Annuitätsraten lediglich (aber exakt) die Aussicht auf eine niedrige Inflation wider, dann wird es den Rentnern real nicht schlechter gehen. Zwar wäre dies in den Anfangsjahren der Fall, weil der Geldwert der Annuität zu Beginn niedriger sein wird, als wenn die Staatsanleihen ihre hohe Rendite bewahrt hätten. Aber ohne Inflation hätte ihre Rente immer denselben Wert. In späteren Jahren wären sie daher bessergestellt, als es bei höheren Anleihezinsen (und höheren Inflationsraten) der Fall wäre. Die Veränderung der Inflationsraten, der Anleihezinsen und der Annuitätserträge führen zu einer Umverteilung des Realeinkommens der Rentner innerhalb ihrer Ruhestandsperiode. Die Kehrseite der Medaille ist, daß die Dinge am Anfang nicht so rosig aussehen. Aber es hat den Vorteil, daß ein allmähliches Abrutschen in die Armut verhindert wird, von dem viele Rentner in den letzten 30 Jahren betroffen waren.

Diese Aspekte stellen diejenigen vor große Probleme, die bald in den Ruhestand gehen. Sie sind bereits Zeugen stark sinkender Annuitätsraten. Aber diese Probleme könnten sich noch verschärfen, wenn die Rentenmärkte an die Nullinflation zu glauben beginnen. Bei einer Anleiherendite von acht Prozent kann ein 65jähriger Mann mit einer Annuität von ungefähr zwölf Prozent des Kapitals rechnen. Eine 65jährige Frau könnte ungefähr 10,5 Prozent erwarten. (Dies ist kein weiterer Fall von Diskriminierung der Frauen, sondern spiegelt einfach die höhere Lebenserwartung der Frauen wider.)

Wenn die Zinsen für Anleihen null wären, so daß sich das gesamte Renteneinkommen aus dem allmählichen Verbrauch des Grundkapitals in den verbleibenden Ruhestandsjahren speist, dann betrügen die entsprechenden Raten 6,25 und fünf Prozent. Das wäre die unterste Grenze.

Eine plausiblere Annahme von vier Prozent Zinsen bei Staatsanleihen würde neun Prozent für Männer und 7,5 Prozent für Frauen bei einem Eintrittsalter von 65 Jahren ergeben. Das ist zwar etwas mehr, aber es ist weit entfernt von den hohen Erwartungen und Illusionen, an denen viele Leute auf ihrem Weg in den herbeigesehnten Ruhestand festhalten.

Renten unter Deflationsbedingungen

Was geschieht mit den Renten, wenn es zu sinkenden Preisen kommt? Dann verkehren sich alle alten Regeln aus der Inflationsära in ihr Gegenteil. Eine Rente mit festgelegten Geldzahlungen ohne jede Anpassungsklausel wäre ein Segen, da ihr realer Wert bei sinkenden Preisen steigt. Altersversorgungssysteme, die einen festgelegten Anstieg von jährlich drei oder fünf Prozent vorsehen, welcher dieser Werte auch immer im Bereich der Inflationsrate liegt, sind von einer seligen Unwissenheit gegenüber der Möglichkeit getragen, daß sich die Inflation in den negativen Bereich wenden kann. Und in Großbritannien sieht das Rentengesetz aus dem

Jahr 1995 vor, daß die Renten mit Rücksicht auf die geleisteten Dienstjahre nicht gekürzt werden dürfen.

In Ländern mit unklaren gesetzlichen Bestimmungen kann es zu einigen interessanten Diskussionen darüber kommen, was mit den Renten passieren soll, wenn die Preise fallen. Aber sogar wenn die Renten gekürzt würden, würden sie wohl allerhöchstens um die Deflationsrate gekürzt. Insofern würden die Renten vermutlich schlimmstenfalls nominal zurückgehen, aber real konstant bleiben. Wie ich oben ausgeführt habe, ist die Erhaltung des Realwertes das Beste, was die meisten Rentner unter den derzeitigen Konditionen erwarten können, wenn die Inflation anhält.

Aber diese Analyse der Renten unter Deflationsbedingungen gilt für einen mäßigen, gleichmäßigen und ungefährlichen Preisrückgang, der das Gegenstück zu der niedrigen, gleichmäßigen Inflation der ersten 20 Nachkriegsjahre bildet. In Wirklichkeit löst der Übergang zur Deflationsära und die Möglichkeit einer schwerwiegenden Deflation das Schreckgespenst *nicht mehr finanzierbarer* Renten aus, sei es, weil die zuständigen Finanzinstitutionen zahlungsunfähig geworden sind, weil eine scheinbar voll finanzierte Altersversorgung sich plötzlich als unterfinanziert erweist, oder weil das Versprechen nicht mehr eingehalten werden kann, feststehende Geldsummen auszuzahlen, weil der Geldwert selbst steigt.

Das ist ein moderner Finanzalptraum. Es gab zwei Fixpunkte der privaten Finanzen in der Nachkriegswelt. Der erste ist das heilige Gebot des Wohneigentums: »Du sollst niemals Geld bei Immobilien verlieren«. Der zweite ist der heilige Status der Renten. Gegen beide Gebote wurde verstoßen: gegen das erste durch allgemein sinkende Immobilienpreise, gegen das zweite durch die furchtbare Notlage der Maxwell-Rentner. Natürlich war in letzterem Fall die Ursache für deren Notlage ein sehr spezielles Phänomen. Aber es reichte aus, die Menschen in Sorge um eines der wenigen Dinge zu versetzen, die sie bisher noch als sicher angesehen hatten, nämlich ihre Renten. Und unter dem Einfluß einer allgemeinen Preisdeflation würde sich diese Sorge weit verbreiten.

Einkommen aus Geldeinlagen

Viele Leute, und insbesondere Rentner, stocken ihr Einkommen mit den Zinseinnahmen aus Spareinlagen, Festgeldern oder Geldmarktfonds (in den USA) oder aus Einlagen bei Bausparkassen (in Großbritannien) auf. Die Erträge aus diesen Einlagen wurden stark durch die Inflation verzerrt.

Das Ende der Inflation hat bereits zu einer deutlichen Anpassung und einem weitverbreiteten Unbehagen und sogar einem Gefühl von Ungerechtigkeit geführt.

Wenn die Inflation hoch ist, sind auch die Zinsen hoch. Das Ertragsniveau aus Einlagen ist offensichtlich hoch, und zwar höher als bei niedriger Inflation und entsprechend niedrigeren Zinsen. Folglich neigen die Inhaber von Einlagen zu dem Glauben, daß sie bei niedriger Inflation und niedrigen Zinsen schlechtergestellt sind als bei hoher Inflation und hohen Zinsen und daß sie deshalb keine größeren Ausgaben tätigen können.

Wenn aber der Realzins in beiden Fällen identisch ist, kann dies sicherlich nicht der Fall sein. Gehen die Zinsen immer nur im Gleichschritt mit der Inflation zurück, dann bleiben die Situation dieser Menschen sowie ihr Konsumvermögen unverändert.

Daß die Leute normalerweise die Dinge anders sehen zeigt, wie die Inflation den Blick auf das Realeinkommen verstellt. Die Anleger neigen zu der Annahme, daß ihre Erträge in einem bestimmten Zeitraum der Höhe ihrer Zinserträge oder Dividenden entsprechen. In manchen Fällen kommt das vielleicht der Wahrheit sogar nahe. Aber in vielen Fällen ist es äußerst irreführend.

Nach der wirtschaftswissenschaftlichen Definition meint Einkommen jenen Betrag, den man in einem bestimmten Zeitraum konsumieren kann, ohne das Vermögen anzugreifen. Depositeninhaber, die beispielsweise zwölf Prozent Zinsen bekommen, können bei einer Inflationsrate von zehn Prozent nicht die zwölf Prozent Zinsertrag für ihren Konsum verwenden und gleichzeitig ihr Vermögen unversehrt lassen. Der reale Wert ihres Kapitals wird durch die Inflation ausgehöhlt. Damit ihr Vermögensniveau konstant bleibt, müssen sie den Großteil ihrer Zinseinnahmen auf der Bank lassen und ihrem Vermögen hinzufügen. Nur der kleine Restbetrag ist der eigentliche Ertrag, der auch konsumiert werden kann, ohne das Vermögen anzugreifen.

Wenn sie statt dessen alle Zinseinnahmen für den Konsum verwenden, verbrauchen sie in Wirklichkeit einen Teil des Kapitals, obwohl sie das vielleicht anders beurteilen mögen, weil ihnen die Zinsen ähnlich wie ein Einkommen zufließen und sich das Kapital nominal nicht verringert. In Wirklichkeit kommt man zu demselben Ergebnis bei einer niedrigen Inflation mit nominal niedrigen aber gleich hohen realen Zinsen, wenn man sein »niedriges« Zinseinkommen über das Kapital aufstockt. Oft sind die Leute jedoch hiervon abgeneigt: »Oh nein, das kann ich unmöglich tun. Ich würde niemals mein Kapital angreifen«. In Wirklichkeit bedeutet es nichts anderes, als explizit das zu vollziehen, was sie implizit bei hoher Inflation und hohen Nominalzinsen ohnehin tun.

Tatsächlich verstärkt die Wechselwirkung von Inflation und Steuersystem den Kontrast zwischen Schein und Wirklichkeit. In den meisten Ländern müssen Zinseinnahmen versteuert werden, und zwar unabhängig davon, ob es sich dabei um reale Erträge oder lediglich um den Ausgleich für den inflationsbedingten Schwund des Kapitalwertes handelt. Dies gilt für Anleihen ebenso wie für Spareinlagen. Die Folge ist, daß bei hohen Inflationsraten und hohen Nominalzinsen der Ertrag nach Steuern ohne weiteres negativ sein kann.

Nehmen wir an, daß ein Anleger zehn Prozent Zinsen bei einer Inflationsrate von acht Prozent und einem Steuersatz von 40 Prozent erzielt. Vor Steuern erhält er real zwei Prozent. Aber von dem zehnprozentigen Zinsertrag erhält der Fiskus vier Prozent, so daß ein Restertrag sechs Prozent bei einer Inflation von acht Prozent bleibt. In diesem Fall beträgt also die reale Rendite *minus* zwei Prozent nach Steuern.

Nun nehmen wir an, daß die Inflation auf null zurückgeht und die Zinsen auf zwei Prozent. Vor Steuern bleiben die Dinge gleich, obwohl viele Anleger darüber klagen werden, daß sie »*nur*« zwei Prozent Zinsen erhalten. In Wirklichkeit ist die Situation für den Steuerzahler jetzt günstiger, weil im Steuerbescheid nur 0,8 Prozent als Forderung auftauchen und damit eine reale Rendite von etwas mehr als einem Prozent verbleibt, im Vergleich zu minus zwei Prozent vorher.

Die Anleger sind jetzt also besser gestellt als zuvor. Aber kaum einer von ihnen wird das so sehen. Statt dessen halten sich die meisten für die Opfer ungerechter niedriger Zinsen.

Nachdem sich England im Jahr 1992 aus dem europäischen Wechselkursmechanismus (EWS) zurückgezogen hatte und die Zinsen gegenüber früher auf vergleichsweise niedrige Niveaus gesunken waren, wurden die Parlamentsabgeordneten und Minister mit Beschwerdebriefen über die niedrigen Zinsen überschüttet. Dabei hatte die britische Regierung angenommen, daß eine Senkung der Leitzinsen auf eine positive Resonanz stoßen würde!

Täuschungen hinsichtlich früherer Geldwerte

Die Ungewißheit über die Erträge aus Geldeinlagen ist ein weiteres Beispiel für die weitverbreitete Verwirrung in bezug auf das Verhältnis zwischen gegenwärtigen und zukünftigen Geldwerten, die die Hypotheken- und Rentenproblematik durchzieht, wie oben erläutert. Im Falle der Erträge aus Geldeinlagen bedenken die Leute nicht, daß sie bereits heute für den zukünftigen Verlust an Realwert ihrer Ersparnisse entschädigt werden. Aber in bezug auf *frühere* Geldwerte unterliegen sie einem ähnlichen Irrtum. In der Tat isoliert eine anhaltende Inflation eine Gesellschaft in der Gegenwart und schneidet sie sozusagen von den vergangenen und zukünftigen Geldwerten ab.

Vergangene Geldwerte haben keinen Bezug mehr zur Gegenwart, weil sie bereits in »alter Währung« ausgedrückt sind. Wenn Sie den heutigen Preis für irgend etwas mit dem vor fünf oder sogar vor 50 Jahren vergleichen, ist das so, als würden Sie den Preis für irgend etwas in italienischer Lire mit seinem Preis in Schweizer Franken vergleichen. Wenn die Inflation sich in eine Hyperinflation verwandelt, dann gilt dasselbe für die Preise von heute und gestern, und in wirklich extremen Beispielen zwischen den momentanen Preisen und jenen vor einer Stunde.

Die Leute sind sich dieses Problems bewußt und versuchen ständig, sich mental anzupassen, was dann aber zur Denkgewohnheit wird. Aber diese Anpassungen sind notwendigerweise einfach gestrickt. »Ich habe *damals* 20 000 Dollar für das Auto bezahlt.« – »Ich habe 20 000 Dollar verdient. Das war *damals* viel Geld.« Sie sind sich bewußt, daß 20 000 Dollar nicht mehr soviel wert sind wie damals, aber sie haben kaum eine Vorstellung davon, wieviel genau dieser Betrag heute weniger wert ist.

Eine Konsequenz ist, daß die Leute noch nicht einmal bei solch einfachen Transaktionen wie dem Kauf oder Verkauf eines Gebrauchtwagens richtig einschätzen können, ob sie ein gutes Geschäft gemacht haben. Man kann immer wieder folgenden Spruch hören: »Wissen Sie, ich hatte das Auto fünf Jahre lang und habe es dann für 2 000 Dollar mehr verkauft, als ich dafür bezahlt hatte. Ich habe also einen Gewinn erzielt, obwohl ich das Auto gefahren habe!«

Natürlich kann man Glück haben und ein Auto sehr günstig bekommen. Oder man kann ein Sondermodell kaufen, dessen Wert steigt und das einen Sammlerpreis erzielen kann. Aber die Vorstellung, daß man mit normalen Gebrauchsgegenständen tatsächlich Gewinne erzielen kann, sollte einen nachdenklich machen. Und in der Regel gelingt das auch nicht. Wir haben es hier mit einer anderen List der Inflation zu tun. Weil der Wert des Geldes sinkt, kann der Realwert des Autos zurückgehen und dennoch sein Nominalwert steigen, wodurch sein glücklicher Besitzer in den Genuß eines »Gewinns« gelangt.

Die Unterschiede zwischen gegenwärtigen und früheren Geldwerten infolge von Inflation können zu einer hoffnungslosen Verwirrung der Öffentlichkeit führen. Im Jahre 1824 beschrieb ein gewisser William Cobbett, Chefredakteur einer britischen Zeitung, des *Economist and General Advisor*, wie man ein begrenztes Budget verwaltet. Eine vierköpfige Familie, so wurde dargestellt, konnte mit einem Einkommen von einer Guinee (1,05 Pfund) eine Woche lang auskommen.[2] Heute reicht das gerade für eine Tasse Kaffee, was aber nichts darüber aussagt, wieviel man im Jahre 1824 dafür hätte kaufen können.

Interessanterweise betrug im Jahre 1914, kurz vor Ausbruch des Ersten Weltkriegs, der Wochenlohn eines Metallarbeiters 22 Schilling und zehn Pence (1,14 Pfund), also nicht viel mehr als der Betrag, den man 90 Jahre zuvor für gerade ausreichend hielt. 80 Jahre später verdient ein Metallarbeiter mit 276 Pfund die Woche scheinbar unvergleichlich mehr. Aber ein Brot und ein Liter Milch kosten heute das Zwanzigfache gegenüber damals, und ein Glas Bier das 140fache. (Im Jahre 1914 kostete ein Pint Bier 2,5 alte Pennies oder einen Penny in heutiger Währung.)[3]

Oft beschweren sich heute die Leute darüber, wie teuer alles geworden sei, nicht nur die Grundnahrungsmittel, sondern auch Luxusartikel und Unterhaltung. Im Gegensatz dazu konnten in der »guten alten Zeit« zwei Personen mit fünf Pfund einen schönen Abend verbringen. Im Jahre 1914 bekam man für ein Pfund und einen Schilling (1,05 Pfund) einen Platz in der ersten Reihe der Royal Opera, und ein Diner im Savoy kostete sieben Schilling und sechs Pence (oder 37,5 Pence). Das Doppelzimmer im Savoy kostete ein Pfund und fünf Schilling (1,25 Pfund). Und für zwei Personen hätte alles zusammen etwas mehr als vier Pfund gekostet. Das hört sich heute ungeheuer preiswert an – bis man feststellt, daß dieser Abend im Jahr 1914 den Monatslohn eines normalen Metallarbeiters gekostet hätte.[4]

Oder nehmen wir die Illusion ständiger Einkommenssteigerungen, die die Inflation hervorgerufen hat. Mitte der 1970er Jahre erreichten die Lohnsteigerungen in England ihren Höhepunkt. Im Jahre 1975 allein stiegen die durchschnittlichen Löhne und Gehälter um 30 Prozent, im Jahr davor um 20 Prozent und 1976 um weitere 20 Prozent. In den vier Jahren von 1974 bis 1977 verdoppelten sich annähernd die durchschnittlichen Löhne und Gehälter, und es hatte den Anschein, als ob es den Leuten viel besser ginge. Das Problem war allerdings, daß die Preise sich ebenso fast verdoppelt hatten. Das Endresultat war, daß die Löhne und Gehälter real nur um zwei Prozent gestiegen waren.

Ein anderes Beispiel ist der weitverbreitete öffentliche Unmut über die derzeitigen Gehälter der öffentlichen Funktionsträger. Das Jahreseinkommen von John Major als Premierminister betrug im Jahre 1995 82 003 Pfund, was sich im Vergleich zu den 4 022 Pfund, die der Duke of Wellington im Jahre 1830 verdiente, recht ordentlich ausnimmt. Zugegebenermaßen bezog der Duke noch eine »Rente« von 13 168 Pfund, so daß seine gesamten Einkünfte aus öffentlichen Haushalten jährlich über 17 000 Pfund betrugen. Aber in heutiger Währung beliefe sich diese Summe auf 743 000 Pfund pro Jahr, also mehr als das Achtfache des Einkommens von Herrn Major.[5] Das ist zwar nach allen Vergleichsmaßstäben ein ziemlich großer Unterschied, aber angesichts des zwischenzeitlichen hohen Anstiegs der Realeinkommen ist er schon gewaltig.

Eine andere interessante Möglichkeit, sich dem Problem zu nähern, ist der Vergleich des Einkommens des Premierministers mit den Löhnen und Gehältern der Durchschnittsbürger. Im Jahre 1914 verdiente der Premierminister das 84fache des Lohnes eines Metallarbeiters. Im Jahre 1994 war es nur noch das Fünfeinhalbfache.[6]

Die Gründe der Unsicherheit

Im Grunde müßten sich die Menschen über die Machtverschiebung vom Produzenten zum Verbraucher freuen, die ich in Kapitel 2 beschrieben habe. Allerdings ist heute, in der Übergangsphase zur Null-Ära, von Euphorie nichts zu spüren, nicht zuletzt, weil sich die Leute unsicher fühlen. Zweifellos hängen einige dieser Gefühle mit realen Faktoren zusammen, die zu einschneidenden Verlusten geführt haben – vor allem geringere Beschäftigungsaussichten und geringere Beschäftigungssicherheit im industrialisierten Westen. Aber ein Großteil der Unsicherheit hängt mit der *Verwirrung und dem mangelnden Verständnis* zusammen, und ein Großteil davon ist durch den Zusammenbruch der Inflation bedingt.

Außerhalb der deutschsprachigen Länder haben sich die Menschen an die Inflation gewöhnt und scheinen sich auch irgendwie dabei wohl zu fühlen. Überall gibt es Anzeichen dafür, daß sie in den inflationsbedingten Geldillusionen gefangen sind und nur ungern auf diese verzichten möchten. Wenn die Löhne und Gehälter um vier Prozent jährlich und die Preise um zwei Prozent steigen, dann schneiden sie dabei genauso gut ab, als wenn erstere um zehn Prozent und letztere um acht Prozent stiegen. Aber sie erleben es anders. In ähnlicher Weise vermissen sie die hohen Wertsteigerungen für ihre Häuser, obwohl sie sich, wenn sie darin wohnen bleiben, real nicht verschlechtern. Und die Anleger vermissen die regelmäßige zweistellige Verzinsung auf ihre Einlagen.

Diese Gefühle von Verlust, Unsicherheit und Verwirrung sind die Probleme, die der Übergang zum neuen Regime ohne Inflation mit sich bringt. Mit der Zeit werden sie nachlassen, da die Menschen sich anpassen. Aber die Unsicherheit in bezug auf die zugrundeliegenden Wirtschaftsbedingungen wird nicht nachlassen. Sie wird ein Dauermerkmal der neuen Wettbewerbswelt bleiben.

Beide Gefühle sind verantwortlich für die Angst unter den Verbrauchern, die ihren Niederschlag in einem »traurigen Aufschwung« und dem Fehlen einer »optimistischen Grundhaltung« findet, wie Kommentatoren in den Jahren 1994 und 1995 feststellten. Dies ist gleichzeitig eines der Hauptprobleme, mit denen die Wirtschaft in der Null-Ära zu kämpfen hat.

KAPITEL 6
Die Herausforderung für die Unternehmenswelt

Wenn in der Gesamtwirtschaft Inflation herrscht, dann sind aus vielerlei Gründen Preissteigerungen für jeden leichter zu ertragen. So wie man die Techniken beim Skifahren, Tennisspiel, Schwimmen oder irgend etwas anderem zunächst unter leichten Bedingungen erlernt, so können die hier erlernten Techniken später angewandt werden, wenn sich die Inflation in der gesamten Wirtschaft verlangsamt hat. Deshalb erzeugt Inflation immer Inflation.

W.D. Slawson[1]

Unternehmen und ihre Finanzlage sind der Schmelztiegel für alle jene gewichtigen Einflüsse, die von einer kontinuierlich hohen Inflation auf die Wirtschaft ausgehen und die ich beschrieben habe – Geldillusion, verzerrte Entscheidungen, verwirrte Konsumenten und Überreaktionen der Finanzmärkte. Sie stehen auch im Angriffsfeld der neuen Kräfte, die in einer Welt ohne Inflation wirken, einschließlich zurückhaltender Kaufbereitschaft der Konsumenten und niedriger Zinsen. Und sie stehen natürlich an vorderster Front, wenn das allgemeine Preisniveau fällt

Die Folge ist, daß neben der technologischen Revolution, den organisatorischen Veränderungen und der Konkurrenz aus den dynamischen Ländern vor allem das Ende der Inflation die Unternehmen mit ganz neuen Herausforderungen konfrontiert. An der Reaktion der Unternehmen auf diese Herausforderungen wird sich erweisen, ob mein Optimismus über die Zukunft gerechtfertigt oder unbegründet ist.

Es gibt drei Hauptbereiche, in denen das veränderte Inflationsumfeld einen großen Beitrag zum wirtschaftlichen Aufschwung leisten kann: Es kann die Unternehmen dazu bringen, sich für eine Strategie steigender Umsätze bei geringeren Gewinnmargen zu entscheiden, es kann höhere Investitionen begünstigen und die Qualität von Managemententscheidungen verbessern. In allen diesen Bereichen können sowohl die einzelnen Unternehmen als auch die gesamte Gesellschaft von Veränderungen profitieren.

Aber damit behaupte ich natürlich nicht, daß es in der neuen Welt nur Gewinner geben wird. Viele Unternehmen werden infolge des veränderten Umfeldes massive Probleme bekommen oder sogar untergehen, weil sie oft zu spät erkennen, daß ein radikaler Wandel vonnöten ist, um in einer inflationsfreien Welt zu überleben und zu wachsen. Und den Finanzdienstleistern steht womöglich eine besonders harte Zeit bevor.

Die Folgen des Preisbewußtseins

Im zweiten Kapitel habe ich darauf hingewiesen, daß der Zusammenbruch der Inflation mit einem gestiegenen Preisbewußtsein der Konsumenten einhergeht. Das hat wichtige Konsequenzen für die Volkswirtschaft. Aber es hat auch deutliche Implikationen für die einzelnen Unternehmen. Weil konstante Preissteigerungen in einem inflationären Umfeld an der Tagesordnung sind, können es die Anbieter mit Preiserhöhungen versuchen. Wenn sie zu weit gegangen sind, müssen sie nur warten, bis das allgemeine Preisniveau nachgezogen hat. Das geringe Preisbewußtsein der Konsumenten wird in jedem Fall dazu führen, daß die Umsatzeinbußen wahrscheinlich nicht allzu schwerwiegend sind, und man kann sich normalerweise auf die Arbeit der Marketing- und Werbeabteilungen verlassen, die dafür sorgen, daß auch die Restbestände ihre Käufer finden. Die Zeit arbeitet auf der Seite der inflationären Preissteigerung.

Das alles kehrt sich in einer Welt mit niedriger Inflation um. Natürlich sind weiterhin neben dem Preis auch andere Faktoren wie Qualität, Design und Serviceleistung von Bedeutung. Aber der Preis spielt jetzt eine größere Rolle als vorher. Wenn er zu hoch ist, wirkt sich das deutlich auf den Umsatz aus. Die Anbieter können nicht einfach nur warten, bis alle anderen Preise gestiegen sind. Das gestiegene Preisbewußtsein der Konsumenten ermutigt die Anbieter dazu – und zwar in ihrem eigenen Interesse –, sich für eine Strategie hoher Umsätze bei niedrigen Gewinnmargen zu entscheiden.

Ein Zeichen für die neuen Konsumenteneinstellungen ist die Bedrohung von Markenprodukten, die es seit Jahrzehnten gibt. 1993 stieß der Zigarettenhersteller Philip Morris die Branche und die Finanzmärkte vor den Kopf, als er angesichts schwacher Umsätze den Preis für Marlboro-Zigaretten senkte. Und auf beiden Seiten des Atlantiks stehen Markenprodukte von Frühstücksflocken bis hin zu Cola-Getränken unter dem Druck von Eigenmarken der Einzelhandelsketten oder der Discountläden. Gleichzeitig geraten die eingeführten Einzelhandelsketten in Europa selbst unter Druck durch die Aktivitäten der Discounter wie Aldi in Deutschland oder Netto in Dänemark. Die Discountketten halten bereits einen 25prozentigen Anteil am deutschen Lebensmittelmarkt. Im übrigen Europa ist dieser Anteil zwar geringer, aber er steigt überall.[2]

Der Einfluß des verschärften Wettbewerbs im Einzelhandel zeigt sich in überraschenden Bereichen. Im November 1995 gab Guinness zu, daß der wachsende Einfluß der Supermärkte die Macht der Getränkehersteller beschnitt, die Preise festzulegen. Das Unternehmen konnte im selben Jahr noch nicht einmal eine einprozentige Preiserhöhung für sein Markenbier durchsetzen. Der Börsenanalyst Andrew Holland bemerkte dazu:

> Die Bierbrauer sind vollkommen aufgebracht. Sie behaupten ständig, daß sie ihre Preise, falls nötig, schon erhöhen könnten, aber sie können es nicht beweisen.[3]

Offensichtlich konnte noch nicht einmal eine Aufstockung des hohen Marketingbudgets von Guinness (das sich auf 300 Millionen Pfund pro Jahr beläuft) etwas an der Situation ändern.

Das ist Teil eines allgemeinen Trends. Die Möglichkeiten, die Konsumenten durch Werbung zu beeinflussen, scheinen dahinzuschmelzen. Peter Brabeck, Marketing-Chefstratege bei Nestlé, gestand:

> Heutzutage bedarf es mehr als ein paar Worte, um die Menschen zum Handeln zu bewegen.[4]

Die These eines gestiegenen Preisbewußtseins der Konsumenten unter den Bedingungen einer niedrigen Inflation hat sich seit kurzem an ungewohntem Orte bestätigt – in Argentinien. Traditionell litt das Land unter einer hohen Inflation, an die sich die Menschen gewöhnt hatten. Aber Argentinien hat unlängst ein drastisches Stabilisierungsprogramm umgesetzt, im Zuge dessen die Inflationsrate 1995 auf 1,6 Prozent zurückging. Nach einem Bericht in der *Financial Times*[5] hat dies zusammen mit einer gleichzeitigen Rezession zu einem markanten Wandel im Preisbewußtsein der Argentinier geführt – mit dramatischen Auswirkungen auf das Geschäftsverhalten.

Nach einem halben Jahrhundert hartnäckiger Inflation war das Gefühl für Preisverhältnisse bei den meisten Argentiniern stark gestört. Ein Satz wie »Was kostet das?« war in Buenos Aires selten zu hören. Aber heute sieht das anders aus. Im vergangenen Jahr eröffnete die Einzelhandelskette Walmart ihre erste Filiale in Argentinien, die sofort von Schnäppchenjägern überrannt wurde – in der Hoffnung, dort günstigere Preise vorzufinden als bei der Konkurrenz, der französischen Kette Carrefours und ihrem chilenischen Pendant Jumbo. Man sprach erstmals von einem »Preiskrieg«.

Die *Financial Times* berichtet von anderen dramatischen Auswirkungen. Die Autohersteller, die über Jahre ihre Autos zu überhöhten Preisen in einem isolierten Markt verkauften, haben die Preise für Neuwagen bis zu 40 Prozent gesenkt. Die Mieten sind fast um ein Viertel gefallen, und Reklamezettel mit Rabattcoupons für Friseur- und Restaurantbesuche »pflastern die Straßen«. Sogar die Löhne sind in einigen Branchen gesunken.

Schließlich hat das gestiegene Preisbewußtsein auch einen deutlichen Effizienzschub ausgelöst. Die Kehrseite dieser Entwicklung ist allerdings der Zusammenbruch kleiner Unternehmen und eine gestiegene Arbeitslosigkeit, denn stärkeres Preisbewußtsein bedeutet geringere Gewinnmargen, und das heißt, daß kleine, ineffiziente Produzenten nicht überleben können. Carlos Paciarotti, Direktor der Supermarktkette Disco, beschreibt die früheren Zustände in Argentinien folgendermaßen:

> Jeder konnte Metzger, Kaufmann oder Bäcker werden.

Aber heute gilt das nicht mehr. In den letzten vier Jahren mußten Zehntausende kleiner Läden schließen.

Diese Auswirkungen sind nicht auf Länder mit einer turbulenten Vergangenheit wie Argentinien begrenzt. Die jüngsten Entwicklungen in Großbritannien zeigen deutlich die Folgen eines gestiegenen Preisbewußtseins. Wenn man sich den Umsatz im Einzelhandel in Großbritannien genauer ansieht, dann wird klar, daß in den Jahren 1993 und 1994 die Unternehmen, die eine Niedrigpreisstrategie verfolgten, ihre Umsätze (und wahrscheinlich Gewinne) steigern konnten. Diejenigen, die diese Lektion nicht gelernt hatten, blieben auf der Strecke.

Interessanterweise traf dies weder für den Aufschwung Anfang der 1980er Jahre noch für die Boomzeiten Ende der 1980er Jahre zu. Mit anderen Worten: Weil die Konsumenten der neunziger Jahre preisbewußter geworden sind, zahlt sich heute eine Niedrigpreisstrategie für Produzenten und Einzelhändler aus.

In Großbritannien hat dies zu häufigen Ausbrüchen von Preiskriegen geführt, oft in Bereichen, in denen man dies nicht erwartet hätte. Zu den Branchen, die jüngst die Macht der Preise in Großbritannien entdeckt haben, gehören beispielsweise die Bekleidungs- und Schuhindustrie, Zeitungsverlage, Versicherungen und Supermärkte. Als die Supermarktkette Somerfield im September 1995 ihre jüngsten Preissenkungen bewarb, wies das Unternehmen auf die Ergebnisse einer fünfmonatigen Marktforschung hin, die ergeben hatte, daß die Verbraucher weiterhin niedrige Preise verlangten. Der Marketingdirektor von Somerfield erläuterte dazu:

> In diesen unsicheren Zeiten verlangen die Familien einen Gegenwert für ihr Geld.[6]

Bei der Nachfrage nach Zeitungen war man immer davon ausgegangen, daß der Preis keine Rolle spielt. Aber der Preiskampf im Jahr 1994 bewies das Gegenteil. Eine Preisdifferenz von sieben Pence und ein nur eintägiger Preisnachlaß um zehn Pence ließ die Auflage von *The Sun* auf fast vier Millionen hochschnellen, und die Zeitung setzte sich deutlich von der Konkurrenz ab. Gleichzeitig stiegen die Verkaufszahlen von *The Times* um fast 30 Prozent, nachdem der Preis auf 20 Pence gesenkt worden war.

Gestiegenes Preisbewußtsein und ein verschärfter Wettbewerb zwingen zu deutlichen Veränderungen bei der Preisfestsetzung. Sogar der Buchhandel in Großbritannien, der fast 100 Jahre lang durch die »Vereinbarung über die Preisbindung bei Büchern« reguliert worden war, eine Art Kartell, wird heute von den normalen Wettbewerbskräften bestimmt, nachdem die Supermärkte begonnen haben, Bestsellertitel zu 50 Prozent unter dem »Normalpreis« anzubieten. Die Pauschalreiseveranstalter, die sich lange Umsatzillusionen hingaben, spüren immer stärker die neue wirtschaftliche Situation. Ende 1995 boten die großen Reiseunternehmen bereits einen zehnprozentigen Nachlaß auf die in den neuen Katalogen angegebenen Preise an, bevor diese überhaupt gedruckt waren.

Statt offen die Preise zu senken, greifen viele Einzelhändler und Dienstleister zu Rabatten, Sonderangeboten, Gutscheinen, Werbegeschenken und anderen Formen versteckter Preissenkungen. Vermutlich halten sie das gegenwärtige »Wertbewußtsein« im Markt für eine vorübergehende Erscheinung und/oder wollen das Image ihrer Listenpreise als »tatsächliche Preise« schützen. Mit der Zeit werden sie erkennen, daß die Nachfrage nach preiswerten Angeboten von Dauer ist und es von daher womöglich sinnvoller ist, die Rabatte und Sonderangebote in einen niedrigeren Listenpreis zusammenzufassen.

Auf der Ebene des Einzelunternehmens führt dies zur Umkehr der Preisbildung auf der Basis der Kosten zuzüglich Gewinnaufschlag. Statt bei den Kosten anzusetzen und einen vernünftigen Gewinn aufzuschlagen, um so den Preis zu bestimmen, den man dem Verbraucher in Rechnung stellt, müssen die Unternehmen heute beim Preis ansetzen, den die Verbraucher zu zahlen bereit sind, und auf dieser Basis ihre vertretbaren

Kosten berechnen. Es ist also keine Kosten-plus-Gewinnaufschlags-Kalkulation mehr, sondern eine Preis-minus-Gewinnaufschlags-Kalkulation.

Bei Cadillac, einem Tochterunternehmen von General Motors, wird heute für ein neues Modell zunächst der Zielpreis festgelegt. »Dann legen wir den Gewinn fest und errechnen so unsere Kostenvorgabe. Das ist für uns völlig neu«, sagt Janet Eckhoff, Leiterin der Abteilung für Marketing und Produktstrategie.[7]

Manche Preise steigen, andere fallen

Unter Inflationsbedingungen weiß ein Unternehmen zumindest, daß alle Preise immer steigen. Die Frage ist nur, wann und um wieviel. Notwendig gewordene Veränderungen der relativen Preise werden dadurch erreicht, daß manche Preise mehr als andere steigen. In einer Welt weitgehend stabiler Preise wäre das jedoch anders. Manche Preise würden nach oben tendieren, andere nach unten, und wiederum andere würden schwanken. Aber genau zu beurteilen, zu welcher dieser Gruppen ein bestimmter Preis gehört, stellt eine echte Herausforderung für die Unternehmen dar.

Bei weiterhin steigenden Lohnkosten würden die Preise für lohnintensive Waren und Dienstleistungen steigen. Das würde die bereits bekannte Entwicklung fortschreiben, als in der Ära einer anhaltenden Inflation vor allem die Preise für lohnintensive Waren, und ganz besonders für Dienstleistungen, am stärksten zulegten.

Aber danach sieht es heute nicht aus. Während in der Nachkriegszeit die Arbeitskräfte knapp und sogar ungelernte Arbeitskräfte gesucht waren, scheint es heute aufgrund der technologischen Veränderungen und der Konkurrenz aus dem Osten einen Überschuß an ungelernten Arbeitskräften sowie eine Verschärfung der Einkommensunterschiede zu geben, wie ich in Kapitel 2 ausgeführt habe. Dementsprechend werden die Preise für Waren und Dienstleistungen, die stark von ungelernter Arbeit abhängen, vermutlich konstant bleiben oder sogar fallen. Die Restaurantpreise und die Kosten für diverse Haushaltshilfen beispielsweise, die in den letzten dreißig Jahren stark gestiegen sind, steigen jetzt kaum mehr.

Im Gegensatz dazu werden die Preise für Waren und Dienstleistungen, die stark von qualifizierter Arbeit abhängen, weiter zulegen. Die Gebühren für Privatschulen, die Arztkosten und Anwaltsgebühren werden wahrscheinlich weiterhin steigen, sogar in der schönen neuen Welt ohne Inflation.

Sehr wahrscheinlich werden die Preise für Waren fallen, bei denen ein Produktivitätsanstieg und technologischer Fortschritt die Produktionskosten gesenkt haben, oder die zunehmend auch von den Niedrigkostenproduzenten im Osten angeboten werden. Die offensichtlichen Kandidaten für diese Produktkategorie sind Autos, langlebige Konsumgüter, Elektroartikel und Bekleidung. Demgegenüber wird der Preis für Designermode aufgrund des knappen Angebots an Topdesignern sicherlich weiter steigen.

Geht es mit den Rohstoffpreisen weiter nach oben?

Wie sieht es bei den Rohstoffpreisen aus? Werden sie in Relation zu anderen Preisen eher steigen? Eine sichere Antwort auf diese Frage zu finden ist schwierig. Immer wieder einmal vernehmen wir Schreckensmeldungen aus dem Mund von Experten, die behaupten, daß einige oder alle Rohstoffe knapp würden oder schon bald ausgingen. In den siebziger Jahren sagte der Club of Rome voraus, daß die Welt ein viel niedrigeres Wirtschaftswachstum akzeptieren müßte, da sonst viele der Hauptrohstoffe bald erschöpft wären. In Wirklichkeit haben weder knappe Rohstoffe ein Wachstum verhindert, noch sind die realen Preise der meisten Rohstoffe gestiegen. Der reale Ölpreis, angeblich einer der neuralgischsten Punkte der Industrieländer, ist seit Anfang 1980 sogar beträchtlich gefallen.

Dennoch wird aufgrund des starken Wachstums in den dynamischen Ländern die Rohstoffnachfrage steigen – für Öl, Metall, chemische Produkte, Nahrungsmittel und Faserstoffe. Bei begrenztem Angebot müßten östliche wie westliche Länder höhere Rohstoffpreise bezahlen. Weil viele Kommentatoren zwar diese Gefahr erkennen, aber jene desinflationären Kräfte, die ich vorhin beschrieben habe, nicht zur Kenntnis nehmen, sehen sie in der Entwicklung im Osten einen Inflationsmotor für den Westen.

Wenn wir also feststellen, daß steigende Rohstoffpreise eine Bedrohung darstellen, wie ernst ist diese? In vielen Fällen ist das Wachstum im Osten ressourcenintensiv, und viele dynamische Länder verfügen nur über veraltete Industrieanlagen.

Im Westen verbraucht jedoch die Wirtschaft weit weniger Ressourcen als früher. Zum Teil sind die Menschen aufgrund von Preisänderungen und Umweltsorgen sparsamer geworden (wie im Falle von Öl), zum Teil hat der Westen ressourcenintensive Bereiche an den Osten abgetreten. Aber der wichtigste Grund ist, daß mit zunehmendem Wohlstand im Westen immer jene Wirtschaftszweige verstärkt an Bedeutung gewinnen, die naturgemäß weniger Rohmaterial verarbeiten. Der Dienstleistungssektor und hier vor allem die Finanzdienstleistungen verwenden im Vergleich zu den großen Produktionsbetrieben, deren Wachstum die Wirtschaftsentwicklung Anfang des zwanzigsten Jahrhunderts stark beherrschte, wenig Rohmaterial. Obwohl die absolute Rohmaterialmenge, die der Westen nachfragt, infolge des anhaltenden Wirtschaftswachstums weiterhin steigt, legt sie daher jährlich weniger zu als das Bruttoinlandsprodukt.

Dementsprechend ist der Westen heute weit weniger den Bewegungen der Rohstoffpreise ausgesetzt als früher. Wenn der Ölpreis wieder in dem Maße wie in den 1970er Jahren steigen würde, wären die negativen Auswirkungen nicht annähernd so dramatisch wie damals. Obwohl Öl noch extrem wichtig ist, ist es nicht mehr so wichtig wie früher. Im Laufe ihrer Entwicklung werden auch die dynamischen Länder jenen Punkt erreichen, wo ein weiteres Wirtschaftswachstum nur durch Ausbau des Dienstleistungssektors und nicht mehr der industriellen Produktion zu erreichen ist. Hongkong und Singapur sind bereits dort angelangt. Darüber hinaus liegt im Energieverbrauch ein weites Feld für mögliche Einsparungen. Der weitverbreitete Einsatz von computergesteuerten Anlagen wird eine Verringerung des Treibstoffverbrauchs ermöglichen.

Wie hoch die Rohstoffpreise infolge einer anhaltenden Nachfrage im Westen sowie der Entwicklung im Osten steigen werden, wird auch davon abhängen, inwieweit es möglich ist, die Rohstoffproduktion im Einklang mit dem Nachfrageanstieg zu erhöhen. Tatsächlich gibt es gute Aussichten für einen erheblichen Anstieg des Angebots. Die technologischen Verbesserungen hatten starke Auswirkungen sogar auf die Produktion von Rohstoffen. Noch vor wenigen Jahren wäre es unmöglich gewesen, im Nordatlantik nach Öl zu bohren.

Während zudem die wirtschaftliche Entwicklung in Japan und später in den asiatischen Tigerstaaten in Ländern stattfand, die insgesamt kaum über Rohstoffe verfügen (etwa Singapur, Hongkong und Taiwan), hat die zweite Entwicklungsstufe auch Länder wie Indonesien erfaßt, die durchaus rohstoffreich sind.

Wenn sich darüber hinaus die ehemalige Sowjetunion und das frühere Osteuropa von ihren derzeitigen Schwierigkeiten erholt haben, werden sie eine riesige ressourcenproduzierende Kapazität stellen. Besonders betroffen von dem Aufruhr und den Abspaltungen in Rußland ist die Ölförderung. Wenn die russische Energieförderungsindustrie nach westlichen Standards aufgebaut wäre, dann wäre es möglich, die Förderung von Öl, Kohle und Gas wesentlich zu steigern. In den ehemaligen Sowjetrepubliken Kasachstan und Aserbaijan wetteifern die führenden westlichen Ölfirmen miteinander (und mit den Russen) um das Öl aus den wahrscheinlich größten Ölfeldern der Welt.[8]

Ein Ende der Wechselkursschwankungen?

Ein möglicher Ausgleich für die Unternehmensmanager, die sich mit der Preispolitik herumschlagen, könnte das Ende der schädlichen Wechselkursschwankungen sein. Schließlich traten große und häufige Wechselkursschwankungen erst in den 1970er Jahren auf, als auch die Inflation deutlich zulegte. Wird das Verschwinden der Inflation dem ein Ende bereiten?

Die Antwort hängt teilweise davon ab, wie stark sich das neue inflationsabweisende Umfeld international durchsetzt. Wenn es sich durchsetzt, dann könnten die Wechselkursschwankungen deutlich geringer werden, weil kein Zweifel daran besteht, daß unterschiedliche Inflationsraten die Hauptursache der langfristigen Wechselkurstrends gewesen sind, wie die lange Abwertung des britischen Pfunds gegenüber der D-Mark. Die rückläufige Inflation in den 1980er Jahren führte allgemein zu einer Verringerung der Inflationsunterschiede zwischen den Ländern, als sich die früher hochinflationären Länder wie etwa Italien, Frankreich und Großbritannien den Ländern mit niedriger Inflation wie Deutschland immer mehr annäherten.

Man könnte darin nun eine Stützung der These von einer größeren Stabilität der Wechselkurse sehen, sei es innerhalb der EU oder sogar innerhalb der gesamten industrialisierten Welt – eine Art neues internationales Währungssystem, das auf festen Wechselkursen aufbaut. Die Folge wäre, daß die Unternehmen weniger unter Währungsunterschieden zu leiden hätten – und die Banken weniger Geld mit ihren Devisengeschäften verdienen würden.

Aber die Wechselkursschwankungen werden wahrscheinlich nicht verschwinden, nicht einmal in einer Welt ohne Inflation. Sie sind als Reaktion auf reale Ereignisse wie die deutsche Wiedervereinigung nützlich, die unterschiedliche Wirkungen auf verschiedene Länder haben. Derartige

Ereignisse kann es immer geben, sogar wenn die Inflationskurven in allen Ländern weitgehend ähnlich verlaufen. Das Fehlen einer Inflationsgefahr macht die Abwertung einer Währung zu einer praktikableren Politik für diejenigen Länder, die besonderen Belastungen ausgesetzt sind, wie ich in Kapitel 9 erläutern werde.

Eine der Botschaften dieses Buches in einem größeren Zusammenhang lautet, daß der schnell sich entwickelnde Osten wahrscheinlich ein ernsthaftes Inflationsproblem erleben wird, und zwar unabhängig davon, wie nahe sich der Westen an eine Nullinflation annähert. Dort, wo dies auf eine reine Entwicklungsinflation beschränkt ist, gibt es keinen Grund dafür, warum es zu einer Beeinträchtigung der Wettbewerbsfähigkeit und zu einer Abwertung der Währung kommen sollte. Eine hohe Inflation ist vielleicht sogar mit einer starken Währung vereinbar. Außerdem ist womöglich eine starke Währung der einzige Weg, um die Entwicklungsinflation zu bremsen.

Wo immer die Inflation in den östlichen Ländern diese Stufe jedoch überschreitet, muß die betroffene östliche Währung gegenüber den westlichen Leitwährungen abgewertet werden. Und da die westlichen Unternehmen einen zunehmenden Teil ihrer Geschäfte mit östlichen Partnern abwickeln werden, sind die östlichen Währungsverhältnisse von wachsender Bedeutung.

Darüber hinaus wird, wie ich in diesem Buch immer wieder betont habe, die neue Welt auch im Westen kein himmlisches Gleichgewicht schaffen. Das Preisniveau kann schwanken, und zwar zu verschiedenen Zeiten und in unterschiedlichem Ausmaß in verschiedenen Ländern. Die Finanzsysteme einiger Länder werden besser mit einer Periode fallender Preise umgehen können als andere. Besonders Länder mit hoher Staatsverschuldung werden bei fallenden Preisen in erhebliche Schwierigkeiten geraten. Und das alles wird in einer Atmosphäre der Verwirrung und Unsicherheit geschehen, in der niemand genau versteht, was vor sich geht. Dies wird wahrscheinlich deutliche Auswirkungen auf die Wechselkurse haben.

Das Ende der Inflation wird also im Westen nicht einfach zum Ende der Wechselkursschwankungen führen, und die Wechselkurse werden weiterhin den Unternehmen Kopfzerbrechen bereiten. Aber zumindest die Devisenhändler und ihre Arbeitgeber können ruhig schlafen.

Eine Welt fallender Preise

Eine Welt ohne Inflation ist eine gute Nachricht für die Wirtschaft insgesamt, auch wenn viele Unternehmer und Manager darüber klagen mögen. Das heißt jedoch nicht, daß es zu begrüßen wäre, wenn die Preise fallen. Tatsächlich ist eine Welt mit fallenden Preisen in ihren Auswirkungen einer Welt permanenter Inflation sehr ähnlich, nur mit umgekehrten Vorzeichen. Wenn jeder *weiß*, daß die Preise jährlich um drei Prozent fallen werden, und alle Vorkehrungen daran angepaßt sind, dann wird eine Preisdeflation so gut wie keine Auswirkungen haben.

Aber wie unter Inflationsbedingungen wissen die Menschen in Wirklichkeit *nicht*, wie stark die Preise fallen werden, und tatsächlich können auch nicht alle Preise fallen.

Wie ich in Kapitel 1 aufgezeigt habe, sind die Zinsen ein besonderes Problem, weil sie nicht negativ werden können. Wenn einmal geringe Preisdeflationsraten überschritten werden, dann taucht das Problem hoher Realzinsen wieder auf. Und gerade weil weder ein einzelner noch ein Unternehmen für den Besitz finanzieller Vermögenswerte »bestraft« werden kann, indem man ihm negative Zinsen auferlegt, gibt es keinen Anreiz dafür, Geld auszugeben oder zu investieren, und es wird statt dessen gespart. Die Menschen müssen zwar weiterhin ihren normalen Lebensunterhalt finanzieren – Lebensmittel, Fahrtkosten, Kleidung, Unterhaltung. Aber bei langlebigen Konsumgütern verhält es sich anders. Wenn man einen Kauf aufschieben kann, dann wird er später billiger.

Dabei handelt es sich vielleicht nicht um ein vollkommen neues Phänomen, weil die Konsumenten hier bereits im Bereich der High-Tech-Produkte langjährige Erfahrungen sammeln konnten. Videorecorder, Camcorder, Faxgeräte, Computer und Mobiltelefone sind im Preis wesentlich gefallen, und es gibt bereits eine gewisse Neigung der Konsumenten, die Anschaffung solcher Artikel aufzuschieben, weil sie nicht nur von niedrigeren Preisen profitieren wollen, sondern auch von der besseren Qualität oder der verbesserten Ausstattung der Nachfolgemodelle. Aber im Markt für High-Tech-Produkte wird diese Neigung mindestens teilweise durch Modebewußtsein und Prestigeerwägungen ausgeglichen. Obwohl vielleicht ein Mobiltelefon in zwei Jahren billiger sein wird, verleiht es ein gewisses Prestige, wenn man bereits heute eines besitzt. Im Falle herkömmlicher langlebiger Konsumgüter würde man in einer Welt allgemeiner Preisdeflation kaum solche Erwägungen antreffen.

Außerdem erlägen nicht nur die Konsumenten der Versuchung, Anschaffungen aufzuschieben. Für Unternehmen gälte dieselbe Anreizstruktur. In einer Welt fallender Preise sparen sie mit dem Aufschub von Investitionen in Maschinen oder Gebäude oder sogar in Anteile anderer Unternehmen schließlich bares Geld. Und wenn die Bestände an Wert verlieren, dann zahlt es sich aus, so wenig wie möglich vorzuhalten.

Die Folge ist, daß gerade dann, wenn zur Stabilisierung der Preisniveaus ein höherer Konsum und höhere Investitionen erforderlich wären, es eine systematische Tendenz zur Reduzierung von Ausgaben gibt.

Obwohl geringe Deflations- ebenso wie geringe Inflationsraten durchaus tolerierbar wären, wäre die Reaktion der Unternehmen auf mehr als nur minimale Preissenkungen wahrscheinlich extreme Angst, ja fast Panik. Denn abgesehen von dem Überraschungseffekt und dem Umstellungsbedarf, dem sich die Unternehmen gegenüber sehen, bergen fallende Preise ohne Umsatzsteigerungen die Gefahr einer Katastrophe in sich. Die realen Zinsen steigen, das Realeinkommen und das Vermögen geht von den Kreditnehmern auf die Kreditgeber über, stark verschuldete Unternehmen sind gefährdet, die Finanzinstitutionen wackeln, und sogar die Regierungen erleben eine Verschlechterung ihrer Finanzlage.

Die Reaktion der Unternehmen wird wahrscheinlich in dem Versuch liegen, Kosteneinsparungen einschließlich Lohnsenkungen zu realisieren, wie während der Wirtschaftskrise der 1930er Jahre. Das wird natürlich den Widerstand der Arbeitnehmer hervorrufen. Die einsetzende Deflation kann somit, wie die aufwallende Inflation in den 1970er Jahren, zu Konflikten zwischen den Sozialpartnern führen. Das ist nicht überraschend. Wie bei einer Inflation bedeutet eine Deflationsperiode einen Kampf um die reale Einkommensverteilung unter Bedingungen starker Unsicherheit und Angst.

Die Bedeutung der Preise erkennen

Diese Veränderungen führen zu einem starken Anstieg der Bedeutung der Preispolitik in den Unternehmen. In früheren Jahren konnten die Preise nach einem festen Zeitplan mehr oder weniger unabhängig von der Marktlage erhöht werden – es hieß dann: »Die Preiserhöhung im Januar«. Das funktioniert heute nicht mehr. Preiserhöhungen sind auch keine sichere Möglichkeit mehr, den Markt zu testen, weil die Zeit nicht mehr für das preiserhöhende Unternehmen arbeitet. Wenn der Markt die Preissteigerung nicht trägt, wird der Anbieter zu einer peinlichen (und schädlichen) Preisrücknahme gezwungen.

Darüber hinaus müssen die Unternehmen heute unbedingt wissen, in welche Kategorie sie hinsichtlich der langfristigen Tendenzen ihrer Produktpreise gehören. Gehört ihr Produkt in die Kategorie, in der sogar in einer Welt allgemeiner Preisstabilität die Preise steigen können? Oder gehört es in die Kategorie, deren Preise längerfristig fallen müssen? Die Unternehmen müssen auf diese Fragen eine eindeutige Antwort finden. Wenn ein Unternehmen der Meinung ist, daß es zur ersten Gruppe gehört und sich weiterhin wie gewohnt verhalten kann, aber in Wirklichkeit zur letzteren gehört, dann wird es in ernste Schwierigkeiten geraten. Der Umsatz wird zurückgehen, die Ausgaben für Marketing und Werbung werden steigen, und die unverkauften Bestände werden wachsen.

Diese Alarmglocken läuten besonders laut in der Automobilindustrie. Die Produktionskosten sinken hier bei steigender Produktionsleistung, aber die Branche unternimmt enorme Anstrengungen (und Ausgaben) zur Differenzierung eines Produktes von seiner Konkurrenz. Das Produkt selbst ist altbekannt und liegt längst nicht mehr an der Spitze jener Objekte, die der Imagebildung dienen und für Statusprojektionen herhalten können (wie es früher einmal der Fall war). Gleichzeitig sind die sich entwickelnden Länder mit ihren niedrigen Kosten immer mehr dazu in der Lage, den entwickelten Westen mit Autos zu beliefern. Kurz, in einer westlichen Welt ohne Inflation sollten die Preise für dieses Produkt zurückgehen. Aber versuchen Sie einmal, die Manager der Autogiganten davon zu überzeugen.

Ohne Inflation erhält auch die jährliche Lohnrunde eine neue Komplexität. Die generelle Annahme, daß die Löhne für alle mindestens einmal jährlich steigen, ist eng an die Erfahrung einer beständigen Inflation gekoppelt. In einer Welt ohne Inflation müssen die Unternehmen ein anderes System in Erwägung ziehen, das vielleicht Lohnzahlungen auf der Basis des Dienstalters sowie die übliche Kombination aus Leistungs- und Beförderungszuschlägen vorsehen könnte.

Die starke Veränderung des Inflationsumfeldes erfordert ein anderes Vorgehen bei der Budget- und Unternehmensplanung. Wenn die Inflation gleich Null ist, dann muß sich die breite Masse der Unternehmen daran gewöhnen, daß ihre Produktpreise statisch sein werden, ganz unabhängig davon, was die Experten aus dem Marketing dazu sagen. Einige müssen, wie ich oben gezeigt habe, selbst in »normalen« Zeiten davon ausgehen, daß ihre Preise fallen werden. Und um sicherzugehen, müssen alle ihre

Kalkulationen unter der Annahme eines Rückgangs im allgemeinen Preisniveau anstellen.

Am wichtigsten jedoch ist, daß die Budgets und Pläne an die zukünftige Inflationsrate angepaßt werden. Das Ende der Inflation bedeutet nicht nur, daß die Produktpreise (im Durchschnitt) nicht steigen, sondern auch, daß die Löhne kaum steigen, die Zinsen auf niedrigem Stand verharren und das Betriebsvermögen nur geringfügig im Wert steigt. Nur einen Teil der nicht-inflationären Welt zu erkennen und in die Unternehmensplanung einzubeziehen, aber nicht das Ganze, könnte eine Katastrophe bedeuten.

Zinsen und Investitionen

Die Inflation hat zu besonders ernsthaften Problemen bei der Beurteilung und Finanzierung von Investitionsvorhaben geführt. Ihr Ende wird in diesem Bereich sowohl für die Unternehmen wie auch für die gesamte Volkswirtschaft große Vorteile bringen.

Die Tendenz zu Zinssteigerungen als Widerspiegelung der Inflation bedeutet, daß der Cash-flow bei jedem Projekt, für das Geld aufgenommen wurde, umgewandelt wird, sogar wenn die Realzinsen so liegen wie ohne Inflation.

Wenn man für einen feststehenden Zeitraum einen Kredit aufnimmt, muß man während der Kreditlaufzeit Zinsen zahlen und zahlt die Kreditsumme entweder in Raten oder insgesamt am Ende zurück. Unter Inflationsbedingungen jedoch, wenn der Nominalzins die Inflationsrate widerspiegelt, verändert sich das Zeitprofil der Rückzahlungen. Der Teil der Zinszahlungen, der die Inflation ausgleicht, stellt faktisch eine Teilrückzahlung des Kapitals dar, als Ausgleich für den verringerten Realwert der zukünftigen Kapitalrückzahlungen. Insofern ist die Finanzierungsbelastung des Projektes in den ersten Jahren höher als ohne Inflation und mit entsprechend niedrigeren Zinsen. Es ist exakt dasselbe Phänomen wie bei der Umverteilung des Realwertes der laufenden Hypothekenzahlungen, die ich in Kapitel 5 erörtert habe.

Große, erfahrene Unternehmen können jetzt Auswege aus dieser Schwierigkeit finden. Sie können sich auf unterschiedliche Weise finanzieren. Sie können sich stärker auf ihre Erträge oder ihr Eigenkapital verlassen, die Kreditlaufzeiten verlängern oder den Tilgungsplan neu gestalten oder mehr Geld während der Kreditlaufzeit aus anderen Quellen aufnehmen, um so letztlich die Zinszahlungen zu finanzieren.

Aber kleine Unternehmen sind dazu nicht ohne weiteres in der Lage. Auch wenn sie den ablaufenden Prozeß verstehen und deswegen auch begreifen, daß die realen Kreditkosten nicht annähernd so hoch sind wie die Nominalrate, die sie bezahlen müssen, so ist eine Umsetzung dieser Erkenntnis dennoch nicht einfach. Kleine Unternehmen kämpfen oft um ihr Überleben und sind zwischen einem besorgten Bankmanager und einer tickenden Uhr gefangen. Die Finanzierungskosten für ihren Kredit gehen direkt in die Produktionskosten ein. Das Aufladen einer weiteren Belastung zur Finanzierung eines Investitionsprojektes bei zweistelligen Zinssätzen kann wirklich Angst einflößen.

Es sagt sich leicht, daß die Zinsen bei 15 Prozent liegen, weil man eine Inflationsrate von voraussichtlich zwölf Prozent erwartet und die Unternehmen ihre Preise ja folglich jährlich um zwölf Prozent erhöhen können. Gleichzeitig müssen sie aber in jedem Fall die Zinsen bezahlen. Wenn etwas schiefläuft, könnte die Bank den Kredit zurückfordern.

Das Fazit lautet: Sogar wenn die Inflation am Ende nicht die realen Zinsen hochtreibt, schreckt sie vor allem kleine Unternehmen von Investitionen ab. Aber natürlich hat die Inflation tatsächlich zum Anstieg der realen kurz- und langfristigen Zinsen geführt und damit die Investitionsbereitschaft großer und kleiner Unternehmen geschwächt.

Wie weit in die Zukunft?

Der negative Effekt der Inflation auf reale Investitionen war vielleicht noch weitgehender. Eine der Auswirkungen des Schleiers, der sich unter Inflationsbedingungen über die Geldwerte legt, ist die Begrenzung der Zeithorizonte der Wirtschaftsakteure. Für Unternehmen ist die entferntere Zukunft vollkommen ungewiß, und folglich konzentrieren sie sich mehr auf das Hier und Jetzt. Das wird im Falle einer sehr hohen Inflation besonders deutlich. Wenn die Inflation wirklich in die Höhe schießt, dann wird die Inflationsrate nicht mehr jährlich, sondern monatlich bestimmt, in extremen Fällen sogar täglich. Aber das gleiche gilt dann auch für die Länge von Vereinbarungen und Verträgen. Bei sehr hoher Inflation löst sich der Markt für langfristige Finanzierungen insgesamt auf.

Bei einer normalen, gemäßigten Inflation geschieht nichts derart Ernsthaftes, aber die Auswirkungen gehen in dieselbe Richtung. Zum Beispiel löste sich in den USA in den 1970er Jahren der Markt für 30jährige Staatsanleihen sowie für 30jährige Festzins-Hypotheken praktisch auf.

Das Problem der Zeithorizonte könnte sich als besonders wichtig in der Geschäftswelt erweisen. Es fällt auf, daß die erfolgreichen, dynamischen Länder im Fernen Osten eine deutlich andere Einstellung zur Zeit haben als jene, die den westlichen Kulturen eigen ist. Die chinesische Kultur kennt traditionell einen längeren Zeithorizont, zum Teil weil sie den Stellenwert von Familie und Gemeinschaft viel stärker betont, der über das Leben des einzelnen hinausreicht.

Etwas Vergleichbares kann man in den anderen östlichen Kulturen beobachten. In Japan ist neben der Familie und der Gemeinschaft noch die Existenz des Unternehmens von Bedeutung. Die Auswirkungen dieses Ethos auf den unternehmerischen Entscheidungsprozeß werden natürlich noch durch das Fehlen vieler kurzfristiger Wettbewerbskräfte verstärkt, die im Westen das Überleben der Unternehmen gefährden, von ihren Auswirkungen auf den allgemeinen Wohlstand einmal ganz abgesehen. Und in der jüngsten Vergangenheit wurde dies noch durch niedrige Zinsen verstärkt.

Der Westen kann nicht darauf hoffen, den kulturellen Hintergrund des Ostens nachahmen zu können. Man muß aber auch erkennen, daß er nicht immer so kurzsichtig war wie in den letzten Jahrzehnten. Die Kultur des viktorianischen Englands beispielsweise gab sich entschieden vorausschauend. Zweifellos hatte auch dies nichtwirtschaftliche Komponenten wie etwa Vertrauen, Optimismus und Stabilitätsgefühl, die in dieser Periode herrschten. Aber langanhaltend niedrige Zinsen trugen sicherlich ihren Teil bei.

Hier könnte eine niedrige Inflation im Westen heute einen wichtigen Beitrag leisten. Wenn Unternehmen (und Regierungen) Projekte mit einer realen Kapitalverzinsung von acht, zehn oder sogar zwölf Prozent diskontieren, dann ist es kein Wunder, daß kaum investiert wird. Je länger außerdem der Zeithorizont eines Projektes ist, desto stärker wird es von dem der Diskontierung zugrundegelegten Zinssatz tangiert.

Eine besonders bösartige Praxis besteht darin, hohe Diskontsätze als Mittel der Risikoberücksichtigung einzusetzen. Wenn ein Unternehmen der Meinung ist, daß der angemessene risikofreie Diskontsatz zum Beispiel bei 15 Prozent liegt, dann rechnet es noch fünf Prozent als Risikozuschlag hinzu und erhält so 20 Prozent. Und da längerfristige Projekte besonders von den Diskontsätzen tangiert sind, spricht dieser Posten besonders stark gegen sie, unabhängig davon, ob diese Projekte riskanter als kurzfristige sind.

Dementsprechend sollte das Ende der Inflation die Investitionsbereitschaft der Unternehmen erhöhen, zu langfristigen Investitionen und allgemein zu einem langfristiger ausgerichteten Verhalten führen, vorausgesetzt, daß die Zinsen tatsächlich stark heruntergehen und so der neuen Realität entsprechen, und vorausgesetzt, daß die Unternehmen dies auch voll nutzen. Aber an dieser Stelle werden wir mit einem Paradoxon konfrontiert.

Übergangsprobleme

Während des Prozesses der Desinflation können sich einige der durch die Inflation hervorgerufenen Verzerrungen verschlimmern. Vor allem die Finanzmärkte lassen sich viel Zeit bei der Anpassung an die niedrige Inflation, wie ich in Kapitel 4 gezeigt habe. Das Ergebnis ist, daß die Realzinsen weiterhin hochgehalten und in einigen Fällen sogar erhöht werden, und dies, obwohl die Nominalzinsen allgemein gesunken sind. Ohne einen gewissen Schock, um die Finanzmärkte zu einer schnellen Anpassung zu bewegen, könnte dieser Zustand tatsächlich noch Jahre, nachdem die Inflation praktisch vollständig zum Erliegen gekommen ist, weiter anhalten und dadurch zu beständig hohen Realzinsen und geringer Investitionsbereitschaft führen.

Aber dieses Übergangsproblem ist nicht auf die Finanzmärkte beschränkt. Wenn die Inflation zurückgeht, könnte es sein, daß die Ertragserwartungen der Industrie- und Geschäftsunternehmen auf dem alten, hohen Niveau verharren. Das kann man deutlich am Beispiel der Unternehmen ablesen, die beharrlich mit einer Kapitalverzinsung rechnen, die nur unter der Annahme einer kontinuierlich hohen Inflation realistisch erscheint. In Großbritannien beklagte im Jahr 1994 die Bank of England die Tatsache, daß viele Unternehmen offensichtlich immer noch eine Kapitalrendite von 20 Prozent oder mehr erwarteten, obwohl die Inflation unter drei Prozent und der Ertrag aus langfristigen Staatsanleihen unter zehn Prozent lagen.

Die Unternehmen hatten eindeutig ihre nominal definierten Rentabilitätsziele oder -mindestsätze nicht an das niedrigere Niveau der langfristigen Zinsen angepaßt, geschweige denn an die zugrundeliegenden Veränderungen des Inflationsumfeldes, die über das hinausgingen, was der Rentenmarkt erkannt hatte. In der Konsequenz erhöhten sie faktisch ihre realen Renditeanforderungen. Warum sie das taten, ist eine gute Frage. Hielten sie sich einfach an ihre Gewohnheiten? Waren sie so vorsichtig gegenüber der Zukunft, daß sie bewußt engere Kriterien als vorher anlegten? Verstanden sie ihr eigenes Verhalten? Was auch immer die Ursachen gewesen sein mögen, die Folge war, daß sie zukünftige Investitionen verwarfen, die nötig gewesen wären.

Ein Zerrspiegel

Die Inflation hat die Zuteilung von Ressourcen durch eine Verzerrung der Anreize und die Verschleierung der realen Preisverhältnisse durcheinandergebracht. Infolgedessen sollte ihr Ende die Entscheidungsfindung der Unternehmen und die Ressourcenzuteilung verbessern.

Ernsthafte Probleme sind durch das Zusammenspiel von Inflation und Steuersystem entstanden, das in den meisten westlichen Ländern auf der Annahme einer Volkswirtschaft mit geringer oder Nullinflation konzipiert und seitdem nicht grundlegend geändert wurde. Man kann in der Tat behaupten, daß in den USA die Inflation zum Anstieg des effektiven Steuersatzes auf Eigenkapital geführt und so von Sachinvestitionen in Fabriken und Maschinen abgeschreckt hat.[9]

Darüber hinaus hat die Inflation die elementaren Unternehmensaktivitäten durcheinandergebracht, indem sie die Messung ihrer Rentabilität und ihrer Finanzkraft verzerrt hat. Die Inflation führt zu schwerwiegenden Verzerrungen in der Kalkulation der Unternehmen, die wie praktisch jede Bilanzierung auf der Konvention der ursprünglichen Anschaffungskosten gründet, das heißt, auf der Buchung aller Transaktionen auf der Grundlage der einmal bezahlten Preise, unabhängig von nachfolgenden Veränderungen des Geldwertes infolge der Inflation. Die Fachleute des Rechnungswesens haben verschiedene Versuche unternommen, eine befriedigende Methode zur Berücksichtigung der Inflation zu entwickeln, und einige Unternehmen stellen heute ihre Bilanzen unter der ursprünglichen Kostenkonvention und zusätzlich in Form einer Art Inflationsbilanz dar. Aber seit die Inflationsrate gesunken ist, ist der Impuls zur Schaffung eines überall anerkannten und generell eingesetzten Systems der inflationsgerechten Bilanzierung verlorengegangen, und die Unternehmen und die Experten des Rechnungswesens entschieden sich dazu, mit der historischen Kostenmethode und all ihren Schwächen zu leben. Dennoch sind die verbleibenden Verzerrungen gravierend, und das Ende der Inflation wird die schädlichen Inflationsauswirkungen auf die Unternehmensbilanzen beseitigen.

Das wichtigste Problem betrifft das Anlagevermögen und die Abschreibungen. Der festgelegte jährliche Abschreibungsbetrag spiegelt die ursprünglichen Kosten für das Anlagevermögen wider. Aber unter Inflationsbedingungen steigen allgemein dessen Kosten, und die Wiederbeschaffungskosten sind entsprechend höher.

Die Abschreibungshöhe sollte deshalb mit dem allgemeinen Preisniveau steigen. Daß dies nicht geschieht, bedeutet, daß die Unternehmensgewinne zu hoch angesetzt werden. Dementsprechend bezahlen die Unternehmen mehr Körperschaftssteuern, als sie müßten. So verwandelt sich laut den Schätzungen eines führenden Wirtschaftsprüfers der angeblich in dem Zeitraum zwischen 1972 und 1991 von der britischen ICI erzielte Gewinn in Höhe von 4,9 Milliarden Pfund in Verluste von 4,5 Milliarden Pfund, wenn man bei den Abschreibungen die Inflationsauswirkungen genau berücksichtigt.[10]

Aber die Inflation wirkt sich nicht nur in einer Richtung auf die Unternehmensbilanzen aus. Die Unternehmen bewerten ihren Besitz an Grundstücken und Gebäuden zu Einstandskosten, auch wenn sich infolge der Inflation deren Wert in der Regel eher erhöht. Ebenso beeinflußt die Inflation die Passivseite der Bilanz durch eine reale Verminderung der Schuldenhöhe. Die Anpassung an diesen Effekt sowie an die Inflationsauswirkungen führte 1979, in der Blütezeit der Inflation, bei drei führenden amerikanischen Unternehmen zu einigen überraschenden Resultaten. Nach den Angaben von Professor Stanley Fisher verzeichnete AT&T deutliche Gewinnsteigerungen, Exxon dagegen leichte Einbußen und General Motors sogar einen starken Gewinneinbruch.[11]

Obwohl die Inflation in der jüngsten Vergangenheit deutlich geringere Bilanzprobleme für die Unternehmen geschaffen hat als noch in den siebziger Jahren, würden zweifellos allgemein stabile Preise die Genauigkeit und den Wert der Bilanzen verbessern. Aber eine Welt mit vollständig stabilen Preisen ist kaum in Aussicht. Und eine nachhaltige Deflation wird sicherlich genauso ernsthafte Probleme verursachen wie eine Inflation.

Eine Welt mit Preisschwankungen kann vielleicht zu noch größerer Verwirrung führen, da auf eine Verzerrung stets ihr Gegenstück folgt. Andererseits wird sie die Verzerrungen zumindest begrenzen und dann korrigieren können.

Steigende oder rückläufige Gewinne?

Was würde eine Preisstabilität für die Unternehmensgewinne bedeuten? Aus einer sehr einfachen Perspektive betrachtet müßte die Antwort lauten: gar nichts. Das heißt, daß ohne Inflation der Geldwert der Gewinne weniger steigt als unter Inflationsbedingungen, so daß ihr Geldwert immer niedriger wäre. Aber das wäre ohne Bedeutung. Die Höhe der Gewinne wäre real identisch. In Wirklichkeit liegen die Dinge vermutlich nicht so einfach.

In der Vergangenheit wurden ganz unterschiedliche Meinungen zu der Frage geäußert, ob Inflation aus Sicht der Unternehmen wünschenswert ist. Auf der Seite der Fürsprecher wurde vorgebracht, daß in einer Welt konstant steigender Preise der Anbieter mehr verdient und für einen reibungslosen Ablauf der Wirtschaft gesorgt wird, die Flexibilität der relativen Preise gefördert und gleichzeitig durch den Wertzuwachs der Vermögen, steigende Verkaufspreise und einen Anstieg der (Nominal-) Gewinne das allgemeine Vertrauen gestärkt wird. Der eine oder andere Industrielle fügt nicht selten noch hinzu: »Wenn nur die Lohninflation gebremst werden könnte, dann wären steigende Preise eine feine Sache!«

Auf Seiten der Gegner wurde die Sorge geäußert, daß die Unternehmen ihre Preise gewöhnlich nur langsam an gestiegene Kosten anpassen, mit der Folge, daß jeder Inflationsanstieg auf die Gewinne drückt. Außerdem kann das Wechselspiel von Steuersystem und Inflation zu einer Überbewertung der Unternehmensgewinne und zu übermäßigen Steuerzahlungen führen. Wo liegt ein möglicher Kompromiß?

Die Logik des gestiegenen Preisbewußtseins liegt darin, daß die Gewinnspanne je Produktionseinheit besonders im Einzelhandel eher niedriger liegt als zuvor, aber die Kapazitätsauslastung bei fehlender Inflation höher sein wird. Aufgrund dieser freiwilligen Strategie der Anbieter sowie der anderen Faktoren, die dazu beitragen, die Inflation niedrig zu halten, können die Zentralbanken sogar bei sinkender Arbeitslosigkeit ein höheres Nachfrageniveau in der Gesamtwirtschaft zulassen. Infolgedessen sollten die Renditen steigen – selbst bei niedrigen Gewinnspannen je Produktionseinheit.

Gleichzeitig hätten niedrigere Zinsen Auswirkungen auf die Gewinn- und Verlustrechnung der Unternehmen. Für Unternehmen mit hohen Kreditschulden wäre der Abzug vom Betriebsgewinn für Zinszahlungen viel geringer. Wenn die Realzinsen unverändert blieben und gleichzeitig die Inflation im Geschäftsabschluß vollständig und korrekt berücksichtigt würde, bliebe die reale Rentabilität des Unternehmens unverändert.

Aber ich habe gesagt, daß das Ende der Inflation wahrscheinlich zu niedrigeren kurz- und langfristigen Zinsen führt. In diesem Fall wären die Gewinne für die Aktionäre höher. Infolge niedriger Realzinsen und niedriger langfristiger Nominalzinsen könnten die Unternehmen daran denken, verstärkt langfristige Festzinskredite aufzunehmen. Damit könnten sie einerseits neue Investitionen finanzieren sowie den Bedarf an Eigenkapital verringern, mit der Folge, daß die Fremdkapitalquote wachsen würde.

Es gibt allerdings einen Haken bei dieser Überlegung. Ein Regime stabiler Preise mit niedrigen langfristigen Zinsen wäre zwar einer langfristigen Finanzierung auf Festzinsbasis förderlich. Wenn aber die Unternehmen eine Periode fallender langfristiger Preise befürchteten, würde ihnen dies Kopfzerbrechen bereiten und sie von der Aufnahme langfristiger, festverzinslicher Kredite abhalten, sogar wenn der reale Zinssatz unverändert bliebe.

Das Ende der Inflation kann die Kräfteverhältnisse innerhalb der Unternehmenswelt stark verändern. Einige Unternehmen werden zweifellos nicht die gestiegene Bedeutung der Preispolitik erkennen und hart gegen jene ihrer Konkurrenten zu kämpfen haben, die dies erkannt haben. Die Bilanzlage wird auch eine große Rolle spielen. Firmen, die hohe Summen zu Festzinsen aufgenommen haben, die nur bei fortdauernder Inflation angemessen sind, haben jetzt eine schwere Last zu tragen. Ebenso werden Firmen, zu deren Vermögenswerten vor allem Grundstücke und Gebäude gehören, möglicherweise zu den Verlierern zählen. Am schlimmsten wäre eine hohe Festzinsverschuldung zur Finanzierung von Grundstücken und Gebäuden.

Branchen unter Druck

Die meisten dieser Faktoren werden die Position eines einzelnen Unternehmens innerhalb einer Branche beeinflussen, und weniger das Schicksal einer Branche gegenüber einer anderen. Aber man kann behaupten, daß drei große Bereiche relativ stark unter den veränderten Bedingungen leiden werden – Immobilien, Einzelhandel und andere Branchen mit hohem Endverbraucherkontakt sowie die privaten Finanzdienstleister.

In Kapitel 3 bin ich genauer auf den Immobilienmarkt eingegangen. In der Null-Ära werden die realen Immobilienpreise und der Immobilienumsatz niedriger sein, als es der Markt bisher gewohnt war. Obwohl es natürlich weiterhin einen Bedarf an Neubauten als Folge demographischer Notwendigkeiten und räumlicher Veränderungswünsche geben wird, werden die mit dem Immobilienmarkt verbundenen Unternehmen unter ständigem Druck stehen.

Zwei starke Kräfte arbeiten der Ausgabefreudigkeit der Konsumenten entgegen und erschweren es, im Verbund mit einer dritten Kraft, im Konsumbereich Geld zu verdienen. Das erste Argument lautet, daß die gemeinsamen Auswirkungen von technologischem Wandel und östlicher Konkurrenz den Lohnanteil am Sozialprodukt reduzieren werden, eine Entwicklung, die sich in Großbritannien bereits zu bewahrheiten scheint.

Zweitens werden sich die Konsumenten, ganz unabhängig von ihrem Einkommen angesichts unsicherer Zeiten und des nicht mehr gesicherten automatischen Wertzuwachses ihrer Immobilien, vernünftigerweise zu verstärktem Sparen entscheiden. Sie werden sich drittens bei ihren Ausgaben weiterhin extrem preis- und wertbewußt verhalten und es den Anbietern unabhängig von der Gesamthöhe ihrer Ausgaben erschweren, Gewinne zu machen.

Darüber hinaus wird es wahrscheinlich zu Verschiebungen im konsumorientierten Wirtschaftssektor kommen. Die zunehmenden Einkommensunterschiede in vielen westlichen Staaten werden die Rentabilität im Luxusgüter- und Dienstleistungsbereich ansteigen lassen, während die niedrigeren Hypothekenraten zu höheren Ausgaben bei jungen Paaren mit Kindern führen könnten.

Der Druck auf die Finanzdienstleister hängt mit der durch die Inflation erzeugten Geldillusion zusammen. Finanzmakler verdienen normalerweise an der prozentualen Differenz zwischen Kauf- und Verkaufspreis oder der Differenz zwischen zwei Zinssätzen. Das ist eine reale Summe. Etwas Ähnliches wird man immer bezahlen müssen, egal unter welchen Bedingungen. Aber es ist so viel einfacher, diese Marge auf den Kunden abzuschieben, wenn eine hohe Inflation und hohe Zinssätze herrschen.

Denken Sie an die Gebühr beim Kauf von Investmentfonds. Gehen wir einmal von einer Gebühr von fünf Prozent aus. Das ist in jedem Fall ein ganz beachtlicher Betrag, aber in einer Welt mit hoher Inflation kann der Anleger diesen womöglich einfach aus seiner jährlichen Rendite »bezahlen«. Angenommen, die Nominalrendite im ersten Jahr liegt bei 15 Prozent, aber die Inflation bei zehn Prozent. Dann könnte man der Meinung sein, daß die Gebühr leicht durch die Rendite abgedeckt wurde. In Wirklichkeit wäre dies aber falsch, weil bereits zehn Prozent für die Inflation zu veranschlagen sind. Real hat man nur fünf Prozent verdient, und die wurden vollständig von der Gebühr verschlungen.

Oder nehmen wir die Provision für Versicherungs- oder Rentenpolicen. Hierbei handelt es sich um denselben Vorgang. Aber hier geht es nicht nur um die Einstandsgebühr. Die Manager von Renten- oder anderen Investmentfonds berechnen in der Regel eine jährliche Verwaltungsgebühr in Höhe von 1,5 bis 2,5 Prozent des Anteilswertes. Bei viel geringerer Nominalverzinsung wird dieser Abzug als sehr hoch erscheinen. Gelegentlich reicht es in der Tat aus, um den Jahresertrag aus dem Fond nach allen Abzügen negativ werden zu lassen.

Dasselbe gilt für Banken. Ein Kreditinstitut verdient sein Geld damit, daß es für die Einlagen weniger bezahlt, als es für die Kredite in Rechnung stellt. Ebenso zahlt es weniger Zinsen auf seine weniger konkurrenzfähigen Bankeinlagen, als es selbst für seine Refinanzierung am Geldmarkt bezahlen muß. Die Zinsen für Bankeinlagen liegen normalerweise ungefähr drei Prozent unter dem Marktzins. Liegt dieser bei drei Prozent, zahlt die Bank nichts. Das wird von den Bankkunden wohl kaum ohne weiteres akzeptiert werden.

Oder denken Sie an die Hypothekenzinsen. Sie liegen normalerweise ein bis zwei Prozent über dem Marktzins. Wenn das allgemeine Zinsniveau zehn oder zwölf Prozent beträgt, dann erscheint dieser Aufschlag vielleicht wenig dramatisch. Aber wenn das allgemeine Zinsniveau sehr niedrig ist, dann erscheint dieser Aufschlag enorm. Wenn etwa das allgemeine Zinsniveau bei drei Prozent liegt, könnten die Hypothekenzinsen fünf Prozent betragen. Das scheint ein sehr niedriges Niveau zu sein, wäre aber fast das Doppelte des Markzins.

Niedrige Zinssätze als Folge einer gesunkenen Inflationsrate werden folglich die Gewinnmargen und Provisionen der Finanzdienstleister stärker als bisher in den Vordergrund rücken. Das wird wahrscheinlich das Preisbewußtsein der Konsumenten steigern und deshalb zu einem stärkeren Wettbewerb und geringeren Gewinnmargen führen.

Schwierige Zeiten für das Management

Bei sehr hoher Inflationsrate wird das Management schwieriger, weil die Unternehmensleiter einen weiteren entscheidenden Faktor beherrschen müssen, nämlich die Stellung des Unternehmens im Inflationsprozeß. Aber eine mäßige Inflation kann das Management erleichtern, weil sie einen zusätzlichen Schalthebel der Macht bereitstellt – die Macht zu täuschen. Die Getäuschten können die Konsumenten, Arbeitnehmer, Aktionäre oder auch die Manager selbst sein.

Wie oft haben wir gehört, daß sich das Management selbst für »Rekordgewinne« auf die Schulter klopft? Aber mit ständig fortschreitender Inflation sollten jedes Jahr nominal »Rekordgewinne« erzielt werden, sogar wenn das reale Ergebnis des Unternehmens dasselbe bleibt. Alles andere bedeutet einen Rückschritt gegenüber den Ergebnissen des Vorjahres. Um auch real »Rekordgewinne« zu erzielen, muß natürlich der nominale Gewinn schneller steigen als die Inflationsrate – auf Basis des letzten realen Rekords gerechnet. Deswegen verleitet die Inflation das Management dazu, seine Ziele zu niedrig anzusetzen.

Unter Inflationsbedingungen konnte das Management seiner Belegschaft einmal jährlich eine anständige Lohnerhöhung zahlen, zum Beispiel im Januar, die diese im Vergleich zum Dezember finanziell besserstellte. Ohne Inflation kann das Management nur geringe Lohnerhöhungen zugestehen – oder sogar gar keine. Die Arbeitnehmer müssen auf die Verbesserung ihrer Einkommenssituation im Januar verzichten. (Genausowenig müssen sie deren langsame Verschlechterung in den Monaten danach hinnehmen, aber das ist ein anderes Thema.)

Das Ende der Inflation legt alle Fakten offen. Die Schürung von Illusionen hat als Werkzeug des Managements ausgedient . Gleichzeitig führen die einschneidenden realen Veränderungen in der Geschäfts- und Finanzwelt durch das Ende der Inflation zu enormem Druck auf die Unternehmensführer.

Das macht ein gutes Management wertvoller als je zuvor. Fast jeder kann ein profitables Unternehmen leiten, das unter stabilen Bedingungen dahingleitet. Man braucht jedoch wirkliche Fähigkeiten, um das Wesen der großen Veränderungen in der externen Umwelt zu erkennen und ein Unternehmen daran anzupassen. Mit diesen Herausforderungen ist die Unternehmenswelt heute konfrontiert.

TEIL III

Von der Erneuerung der Wirtschaftstheorie und der Ankurbelung der Wirtschaft

KAPITEL 7
Aufstieg und Fall: Die Geschichte der Inflations- und Zinsentwicklung

Die Inflation ist die Form der Besteuerung, der sich die Öffentlichkeit am wenigsten entziehen kann und die sogar die schwächste Regierung noch durchsetzen kann, wenn sie schon nichts anderes durchzusetzen vermag.

John Maynard Keynes[1]

Der wirtschaftliche Stalaktit einer inflationären Nachfrage ist mit einem soziologischen Stalagmiten gestiegener Ansprüche zusammengetroffen. Und wenn beide sich in einem eisigen Kuß vereinen ... weiß niemand mehr, wo der eine aufhört und der andere anfängt.

Sir Dennis Robertson[2]

Wir leben in einer Zeit, in der das Ausmaß der Veränderungen so stark ist, daß es eine große Kluft zwischen Vergangenheit und Zukunft zu geben scheint. Es ist so, als wären es zwei verschiedene Welten. Aber in bezug auf die Inflation finden wir mit dem, was uns von der jüngsten Vergangenheit trennt, den Wiederanschluß an den Großteil unserer Geschichte.

Seit den ersten Anfängen der Geldwirtschaft im Altertum hat es immer das Gespenst der Inflation gegeben. Aber die Geschichte der Inflation ist in vielerlei Hinsicht die Geschichte der *Abwesenheit* von Inflation; eine Geschichte, die von langen Zeiträumen mit Preisschwankungen gekennzeichnet war, die zu einer langfristigen Preisstabilität führten, immer wieder unterbrochen von einem gelegentlichen heftigen Aufflackern der Inflation. Vor Beginn der modernen Zeitrechnung gab es einige lange Perioden mit Preisanstiegen, die aber nur mäßige Dimensionen erreichten. Ebenso gab es in den letzten Jahrhunderten viele kurze Perioden mit einer rasanten Inflationsentwicklung – die die Ökonomen als Hyperinflation bezeichnen –, die normalerweise mit Kriegen oder ihren Auswirkungen zusammenhingen.

Aber in der gesamten Geschichte gibt es nichts, was sich mit der beständigen Inflation in Friedenszeiten während der letzten 60 Jahre annähernd vergleichen ließe. Um zu verstehen, warum diese Inflation heute zusammenbricht, ist es notwendig zu erkennen, warum sie einst entstand.

Von den klassischen Anfängen zum spanischen Gold

Bei Währungssystemen, die Edelmetallmünzen aus Gold, Silber oder Kupfer verwendeten, lag das Hauptinflationsrisiko immer in der systematischen Wertminderung durch die ausgebende Instanz, das heißt, eine Rückführung des Edelmetallgehalts in den Münzen unter ihren offiziellen Wert. Es gibt bereits im antiken Griechenland Hinweise auf die Verwendung plattierter Münzen, etwa in Aristophanes' Werk *Die Frösche* – wahrscheinlich die erste Darstellung von Greshams Gesetz (daß schlechtes Geld gutes verdrängt):

> Oft will's mich dünken, als gehe es unserer Stadt mit ihren braven und wakkeren Bürgern so wie mit dem guten alten Geld und den neuen Goldmünzen. Auch das war unverfälscht, ohne Zweifel das beste Geld, das es je gegeben hat, und durfte überall, bei Griechen und Barbaren, als einzig rechtmäßig geschlagen und von gutem Klang gelten. Und doch weisen wir's nun zurück und nehmen lieber die schlechten, verkupferten Taler, die man jüngst mehr schlecht als recht zusammengepfuscht hat.[3]

In dem Währungssystem, das später Kaiser Augustus (44 v. Chr. bis 14 n. Chr.) im römischen Reich einführte und das Gold-, Silber- und Kupfermünzen verwendete, war der Nennwert der Münzen zunächst eng an den Wert des Metallgehalts gekoppelt. Als dann jedoch die Staatsausgaben ihre Finanzierungsmöglichkeiten durch Steuereinnahmen überstiegen, wurde der Denar abgewertet. Ungefähr 200 Jahre lang verlief diese Abwertung in einem vertretbaren Tempo, aber unter Kaiser Gallienius (253–268) fielen alle Schranken der Vernunft. Es wird geschätzt, daß im Verlauf des dritten Jahrhunderts der Geldwert auf ein Fünfzigstel seines Wertes am Anfang dieser Periode fiel. Unter Kaiser Diokletian gab es sogar den Versuch, die Löhne und Preise im gesamten römischen Reich einzufrieren.[4]

Aber danach gibt es keinerlei Hinweise auf hohe jährliche Inflationsraten. Über das gesamte dritte Jahrhundert gerechnet lag diese bei durchschnittlich nur drei bis vier Prozent, was im Vergleich zu den durch den Druck von Papiergeld ausgelösten Inflationswerten der Neuzeit eine reine Bagatelle darstellt.

Papiergeld wurde wahrscheinlich erstmals in China eingeführt. Nachdem Marco Polo zwischen 1271 und 1295 das Land bereist hatte (oder dies zumindest behauptete), bemerkte er:

> All diese Papierscheine werden mit ebenso viel Zeremonie und Autorität ausgegeben, als ob sie reines Silber oder Gold wären.[5]

Überdies machte China schon früh Erfahrungen mit einer ernsten Inflation. Zwischen 1190 und 1240 stieg der Bestand an Papiergeld um mehr als das Sechsfache; gleichzeitig legte das Preisniveau um mehr als das Zwanzigfache zu, was einer jährlichen Rate von mehr als sechs Prozent entspricht.[6]

In Europa dauerte es bis zur Einführung von Papiergeld noch einige Jahrhunderte, und bis dahin bestand die Währung weiterhin hauptsächlich aus Edelmetallmünzen. Aber es gab genügend Spielraum für die Erzeugung von Inflation durch die Wertminderung der Währung, sei es durch eine Gewichtsreduzierung der Münzen, durch ein Abtragen des Edelmetalls oder »ein Hochjubeln« ihres Wertes, also die per Dekret bestimmte Festlegung eines Wertes über dem durch den Edelmetallgehalt gerechtfertigten Wert.

Unsere Kenntnisse über Währungsfragen im frühen Mittelalter sind begrenzt. Aber wir wissen, daß der Begründer des modernen Währungssystems in Westeuropa Pippin der Jüngere (715–768) war, der Vater von Karl dem Großen. Pippin verfügte, daß ein Livre (Pfund) Silber in 240 Denare (Pfennige) geteilt werden sollte. Der byzantinische Gold-Solidus war damals zwölf Denare wert, und damit wurden zwölf Pfennig als ein Solidus, Sou oder Schilling bekannt. Das karolingische System mit Pfund, Schilling und Pfennigen verbreitete sich in ganz Europa, einschließlich den verschiedenen angelsächsischen Königreichen in England. Es blieb die Grundlage der englischen Währung bis zum Übergang auf das Dezimalsystem im Jahr 1971.

In Kontinentaleuropa folgte auf den Zusammenbruch des karolingischen Reiches eine Fragmentierung der Währungsbehörden und eine Wertminderung der Münzen. In England wurde jedoch der Silberanteil bei den Münzen beibehalten. Bei der Neuprägung im Jahr 1696 wurden 66 Shilling-Münzen aus einem Pfund Silber hergestellt statt der bis dahin festgelegten 20. Damit hatte ein Pfund im Laufe von acht Jahrhunderten zwei Drittel seines Silberanteils eingebüßt. Aber das entsprach einer durchschnittlichen Entwertung von lediglich 0,13 Prozent pro Jahr.

Im sechzehnten Jahrhundert erlebten weite Teile Europas eine ausgeprägte Inflation, die zwar vermutlich monetäre Ursachen hatte, aber nicht durch eine Wertminderung ausgelöst wurde (obwohl ein zusätzliches Inflationsproblem durch eine Wertminderung in England unter Heinrich dem Achten entstand). Die Erklärung liegt in der Ankunft großer Mengen spanischen Golds aus der Neuen Welt. Aber der Anstieg des Goldangebots scheint nicht allein für diese Entwicklung verantwortlich gewesen zu sein, da in weiten Teilen Europas die Anfänge der Inflation auf die Zeit vor Beginn des Goldzustroms datieren. Außerdem wissen wir, daß in England die Preise beträchtlich schneller stiegen, als die Veränderung der Menge und Zusammensetzung der Münzen erwarten ließe. Der Nachfrageüberhang bei Nahrungsmitteln angesichts eines deutlichen Bevölkerungsanstiegs scheint auch eine Rolle gespielt zu haben.[7]

Die Historiker bezeichnen diese Periode als die »Große Tudor-Inflation«. Gemeint ist der lange Zeitraum beständig steigender Preise, der zu einem beträchtlichen kumulativen Anstieg des Preisniveaus führte. Dennoch lag die durchschnittliche Jahresrate der Inflation in England und Frankreich in dieser Zeit lediglich zwischen zwei und drei Prozent. Die Inflationsrate war dort am höchsten, wo das spanische Gold zuerst in den Geldkreislauf eindrang – in Andalusien. Zwischen 1550 und 1600 stiegen dort die Preise um insgesamt 500 Prozent, was einer durchschnittlichen Jahresrate von fast acht Prozent entspricht.[8]

Die Entstehung des Goldstandards

Obwohl die Währungsstabilität in England unter Elisabeth der Ersten wiederhergestellt wurde, gerieten die Währungsangelegenheiten im späten siebzehnten Jahrhundert erneut in die Krise, aber nicht aufgrund einer Mißwirtschaft oder einer Wertminderung seitens der Behörden. Die Silbermünzen verloren an Wert, weil viele Besitzer Stücke aus der Münze abbrachen, einschmolzen und sie dann zum Metallpreis verkauften. Gleichzeitig gab die königliche Prägeanstalt neue gerändelte Vollgewichtsmünzen heraus, um dieser Praxis vorzubeugen. Nun waren beide Typen von Silbermünzen zusammen mit der Gold-Guinea im Umlauf.

Aber das Ausland wollte mit den neuen, schweren Münzen bezahlt werden. Die kleineren und leichteren Münzen wurden nur noch im Inland verwendet. Diese Verringerung des Silberanteils der Münzen führte zu steigenden Preisen (die sich am Silberwert der Münzen orientierten).

Gleichzeitig stieg der Wert der Gold-Guinea, der ursprünglich 20 Silber-Schillinge betragen hatte, bis 1695 auf 30 Schillinge.

Dieser Umlauf von praktisch drei verschiedenen Währungen verursachte enorme Schwierigkeiten für den Handelsverkehr, und viele zeitgenössische Beobachter befürchteten, daß der Anstieg von Unwägbarkeiten und Transaktionskosten die wirtschaftliche Aktivität einschränken könnte.

Was sollte man also tun? Es kam zu einem Disput, an dem unter anderem Sir Christopher Wren, John Locke und Sir Isaac Newton beteiligt waren. Newton vertrat die Meinung, daß der Silbergehalt des Pfunds reduziert und die bereits eingetretene Inflation somit de facto berücksichtigt werden sollte. Würde statt dessen der offizielle Silberanteil wiederhergestellt, so behauptete er, müßten die Preise fallen, oder die Produktion würde zurückgehen.

Im Gegensatz dazu sprach sich John Locke für die Beibehaltung des alten Silberwertes und für eine Neuprägung der beschnittenen Münzen aus. Seine Argumente waren eine bemerkenswerte Verbindung aus der Annahme, daß Geld »neutral« ist, eine Veränderung der Geldmenge also keine realen Folgen hat, und der Vorstellung, daß unvorhergesehene Veränderungen zu schädlichen Verzerrungen führen. Er schrieb:

> Wenn unsere Münze ein Fünftel mehr oder weniger wert wäre als derzeit, so wäre das für England weder gut noch schlecht, vorausgesetzt, es wäre schon immer so gewesen ... Das Übel entsteht durch die Veränderung, die unvernünftiger- und ungerechterweise menschliches Eigentum verschenkt und überträgt, den Handel stört, das Rechnungswesen durcheinanderbringt und eine neue Arithmetik verlangt, um Rechnungen aufzustellen und Forderungen einzuziehen, neben tausend anderen Unannehmlichkeiten.[9]

William der Dritte folgte dem Rat von Locke und veränderte den offiziellen Silbergehalt des Pfunds nicht, erneuerte aber die Währung durch die Prägung von schweren, gerändelten Silbermünzen. Mit anderen Worten: Er entschied sich für die Deflation. Die Folgen waren, wie Newton vorausgesagt hatte, eine schwere Wirtschaftskrise und eine Periode fallender Preise – ein Beweis dafür, daß das Genie dieses großen Mannes bis in die Welt der Ökonomie reichte.

Newton wurde in der Folge zum Leiter der Münzanstalt bestellt und war an der allmählichen Umstellung von Silber auf Gold beteiligt. Im Jahr 1711 legte er das Pfund auf drei Pfund, 17 Shilling und neun Pence pro Unze Gold fest. Mit zwei Ausnahmen – während der Napoleonischen Kriege und danach bis 1821 und während des Ersten Weltkrieges und danach bis zum Jahr 1925 – stand das Pfund bei diesem Wert, bis im Jahr 1931 der Goldstandard schließlich abgeschafft wurde, aus Gründen, auf die ich gleich zu sprechen kommen werde.[10]

Langfristige Preisstabilität

Der Goldstandard bescherte England eine zwei Jahrhunderte andauernde Währungsstabilität. Aber dieser Erfolg muß in einen größeren Kontext eingeordnet werden. Die englischen Wirtschaftshistoriker Henry Phelps-Brown und Sheila Hopkins haben einen Preisindex errechnet, der bis in das Jahr 1264 zurückreicht.[11] Ich habe neuere Preisdaten hinzugefügt und den Index dadurch auf den neusten Stand gebracht (siehe Abbildung 7.1). Aus meiner Darstellung sind so gut wie keine Einzelentwicklungen aus den früheren Perioden zu erkennen. Und das aus gutem Grund: Veränderungen im Preisniveau in den früheren Jahrhunderten sind im Vergleich zu der Preisexplosion nach dem Zweiten Weltkrieg unbedeutend.

Diese historische Darstellung zeigt lange Perioden genereller Preisstabilität, die sich über Hunderte von Jahren erstreckten. Das Preisniveau scheint zu Beginn des sechzehnten Jahrhunderts mehr oder weniger das-

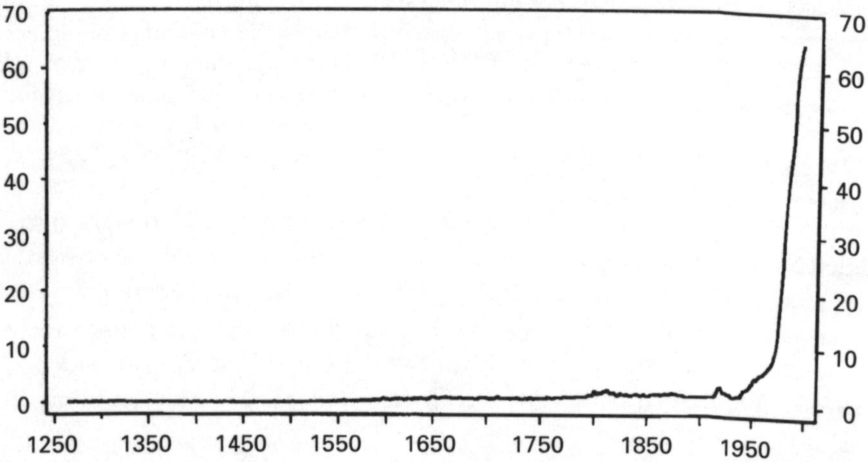

Abbildung 7.1: Entwicklung des Preisniveaus in Großbritannien, 1264 bis 1995 (Basis 1264 = 100; Mabstab 1:1 000)

Quelle: E. H. Phelps-Brown und S. V. Hopkins, zitiert in: »Seven Centuries of the Prices of Consumables«, *Economica*, November 1956; neuere Daten von Datastream

selbe gewesen zu sein wie Anfang des vierzehnten. Darüber hinaus gab es nach einer langen Periode einer vergleichsweise hohen Inflation im sechzehnten Jahrhundert eine ebenfalls sehr lange Periode allgemein stabiler Preise, die bis zum Beginn unserer eigenen Zeit reichte. Tatsächlich lagen 1932 die Preise in Großbritannien leicht unter denen des Jahres 1795. Vom Gesamtanstieg des Preisniveaus von 1264 bis 1995 entfallen weniger als drei Prozent auf die 676 Jahre bis zum Jahr 1940, mehr als 97 Prozent dagegen auf die 55 Jahre nach 1940.

In diesen Perioden einer langfristigen Preisstabilität war das Preisniveau kurzfristig alles andere als stabil. Im Gegenteil, die Preise schwankten. Das wird aus Abbildung 7.2 deutlich, die die jährliche Inflationsrate in Großbritannien seit 1700 zeigt. Man achte darauf, daß Ausschläge nach unten (die fallende Preise bedeuten) ebenso häufig auftraten und so heftig ausfielen wie solche nach oben – bis zur Nachkriegsperiode. In den letzten 60 Jahren, und das ist einzigartig in der Geschichte, sind die Preise nur gestiegen.

In dieser Inflationsperiode seit dem Zweiten Weltkrieg hat es einen kumulativen Preisanstieg gegeben, der größer ausfiel als in allen vorangegangenen Perioden, einschließlich der großen Tudor-Inflation im sechzehnten Jahrhundert. Zwei Volkswirte der Bank of England haben die

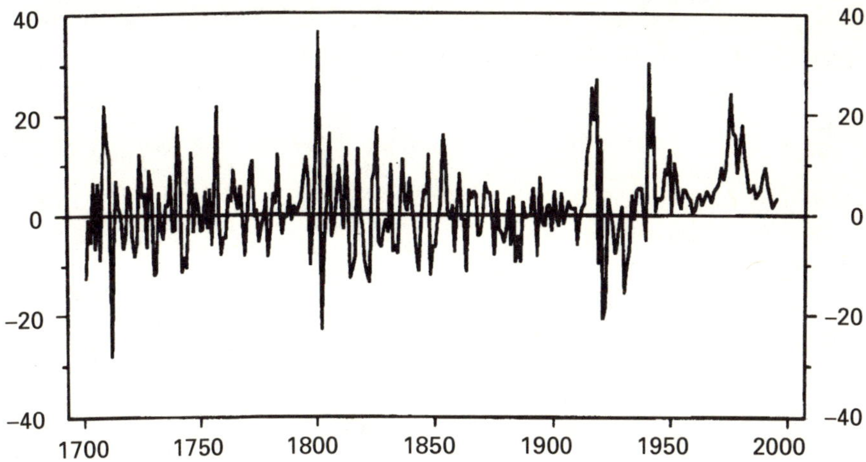

Abbildung 7.2: Inflation in Großbritannien, 1700 bis 1995 (jährliche Änderungen in v.H.)
Quelle: E.H. Phelps-Brown und S.V. Hopkins, zitiert in: »Seven Centuries of the Prices of Consumables«, *Economica*, November 1956; neuere Daten von Datastream

Inflation in den 300 Jahren seit Gründung der Bank im Jahr 1694 untersucht. Sie weisen darauf hin, daß sich zwischen 1694 und 1948 der Preisindex verdreifachte, aber zwischen 1948 und 1994 fast verzwanzigfachte.[12]

Es gibt viele bemerkenswerte Beispiele einzelner Preisentwicklungen, die den Unterschied zwischen der Stabilität in der Vergangenheit und der rasanten Inflation der letzten Jahre verdeutlichen. Als zum Beispiel im Jahr 1694 das staatliche Beförderungsamt Lizenzen an »Hackney Carriages« vergab (die damalige Version eines Taxis), legte sie den Grundfahrpreis auf einen Schilling (also fünf Pence) pro Meile fest. Mehr als 200 Jahre später war der Preis immer noch derselbe. Im Jahr 1995 allerdings stand er bei 1,25 Pfund pro Meile, also fünfundzwanzigmal höher.[13]

So eindrucksvoll dieses Beispiel aus Großbritannien sein mag, ungewöhnlich ist es nur durch die Länge der untersuchten Zeitspanne. In anderen Ländern findet sich ein weitgehend vergleichbares Muster. Für die USA wird der Kontrast zwischen der Ära schwankender Preise und der beständigen Inflation deutlich in Abbildung 7.3 sichtbar, die – wie Abbildung 7.1 für Großbritannien – das Gesamtpreisniveau darstellt. Und genau wie in Großbritannien ist die Vorkriegszeit durch Preisschwankungen und nicht durch ausgesprochene Aufwärtstrends charakterisiert – bis zu den Jahren nach dem Zweiten Weltkrieg. Dasselbe trifft auch weitgehend für Frankreich und Deutschland zu.

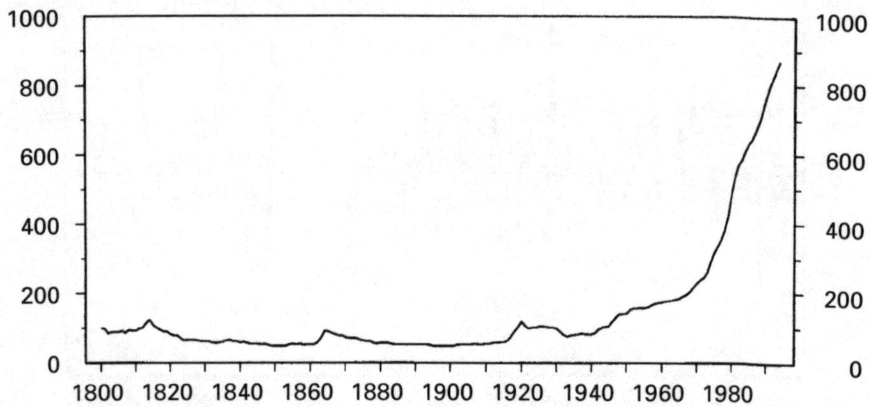

Abbildung 7.3: Entwicklung des Preisniveaus in den USA, 1800 bis 1995 (Basis 1800 = 100; Mabstab 1:1 000)
Quelle: Historical Statistics of the United States, US Bureau of the Census 1975, Bureau of Labour Statistics

Hyperinflation

Trotz aller Sorgen über die Inflationstendenzen in Großbritannien hat das Land, ganz im Gegensatz zu vielen anderen Ländern, nie eine wirklich ernste Inflation erlebt. Die USA gelten gemeinhin nicht als ein Land mit einer sehr hohen Inflation. Aber in Wirklichkeit erlebten die USA in ihrer frühen Geschichte zwei ernste Inflationsperioden. Die erste trat bei der Gründung des Landes, während des amerikanischen Unabhängigkeitskrieges (1775 bis 1783) auf, der weitgehend über die Ausgabe von Papiergeld finanziert wurde. In Philadelphia stiegen zwischen Anfang 1779 und Ende 1780 die Preise um über 1000 Prozent.

Die zweite trat während des Bürgerkrieges auf, als der aufständische Süden sich größtenteils über die Notenpresse finanzierte. Zahlen aus dem östlichen Teil der Konföderation zeigen, daß die Preise Ende 1865 neunzigmal höher als Anfang 1861 lagen.

Auch Frankreich machte im Rahmen von Revolution und Krieg frühe Erfahrungen mit einer sehr hohen Inflation. Auch hier war diese Entwicklung auf einen übermäßigen Druck von Papiergeld zurückzuführen, das in diesem Fall als *Assignaten* bekannt ist. Wenn wir die Preise für das Jahr 1790 auf 100 festsetzen, dann lagen sie im Mai 1796 bei 38 850.

Die weltweit spektakulärsten Inflationsverläufe entstanden jedoch im zwanzigsten Jahrhundert. Während des Ersten Weltkrieges griff man stark auf den Druck von Banknoten zurück. Aber zu einer wirklich hohen Inflation kam es nicht während des Krieges, sondern erst danach. Zwischen 1919 und 1925 litten fünf Staaten unter einer Hyperinflation – Österreich, Ungarn, Polen, Rußland und Deutschland. Die Preissteigerungsraten in diesen Ländern betrugen vom Beginn dieses steilen Inflationsanstiegs an gerechnet bis zu ihrem Ende, in gleicher Reihenfolge: 14 000, 23 000, 2,5 Millionen, vier Millionen und eine Milliarde.

Am bekanntesten ist wohl die Hyperinflation, die zwischen 1922 und 1923 in Deutschland herrschte, als die Preise im Durchschnitt monatlich um 322 Prozent stiegen. Auch wenn dies erschreckend klingen mag, die entsprechenden Zahlen für die zweite ungarische Inflation von 1945 bis 1946 sind weitaus dramatischer – 19 800 Prozent *monatlich*.[14] Auch Griechenland erlebte eine Hyperinflation (1943 bis 1944), und es gab zwischen 1937 und 1949 eine langanhaltende schwere Inflation in China, die auf ihrem Höhepunkt monatliche Preissteigerungsraten von weit über 50 Prozent auswies.

Sowohl in Deutschland als auch in Japan führte das Ende des Zweiten

Weltkrieges ebenfalls zu zeitweise sehr hohen Inflationsraten. In der jüngeren Vergangenheit kam es zu kurzen Ausbrüchen einer sehr hohen Inflation in einigen lateinamerikanischen Ländern sowie in Ghana, Israel, Indonesien, der Türkei, Rußland sowie anderen früheren Mitgliedsstaaten der Sowjetunion.

In allen Fällen war der Geldumlauf drastisch gestiegen. Aber das war nicht die Hauptursache der Inflation, sondern eher ein Symptom eines tiefergehenden Problems. Die unmittelbare Ursache war generell ein gewaltiges Haushaltsloch, das die Behörden – freiwillig oder gezwungenermaßen – durch den Druck von Banknoten zu stopfen suchten.

Aber auch das war nicht die eigentliche Ursache. Das riesige Defizit wurde in der Regel durch ganz typische reale Ereignisse verursacht, die tiefgreifende politische Krisen zur Folge hatten. Das gemeinsame Element dieser Inflationsperioden waren schwache Regierungen in Verbindung mit schlechten Zeiten, häufig als Folge von Kriegen oder Nachkriegsjahren. In Europa hatte jedes Land, das eine Hyperinflation durchmachte, entweder einen Krieg verloren oder einen politischen Umbruch erlebt oder beides.

Österreich nach dem Ersten Weltkrieg liefert uns ein interessantes Beispiel. Das Land war das Zentrum eines großen Kaiserreiches mit 50 Millionen Einwohnern. Aber nach dem Krieg war es nur noch ein kleines Land mit nicht mehr als 6,5 Millionen Einwohnern. Es war von seinen Nahrungsmittelquellen und seinen traditionellen Handelsbeziehungen abgeschnitten und mußte nun einen starken Zustrom unerwünschter Verwaltungsbeamter aus den früheren Hoheitsgebieten der Monarchie aufnehmen. Die Folge war ein riesiges Haushaltsdefizit, wobei mehr als die Hälfte der Staatsausgaben durch neugedruckte Banknoten abgedeckt wurde.[15] Aber die Meinung, daß man die Inflation durch eine Kontrolle der Geldmenge hätte vermeiden können, greift zu kurz.

Wirtschaftskrise und fallende Preise

Obwohl in den 1920er Jahren verschiedene europäische Länder Perioden einer Hyperinflation durchlebten, kam es in einem Großteil der entwickelten Welt, einschließlich der meisten Länder Europas, irgendwann zwischen den Kriegen zu einer Preis*deflation*. Als aber die Weltwirtschaftskrise Anfang der 1930er Jahre die Welt erschütterte, konnte der zum Teil beträchtliche Rückgang der Preise und Löhne nicht annähernd die gesunkene Gesamtnachfrage auffangen. Das Ergebnis war ein scharfer Rückgang der Produktion und ein entsprechender Anstieg der Arbeitslosigkeit.

Aus der Perspektive der jüngeren Inflationsgeschichte erscheint das Ausmaß des Lohn- und Preisrückgangs in den USA während der Großen Depression von 1929 bis 1933 bemerkenswert. Angesichts damaliger Maßstäbe und der Dimension des wirtschaftlichen Abschwungs erscheint diese Entwicklung aber aus genau dem entgegengesetzten Grund bemerkenswert. Als die Nachfrage nach dem Ersten Weltkrieg zurückging, fielen auch die Preise sehr stark. 85 Prozent des Rückgangs der Nominalnachfrage im Zeitraum vom ersten Quartal des Jahres 1920 bis zum dritten Quartal des Jahres 1921 kamen in niedrigeren Preisen und nur 15 Prozent in einer geringeren Produktion zum Ausdruck.

In der Weltwirtschaftskrise wurden hingegen während der Periode des maximalen Ausgabenrückgangs, in dem Jahr bis zum zweiten Quartal 1932, 67 Prozent des Abschwungs durch einen realen Produktionsrückgang und nur 33 Prozent durch niedrigere Preise aufgefangen.[16]

Aus heutiger Perspektive erscheint auch das Ausmaß der Preis- und Lohnsenkungen in Großbritannien in der Zeit zwischen den Kriegen beachtlich zu sein. Aber zeitgenössische Beobachter sahen dies anders. Während der 1920er und 1930er Jahre beschrieben viele namhafte Kommentatoren in langen Artikeln die ihrer Meinung nach stark rückläufige abwärtsgerichtete Lohn- und Preisflexibilität.[17] Und in Kontinentaleuropa verhielt es sich ähnlich, wobei in Deutschland die Preisentwicklung besonders schleppend verlief.[18]

Die Kräfte, die den offenen Fall der Löhne und Preise verhinderten, vernichteten de facto den Goldstandard. Jede Nachfrageflaute würde nun zu einem katastrophalen Anstieg der Arbeitslosigkeit führen. Die Verteidiger des alten Systems, einschließlich vieler Vertreter aus den Wirtschaftsdisziplinen, mögen behaupten, daß die Arbeitslosigkeit »freiwillig«, unvermeidbar, strukturell bedingt oder die Folge eines zu hohen Lohnniveaus war. Aber dem Normalbürger während der Weltwirtschaftskrise war dies herzlich gleich. Und die Verkünder der alten Weisheiten wurden von verschiedenen als ketzerisch angesehenen Ökonomen heftig kritisiert. Der prominenteste Vertreter dieser Gruppe war John Maynard Keynes.

Als es Mitte und Ende der 1930er Jahre in mehr oder weniger allen Industriestaaten zu einer Wiederbelebung der Nachfrage kam, die sich durch den Kriegsbeginn weiter fortsetzte und verstärkte und zu sehr viel niedrigeren Arbeitslosenzahlen führte, schien es, als sollte Keynes recht behalten. In der Folge wurden seine ehemals ketzerischen Auffassungen zur herrschenden Lehrmeinung, und zwar für die nächsten 30 bis 40 Jahre.

Die Inflation nach 1945

Der gedämpfte Rückgang der Nominallöhne und Preise angesichts einer schwachen Nachfrage in den 1930er Jahren ließ das spätere Auftreten einer beständigen Inflation bereits erahnen. Was auch immer die Löhne und Preise vor einem Fall bewahrte, als die Nachfrage schwach war, konnte ohne weiteres zu Preissteigerungen führen, wenn die Nachfrage nur etwas anstieg. Wenn es in einigen Teilen der Wirtschaft zudem eine sehr hohe und in anderen eine schwache Nachfrage gab, würden die Preissteigerungen im ersten Sektor nicht durch Preisrückgänge im zweiten ausgeglichen. Dadurch würde das Gesamtpreisniveau ansteigen.

Und so kam es auch. Nach dem Zweiten Weltkrieg wurde eine inflationäre Preisentwicklung in allen Industriestaaten zur Regel. Während des Koreakrieges gab es einen kurzzeitigen Inflationsanstieg, was in den USA 1951 zu einer Inflationsrate von über neun Prozent führte. Danach ging sie jedoch wieder zurück. In den gesamten 1950er Jahren lag sie in den USA bei durchschnittlich zwei Prozent, bei knapp über einem Prozent in Deutschland und knapp über vier Prozent in Großbritannien. Und sie blieb bis in die späten 1960er Jahre hinein ziemlich niedrig.

Aus heutiger Sicht sind die ersten 25 Jahre nach dem Kriegsende deshalb so bemerkenswert, weil die niedrige Inflation nicht mit hoher Arbeitslosigkeit und langsamem Wachstum erkauft wurde. Eher trifft schon das Gegenteil zu. Es gab ein schnelles und nachhaltiges Wachstum, und die Arbeitslosigkeit bewegte sich auf einem außergewöhnlich niedrigen Niveau.[19] Sie ging in den USA während der gesamten 1960er Jahre zurück. In vielerlei Hinsicht erscheinen diese Jahre als goldenes Zeitalter.

Aber Ende der 1960er Jahre läuteten bereits die Alarmglocken für diese Welt eines starken Wachstums, gepaart mit einer beständigen, aber niedrigen Inflation. In einer Reihe europäischer Staaten gab es 1968 zivile Unruhen und Arbeiterunruhen. In Frankreich führte das zwischen den Gewerkschaften und der Regierung vereinbarte *Protocole de Grenelle* zu einem Lohnanstieg in der verarbeitenden Industrie. Die Abwertung des Pfunds in Großbritannien im Jahr 1967 entfesselte einen inflationären Druck, und das seit langem gespannte Verhältnis zwischen den Sozialpartnern entlud sich 1969 in einer Phase hart geführter Lohnkämpfe. In Italien kam es im »heißen Herbst 1969« zu Unruhen und Lohnkämpfen. In den meisten Industriestaaten schien die Regel eines beständigen »Ausgleichs« zwischen Inflation und Arbeitslosigkeit zunehmend außer Kraft gesetzt.

Der Zusammenbruch des Weltwährungssystems

Anfang der 1970er Jahre zwangen drei zum Teil miteinander verwobene Krisen die Industriestaaten fast in die Knie. Die erste war 1971 der Zusammenbruch des Systems fester Wechselkurse (als Bretton-Woods-System bekannt), das seit dem Kriegsende existierte. Die Welt taumelte kopfüber einem neuen System flexibler Wechselkurse entgegen.[20]

In vielen Ländern glaubte man, das Ende der festen Wechselkurse würde unnötige Fesseln beseitigen, die auf der Binnenwirtschaftspolitik lasteten. Die Regierungen würden sich nun auf die Ankurbelung der Nachfrage und den Abbau der Arbeitslosigkeit konzentrieren können. In den USA mußten die Notenbanken nicht mehr einen weiteren Goldabfluß aus den amerikanischen Beständen befürchten, der während der letzten Zeit der Dollar-Goldbindung zunehmend stärker geworden war. In Großbritannien wurde 1972 das Pfund freigegeben, und die Regierung glaubte, »auf Wachstumskurs« gehen zu können, ohne sich um die Zahlungsbilanz sorgen zu müssen.

Außerdem bedeutete der Zusammenbruch der externen Einschränkungen durch den festen Wechselkurs, daß die Regierungen und Zentralbanken nun ohne nominale Zielgrößen operierten. Denn der Zusammenbruch kam vor der weitverbreiteten Festlegung von geldpolitischen Zielen.

Da es in den modernen Wirtschaftssystemen eine Asymmetrie zwischen dem Auf und Ab des Preisniveaus gab, würden darüber hinaus diejenigen Staaten, deren Währungen aufgewertet würden, nicht in demselben Ausmaß von der Desinflation profitieren wie die Länder, deren Währung abgewertet würde, unter der Inflation zu leiden hätten. Der Zusammenbruch des Systems der festen Wechselkurse und der alten Weltwirtschaftsordnung forcierte wahrscheinlich Inflationserwartungen und verschlimmerte dadurch die inflationären Reaktionen auf zwei andere Krisen, die schnell aufeinander folgend das System erschütterten.

Der explosionsartige Anstieg der Rohstoff- und Ölpreise zwischen 1972 und 1973

Zwischen 1972 und 1973 schnellten die Rohstoffpreise sprunghaft in die Höhe, mit Rückwirkungen auf den Inflationsprozeß in den entwickelten Ländern. Gemessen am Preisindex für Rohstoffe des *Economist*, der den Ölpreis ausklammert, stiegen die Rohstoffpreise auf Dollarbasis 1972 um fast 30 Prozent, 1973 um mehr als 60 Prozent und 1974 um mehr als 20 Prozent.

Obwohl der Anstieg der Rohstoffpreise zur Inflation in den frühen 1970er Jahren beigetragen hat, reicht er wahrscheinlich als geschlossener Erklärungsansatz des damaligen Inflationsanstiegs nicht aus. Trotz der dadurch im Westen verursachten Versorgungskrise, die teilweise mit den Auswirkungen von Mißernten aufgrund schlechter Witterungsverhältnisse in den USA und andernorts einherging, resultierte er teilweise aus dem rapiden Anstieg der Weltnachfrage und der industriellen Produktion.

Dasselbe trifft jedoch nicht auf die viel entscheidendere Krise Ende des Jahres 1973 zu – dem dramatischen Anstieg der Ölpreise. Die Auswirkungen dieses Ereignisses auf Kosten, Preise, Erwartungen und allgemeines Wirtschaftsmanagement sind kaum zu überschätzen. In wirtschaftlicher Hinsicht kam dies in den westlichen Ländern dem Ausbruch eines Krieges gleich. Wie Abbildung 7.4 verdeutlicht, waren die Ölpreise über einen

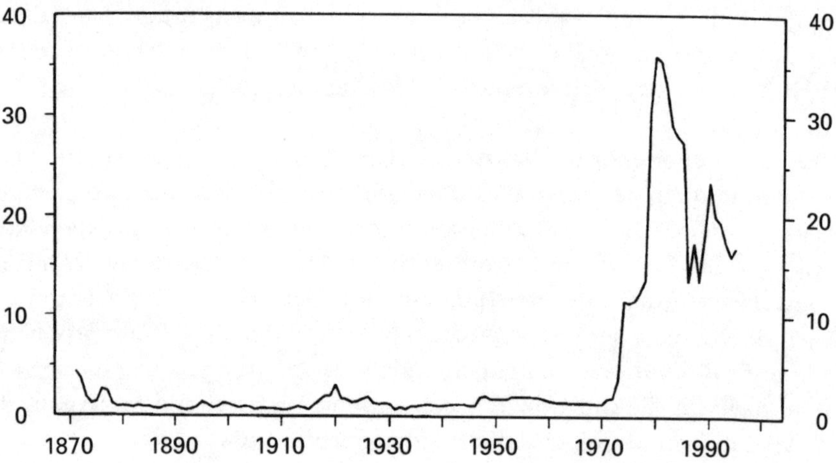

Abbildung 7.4: Entwicklung des Ölpreisniveaus, 1870 bis 1995 (US-Dollar pro Barrel)

Quelle: Insitute of Petroleum; neuere Daten von Datastream

sehr langen Zeitraum beachtlich stabil geblieben – bis sie im Jahr 1973 explodierten.

Einige Beobachter sahen den Anstieg der Ölpreise einfach als weiteren Ausdruck des weltweiten Wirtschaftsbooms, dem als solchem keine besondere analytische Bedeutung zukäme. Allerdings ist diese Meinung kaum zu halten. Zunächst einmal kann die Dimension des Ölpreisanstiegs – er legte von 1972 bis 1974 um 600 Prozent zu – nicht plausibel nur mit dem Anstieg der Ölnachfrage in Verbindung gebracht werden, und zwar nicht zuletzt angesichts der Entwicklung der Ölpreise seit dem Kriegsende und der Art, wie der Preis erhöht wurde, nämlich als Folge der Förderbegrenzungen durch das Förderkartell OPEC im Sog des arabisch-israelischen Konflikts.

Dennoch bleibt eine zentrale Frage offen: Warum sollte der Ölpreisanstieg (oder auch der vorangegangene Anstieg der anderen Rohstoffpreise) zu einem Aufwallen der Inflation geführt haben, statt nur eine Veränderung der relativen Preise zu verursachen? Nach Ansicht der Monetaristen unter den Volkswirten wird ein Anstieg bei einigen Preisen durch einen Rückgang bei anderen ausgeglichen, solange nur die Geldmenge konstant gehalten wird. Es gibt mehrere Gründe, warum es dazu nicht kam.

Die Bedeutung von Öl und seine universelle Verbreitung in der Industrie sowie die Höhe des Preisanstiegs bedeuteten, daß sich die Terms of trade, also die Relation von Import- und Exportpreisen für die Industrienationen wesentlich verschlechterten und das reale Volkseinkommen folglich zurückging, wobei die Konsumenten die Hauptlast zu tragen hatten. Unter diesen Umständen hätte die einzige Möglichkeit, das Gesamtpreisniveau konstant zu halten, darin bestanden, die Löhne nominal zu senken. In Wirklichkeit waren jedoch die Arbeitnehmer in den meisten Ländern nicht dazu bereit, auch nur einen Rückgang ihrer *Real*löhne aufgrund der höheren Ölpreise zu akzeptieren, geschweige denn einen Rückgang der Nominallöhne.

Tatsächlich hätten die Arbeitnehmer, um eine Inflation zu verhindern, sogar stärkere Einschnitte hinnehmen müssen als Anfang der 1930er Jahre. Damals stiegen aufgrund fallender Preise die Realeinkommen. Und sogar damals wehrten sich die Arbeitnehmer vehement gegen Lohnkürzungen. Nach 1973 nahmen sie ebenfalls keine Kürzungen ihrer Nominaleinkommen hin, sondern setzten vielmehr Lohnerhöhungen durch. Es kam zu Auseinandersetzungen über die relativen Realeinkommen, als Regierungen, Unternehmen und Arbeitnehmer um ihren Anteil an einem kleiner gewordenen Kuchen kämpften.

Darüber hinaus waren Preissteigerungen infolge der gestiegenen Ölpreise sichtbar und allgegenwärtig und heizten dadurch die Inflationserwartungen an, was wiederum die Inflation verschärfte. Man kann nicht genug betonen, welche Schockwirkung der damalige Inflationsanstieg ausübte. Der amerikanische Verbraucherpreisindex (CPI), der 1972 nur um 3,4 Prozent gestiegen war, kletterte 1973 um 8,8 Prozent und 1974 um 12,2 Prozent.

Die Ölkrise stürzte die Politiker in ein schweres wirtschaftspolitisches Dilemma. Für die ölverbrauchenden Länder (also den größten Teil des industrialisierten Westens) bedeutete der Ölpreisanstieg sowohl eine Inflation der Preise als auch eine Deflation der realen Nachfrage. Die höheren Ölpreise reduzierten das Realeinkommen und dadurch den Konsum. Aber die Ölproduzenten würden ihre neuerworbenen Reichtümer wahrscheinlich nicht ausgeben. Dementsprechend würde es zu einem Nachfrageeinbruch kommen, der eine höhere Arbeitslosenquote nach sich ziehen würde. Sollten die Notenbanken auf die Inflation reagieren und ihre geldpolitischen Zügel straffer anziehen und dadurch den Aufwärtsdruck auf die Arbeitslosigkeit verstärken? Oder sollten sie auf den Aufwärtsdruck mit einer Lockerung der Geldpolitik reagieren und so eine höhere Inflation riskieren?

Unter dem Eindruck der damals vorherrschenden (keynesianischen) Lehrmeinung, die die überragende Bedeutung der Bekämpfung der Arbeitslosigkeit betonte und das Gewicht der Inflation herunterspielte, entschieden sich die meisten Regierungen für den letzteren Weg. Sie entdeckten allerdings bald, daß sowohl die Arbeitslosigkeit wie auch die Inflation weiterhin stark zulegten.[21] Der Inflation versuchte man in dieser Situation durch die Einführung sehr hoher kurzfristiger Zinsen Herr zu werden. Bevor ich allerdings darauf zu sprechen komme, lohnt es sich, einen kurzen Rückblick auf die Geschichte der Zinsentwicklung selbst zu werfen.

Zinsen gestern und heute

Wie im Falle der Inflation sind die Zeugnisse über die Zinsentwicklung in der Antike sehr spärlich. Aber wir können ja auf Homer als Quelle zurückgreifen – allerdings leider nur auf *Sidney Homer,* den amerikanischen Finanzhistoriker. Dieser hat einen historischen Überblick vorgelegt, der bis in die Antike zurückreicht und viele Beispiele sehr hoher Zinssätze aufführt, die aber meist die extrem schwache Kreditwürdigkeit der Kreditnehmer oder einen unmittelbaren Finanzierungsbedarf unter schwierigen Umständen widerspiegeln.

Wie uns Homer berichtet, erlaubte Demosthenes im vierten Jahrhundert vor Christus einem Klienten die Ratenzahlung seines Anwaltshonorars, berechnete aber zwölf Prozent Zinsen jährlich, was genau die Obergrenze der normalen Zinsspanne im damaligen Athen darstellte. (Das soll nur zeigen, daß sich die Praxis der Juristen in den beiden letzten Jahrtausenden kaum verändert hat.) Homer schreibt weiterhin:

> Als Cäsars Freund, der edle Brutus, versuchte, der Stadt Salamis 48 Prozent Zinsen für einen Kredit zu berechnen, schockierte er damit seinen Zeitgenossen Cicero ... In Rom wurde Geld damals für nur vier Prozent jährlich angeboten.[22]

Aber unter den modernen Bedingungen organisierter Finanzmärkte, so Homer, seien die Zinssätze zumindest für seriöse Kreditnehmer vorwiegend sehr niedrig gewesen. Ebenso wie im Falle der Inflation stammt der längste detailliert dokumentierte historische Überblick aus England. Für die letzten 300 Jahre ist dieser sogar außergewöhnlich genau dokumentiert. Im ausgehenden siebzehnten Jahrhundert mußte die Whig-Regierung von William dem Dritten ihre Kredite sehr teuer bezahlen, da die

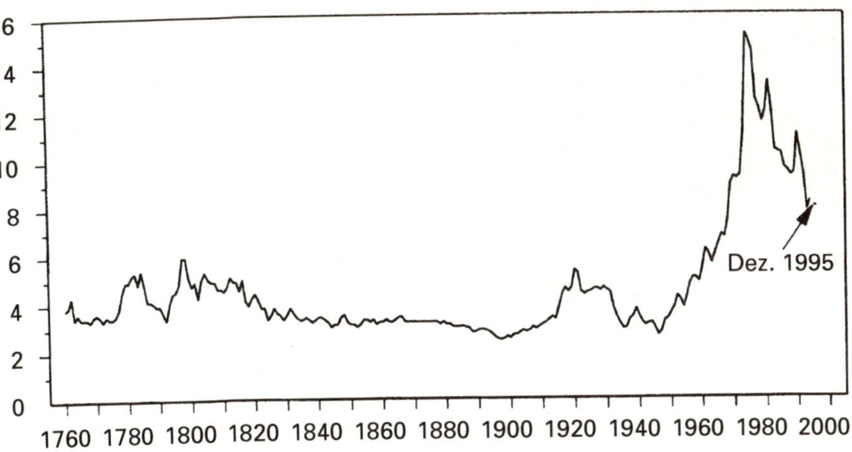

Abbildung 7.5: Renditen britischer konsolidierter Anleihen, nominal 2,5 % (Jahresdurchschnitte, in v. H.)
Quelle: The Economist, One Hundred Years of Economic Statistics; neuere Daten von Datastream

Gefahr bestand, daß die Stuarts wieder an die Macht kommen und die Schulden von William nicht anerkennen würden. Zur gleichen Zeit lagen die Zinsen in den holländischen Provinzen bei drei bis vier Prozent.

Nur wenige Jahrzehnte später konnte die britische Regierung zu »holländischen« Zinsen Geld aufnehmen. Im Jahr 1749 wandelte der Schatzkanzler Henry Pelham eine Reihe ausstehender Schuldverschreibungen in eine Emission von »dreiprozentigen konsolidierten Staatsanleihen« um, die berühmten »Consols«. Die Langlebigkeit dieser festverzinslichen Wertpapiere liefert uns eine bruchlose Geschichte der langfristigen Zinsentwicklung in Großbritannien. Und wie man der Abbildung 7.5 entnehmen kann, handelt es sich um eine ziemlich außergewöhnliche Entwicklung. Während der napoleonischen Kriege, als das Überleben des Landes auf dem Spiel stand, stiegen die Marktzinsen für die Consols und erreichten in den Jahren 1797 und 1798 einen kritischen Punkt. Diese kritische Marke der langfristigen Zinsen lag bei 6,3 Prozent. Ein Zinssatz in dieser Höhe schien während der 25 Jahre nach 1970 unglaublich niedrig.

Nach dem Ende der napoleonischen Krise gingen während des neunzehnten Jahrhunderts die Zinsen fast ständig zurück und gipfelten im Jahr 1888 in der Umwandlung der Drei-Prozent- in 2,5-Prozent-Consols durch den Schatzkanzler Goschen. Auf dem Höhepunkt ihrer Kursentwicklung zwischen 1896 und 1898 warfen die Consols nur eine Rendite von 2,25 Prozent ab.

Im zwanzigsten Jahrhundert wurde die Zinsentwicklung von der Inflation und den Inflationsgefahren beherrscht. In Großbritannien stiegen die Zinsen ab Anfang des Jahrhunderts, ein Anstieg, der erst nach Ende des Ersten Weltkriegs wieder abflaute. Im Jahr 1920 lag die Rendite für Consols dennoch gerade einmal knapp über 5,25 Prozent. Die 1920er Jahre brachten einen leichten Rückgang und dann eine Stabilisierung, gefolgt von einem steilen Sturz in den 1930er Jahren, als Großbritannien den Goldstandard aufgab. Mitte der 1930er Jahre lag die Rendite erneut unter drei Prozent. Nach dem Krieg suchte die Regierung die Zinsen niedrig zu halten, um eine Wiederholung der Großen Depression zu verhindern. Die Verzinsung der Consols ging sogar weiter zurück, und der Kurs näherte sich zeitweise dem Wert von 100, dem Nominalwert des Papiers, wo die Verzinsung 2,5 Prozent betragen hätte.

Aber danach ging es nur noch bergab, obwohl der große Abschwung erst 1968 einsetzte. Im Jahr 1967 standen die Consols bei einem Kurs von 40, mit einer Rendite von 6,25 Prozent. 1974 jedoch, auf dem Höhepunkt der britischen Inflations- und Finanzkrise, fielen sie auf unter 14, was einer Rendite von über 18 Prozent entsprach. Ende Dezember 1995 standen sie bei 32 und einer Rendite von acht Prozent.

Die Geschichte der kurzfristigen Zinsen ist genauso interessant. Der Diskontsatz, zu dem die Bank of England Geld an die Banken verleiht und der deshalb die Basis aller kurzfristigen Zinsen im Privatsektor ist, betrug zu Beginn des zwanzigsten Jahrhunderts drei Prozent und fiel danach auf 2,5 Prozent. 1914 erreichte er einen Höhepunkt bei zehn Prozent, fiel dann aber auf sein normales Niveau von drei bis sieben Prozent zurück, bis Großbritannien im Jahr 1931 den Goldstandard aufgab. 1932 wurde er auf zwei Prozent zurückgenommen und blieb auf diesem Niveau bis zum Jahr 1951, mit Ausnahme einer kurzen Periode im Jahr 1939, als er auf vier Prozent angehoben wurde.

Dieser Wert erscheint unglaublich niedrig, aber in Wirklichkeit war der Diskontsatz als Strafzins konzipiert und lag oberhalb der Geldmarktsätze. Tatsächlich lagen die Offenmarktsätze der Wechseldiskontierung zwischen 1933 und 1938 unter einem Prozent. Nach dem Krieg lagen sie bis 1951 wiederum unter einem Prozent. Danach stiegen die kurzfristigen Zinsen bis zu einer Diskontsatzhöhe von 13 Prozent in den Jahren 1973 und 1974. 1979 erreichte der Diskontsatz schließlich die Marke von 17 Prozent.

Die Entwicklung in den USA

Bei den langfristigen Zinsen in den USA verliefen die großen Trends ähnlich wie in Großbritannien – mit einem Höchststand während der napoleonischen Kriege und einem Tiefststand von knapp drei Prozent im ausgehenden Jahrhundert, wobei der Durchschnittswert im letzten Jahrzehnt 3,5 Prozent betrug.

Im zwanzigsten Jahrhundert folgte die Verzinsung amerikanischer Anleihen, die in Abbildung 7.6 dargestellt wird, dem inzwischen bekannten Muster – sie stieg während des Ersten Weltkrieges auf einen Höchststand, ging in den 1930er Jahren zurück, erreichte kurz nach Ende des Zweiten Weltkrieges einen Tiefststand von weniger als 2,25 Prozent und stieg dann mehr oder weniger ohne Unterbrechung bis in die 1970er Jahre hinein.

Für diejenigen, die noch auf die hohen Verzinsungen der letzten zwanzig Jahre fixiert sind, ist die frühere Entwicklung der kurzfristigen Zinssätze in den USA bemerkenswert, die aus Abbildung 7.8 (S. 211) hervorgeht. Dreimonats-Schatzbriefe warfen in den 1920er Jahren durchschnittlich knapp

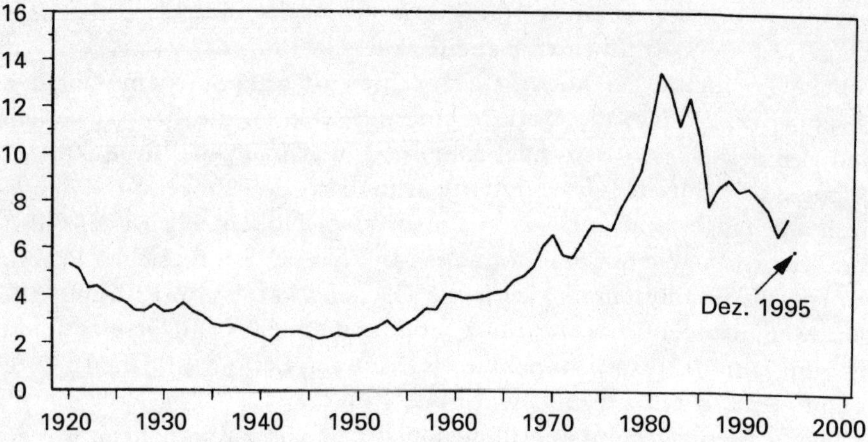

Abbildung 7.6: Renditen US-amerikanischer festverzinslicher Wertpapiere mit 30 Jahren Laufzeit, 1920 bis 1995 (Jahresdurchschnitte, in v. H.)
Quelle: The Economist, One Hundred Years of Economic Statistics; neuere Daten von Datastream

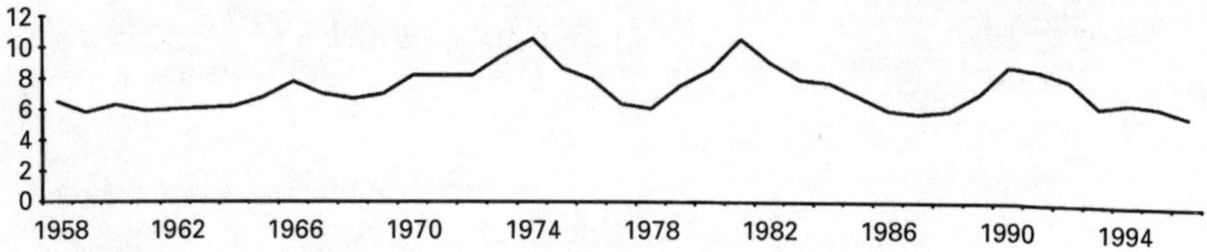

Abbildung 7.7: Umlaufrenditen deutscher festverzinslicher Wertpapiere, 1958 bis 1995 (Jahresdurchschnitte, in v. H.)
Quelle: Monatsberichte der Deutschen Bundesbank

unter vier Prozent und in den 1930er Jahren durchschnittlich 0,6 Prozent Zinsen ab. 1938 und 1939 verzinsten sie sich nur noch mit 0,01 Prozent. In den 1950er Jahren waren es durchschnittlich zwei Prozent, und sogar in den 1960er Jahren lagen die Zinsen nur bei vier Prozent. Danach kam es natürlich zum unerbittlichen Anstieg auf zweistellige Sätze.

Ich muß dieselbe Entwicklung nicht für die Zinsen in Kontinentaleuropa wiederholen. Die Zinskurven verliefen ähnlich, mit Ausnahme der Zinsentwicklung in Deutschland, deren Geschichte deutliche Spuren der außergewöhnlichen wirtschaftlichen und politischen Vergangenheit trägt. Die Hyperinflation der 1920er Jahre ging mit extrem hohen Zinsen einher. An einem Punkt notierte die Berliner Börse einen Zinssatz für Tagesgeld von über 10 000 Prozent. Und in Deutschland führte die inter-

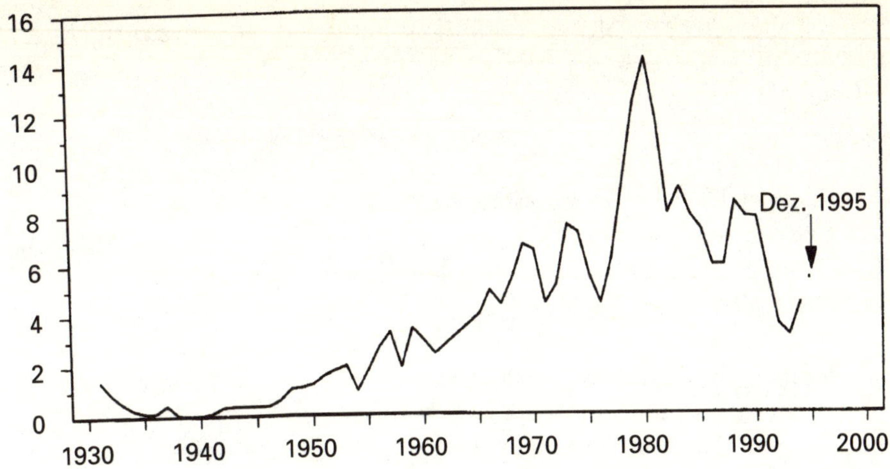

Abbildung 7.8: Renditen US-amerikanischer Dreimonats-Schatzbriefe, 1930 bis 1995 (Jahresdurchschnitte, in v. H.)
Quelle: The Economist, One Hundred Years of Economic Statistics; neuere Daten von Datastream

nationale Finanzkrise zwischen 1930 und 1932, anders als in den anderen führenden Staaten, zu einer extrem hohen langfristigen Verzinsung. Unter Hitler lag sie recht niedrig, erreichte aber nicht annähernd das extrem niedrige Niveau, das in den USA oder in Großbritannien eintrat.

Nach dem Krieg wurden die Zinsen in Deutschland von der Inflation angetrieben, obwohl, wie Abbildung 7.7 zeigt, der vergleichsweise positive Inflationsverlauf in Deutschland niedrigere Zinsen als in den meisten anderen Ländern zuließ. In der Krise Mitte der 1970er Jahre erlebte Deutschland Spitzenzinssätze, die aber deutlich unter den Niveaus in Großbritannien und den USA lagen.

Der Übergang zur Inflationsbekämpfung um jeden Preis

Es ist jetzt an der Zeit, auf die Entwicklung der Zinsen und der Inflation seit den späten 1970er Jahren zurückzukommen. Beide kann man gut zusammen betrachten, weil sie untrennbar miteinander verbunden sind. Als eine zweite Ölkrise im Jahr 1979 zu ähnlichen Folgen wie 1973 und 1974 zu führen drohte, war die vorherrschende Reaktion der Regierungen und Notenbanken nun eine ganz andere. Nach den Erfahrungen mit einer raschen Inflation Mitte der 1970er Jahre versuchte man jetzt mehr oder weniger überall, dem Anstieg der Inflation durch hohe kurzfristige Realzinsen entgegenzuwirken.

Bei einer anfangs sehr hohen Inflation bedeutete dies sehr hohe Nominalzinsen. In den USA erhöhte die Federal Reserve Bank unter Paul Volcker die Zinsen auf bis zu 17 Prozent im Jahr 1980 und sogar auf 19 Prozent im Jahr 1981. In Großbritannien erhöhte die neugewählte konservative Regierung unter Margaret Thatcher im November 1979 die Zinsen auf 17 Prozent. Der harte geldpolitische Kurs wurde sogar während der weltweiten schweren Rezession beibehalten.

Darüber hinaus stiegen die langfristigen Verzinsungen (Renditen) ebenfalls deutlich an, da die Anleger sich mit Anleihekäufen zurückhielten. Es war so, als versuchten sie, ihre Verluste wieder wettzumachen, nachdem sie von der Inflation der 1970er Jahre, auf die sie nicht vorbereitet waren und während der sie nur minimale oder sogar negative Realrenditen erzielt hatten, hart getroffen worden waren.

Dieser Wandel der Politik im Vergleich zur ersten Ölkrise und die Bereitschaft, eine ernste Rezession und hohe Arbeitslosigkeit als Konsequenzen hinzunehmen, stellt einen Wendepunkt in der Geschichte der Inflation in der Nachkriegszeit dar. Er spiegelt einen deutlichen Wandel des intellektuellen Klimas sowie einen deutlichen Einstellungswandel der Gesellschaft gegenüber Inflation und Arbeitslosigkeit wider.

Der intellektuelle Wandel hatte in den USA mit Milton Friedman begonnen. In einem 1968 veröffentlichten klassischen Artikel[23] behauptete er, daß kein Ausgleich zwischen Inflation und Arbeitslosigkeit stattfindet, das heißt, man gewinnt nichts durch die Hinnahme einer höheren Inflationsrate. Jeder Versuch in diese Richtung wird vielmehr eine Inflationsbeschleunigung zur Folge haben. (Dies ist der Kern der Theorie des natürlichen Zinsfußes, die ich in Kapitel 8 diskutieren werde.)

Zunächst einmal fiel der neue Ansatz im noch keynesianisch beherrschten wissenschaftlichen und politischen Establishment in den USA und Großbritannien auf unfruchtbaren Boden. Aber das änderte sich mit dem Aufkommen einer sehr hohen Inflation in den 1970er Jahren. Überall hatten die Währungshüter Angst vor einer instabilen Finanzsituation. In Großbritannien schien die Volkswirtschaft am Rand einer Hyperinflation zu stehen, als im August 1975 die Inflationsrate einen Höchststand von 27 Prozent erreichte.

Alles, was das keynesianische Establishment als Reaktion auf den Anstieg der Inflation anbieten konnte, war eine Preis- und Lohnpolitik, die inzwischen als sowohl verzerrend wie auch ineffektiv angesehen wurde.

Die Ereignisse schienen Friedmans Lehren über die Beziehung zwischen Inflation und Arbeitslosigkeit zu bestätigen, und in der Folge wandelte sich die herrschende Lehrmeinung.

In der Öffentlichkeit vollzog sich ein entsprechender Wandel. Ohne das Verhältnis zwischen Inflation und Arbeitslosigkeit genau zu verstehen, wurden viele Menschen durch die hohe Inflation und Instabilität in den 1970er Jahren alarmiert. Das spiegelte sich in einem deutlichen Rechtsruck bei den Wahlen wider, der konservative Regierungen in den USA, Großbritannien und andernorts an die Macht brachte. Als diese konservativen Regierungen später trotz der schweren Rezession und Arbeitslosigkeit infolge der anti-inflationären Politik wiedergewählt wurden, hatte sich der Wandel der Wählerpräferenzen offensichtlich bestätigt.

Die wirtschaftspolitischen Veränderungen zogen weitere Kreise. Anfang der 1980er Jahre versuchte Frankreich unter Präsident Mitterrand, gegen den Strom zu schwimmen, indem es weiterhin eine Politik verfolgte, die auf hohe Beschäftigung zielte. Aber am Ende scheiterte diese angesichts der Belastungen. Die Kehrtwendung vollzog sich in außergewöhnlicher Weise: Hatte man zuvor im Alleingang versucht, die alte Lehrmeinung anzuwenden, so entschied man sich nun in Form einer Politik des »starken Franc« dazu, im Befolgen der neuen Lehre deutscher als die Deutschen zu werden. In der Folge lag die Inflation in Frankreich zwar niedriger als in Deutschland, aber die Arbeitslosenzahlen blieben auf hohem Niveau.

In Australien und Neuseeland übernahmen Labour-Regierungen die neue Lehrmeinung. In Neuseeland war die Amtszeit des Staatsbankpräsidenten explizit an seinen Erfolg bei der Sicherung einer niedrigen Inflation gebunden.

Aufgrund dieses neuen, harten politischen Kurses ging die Inflation zurück, aber die Arbeitslosigkeit war überall weiterhin erschreckend hoch. Die kurz- und langfristigen Zinsen gingen zwar zurück, aber die langfristige Verzinsung blieb im historischen Vergleich hoch. Die Anleger mußten mühsam davon überzeugt werden, daß die Inflationsrate niedrig bleiben würde. Dementsprechend verlangten sie eine Prämie als Ausgleich für das Risiko, daß die Inflationsrate höher ausfiel als prognostiziert.

Ein weiterer Boom Ende der 1980er Jahre brachte einen kurzzeitigen Inflationsanstieg, dem erneut mit hohen Zinsen begegnet wurde. In den Mitgliedsländern des Europäischen Wechselkursmechanismus (EWS) blieben die Realzinsen durch ihre Anbindung an die deutschen Nominalzinsen auf hohem Niveau. Dieses wurde hochgehalten, um die hohen Inflationsraten nach dem Boom der späten 1980er Jahre und dem Wildwuchs infolge der deutschen Wiedervereinigung zu bewältigen. In Frankreich verlief die Entwicklung mit Realzinsen von zeitweise zehn Prozent am extremsten.

Aber diese Periode hoher Zinsen senkte die Inflation wieder. Die Realzinsen blieben in den 1990er Jahren jedoch auf hohem Niveau, mit Ausnahme der USA, wo die Federal Reserve Bank Anfang des Jahrzehnts eine Wiederbelebung der Wirtschaft (und eine Neukapitalisierung des Bankensystems) über anhaltend niedrige kurzfristige Zinsen, die praktisch bei null lagen, verfolgte.

Im Jahr 1993 zogen die Rentenmärkte weltweit stark an, als der Markt eine einschneidende Veränderung der Inflationsentwicklung registrierte. Auf dem Höhepunkt des Booms lag die Verzinsung für langfristige US-Anleihen bei nur 5,7 Prozent und für das britische Äquivalent bei 6,3 Prozent. Aber 1994 gab es eine drastische Umkehrung – den »Rentenmarkt-Crash« – als Reaktion auf einen allgemeinen Anstieg der Rohstoffpreise, erste Anzeichen eines starken Wirtschaftswachstums und geringfügige Anstiege der kurzfristigen Zinsen. Die Preise am Rentenmarkt gingen in den Keller, und die langfristigen Zinsen stiegen steil an. Die Preise für Rentenpapiere zeigten jetzt an, daß die Marktteilnehmer wieder mit deutlich höheren Inflationsraten und Zinsen rechneten, kurz, daß eine Rückkehr zu der »schlechten alten Zeit« bevorstünde.

Aber die Märkte behielten unrecht. Trotz hoher Wachstumsraten in den USA und andernorts und eines starken Anstiegs der Rohstoffpreise blieb die Inflation mehr oder weniger überall niedrig. Und im Jahr 1995 wurden die kurzfristigen Zinsen in den Hauptländern gesenkt. Nach den Erfahrungen der Jahre 1993 und 1994 blieben die Rentenmärkte zwar vorsichtig, aber die langfristigen Zinsen gingen steil nach unten. Es war alles ein falscher Alarm gewesen. Der Optimismus über die Inflationsentwicklung, der sich 1993 ausgebreitet hatte, erwies sich nun doch als gerechtfertigt. Im Westen sah es wirklich so aus, als ob man sich auf ein neues Inflationsumfeld zubewegen würde.

Eine eigenartige Phase in der Geschichte

In Wirklichkeit ging die Entwicklung zurück zu einem altbekannten Umfeld. Im größeren geschichtlichen Rahmen bedeutet die lange Periode ständiger Preissteigerungen, wie sie der Westen seit dem Zweiten Weltkrieg erlebt hat und die wir alle als normal hingenommen haben, eine

Abweichung von der Normalität. Sie wurde durch die Beziehung zwischen strukturellen Faktoren auf der Mikroebene und gesamtwirtschaftlicher Politik verursacht. Der namhafte britische Ökonom Sir John Hicks brachte das vorherrschende Ethos der ersten 25 Nachkriegsjahre auf den Punkt, als er sagte, daß die Welt den Goldstandard durch einen Beschäftigungsstandard (»Labour Standard«) ersetzt hätte.[24] Er meinte damit, daß sich unter dem Goldstandard die Wirtschaftspolitik darauf konzentrierte, eine gewisse feste Bindung an Gold aufrechtzuhalten, jetzt aber auf die Sicherung einer niedrigen Arbeitslosenquote abzielte. Der Goldstandard wurde zerstört durch die unannehmbar hohen Arbeitslosenzahlen in Deflationszeiten bei institutionaliserten Löhnen und Preisen, die der Macht der Produzenten unterstanden. Aber in der Krise der 1970er Jahre zerstörten dieselben Verhältnisse durch die Verursachung unannehmbar hoher Inflationsraten den Beschäftigungsstandard.

Die Zukunft sieht deshalb so anders aus, weil diese strukturellen Kräfte, die den Goldstandard und den Beschäftigungsstandard zerstörten, zusammengebrochen sind, mit dramatischen Folgen für die Weltwirtschaft sowie die Welt der Ökonomen.

KAPITEL 8
Die Ökonomen müssen umdenken

Inflation ist immer und überall ein monetäres Phänomen.

Milton Friedman[1]

Inflation ist genauso ein monetäres Phänomen, wie jemanden zu erschießen ein ballistisches Phänomen ist.

Henry Wallich[2]

Wenn man den meisten Volkswirten zuhört, so gewinnt man den Eindruck, daß sie die Suche nach den Inflationsursachen trotz aller Zweifel und Unsicherheiten in bezug auf die anderen Aspekte des Themas bereits erfolgreich abgeschlossen haben. Das Problem ist, daß dies bereits früher einmal der Fall war.

Trotz aller hochkarätigen theoretischen Beiträge über die Rolle der Geldmenge und trotz aller Computerausdrucke zu den statistischen Zusammenhängen war es vor allem die hohe Inflation zu Beginn der 1970er Jahre und insbesondere ihr Fortbestehen trotz hoher Arbeitslosenzahlen, was zum Scheitern der alten keynesianischen Lehre führte, die seit dem Krieg die Volkswirtschaftslehre und die praktische Politik beherrscht hatte. Die Vertreter der keynesianischen Lehre hatten einfach keine Erklärung für diese neue Situation. Insofern war es nur allzu natürlich, daß sich Theoretiker wie Praktiker an diejenigen wandten, die behaupteten, eine solche Erklärung zu haben – die Monetaristen. Könnte das Ende der Inflation zum Sturz der neuen herrschenden Lehre führen?

Diese besteht aus einer Mischung von Monetarismus – der Lehrmeinung, daß Inflation immer eine Folge der gestiegenen Geldmenge ist – und dem Glauben an eine sogenannte »natürliche Arbeitslosenquote« – das heißt, es gibt nur ein Beschäftigungsniveau, auf dem die Inflation stabil verläuft. In seiner extremen Ausprägung leugnet der Monetarismus jene historischen und institutionellen Faktoren, auf die ich in diesem Buch eingehe. Der andere Teil bezieht explizit strukturelle und institutionelle Einflußfaktoren auf die natürliche Beschäftigungsquote ein, hat aber wenig dazu zu sagen. Gleichzeitig wird die Vorstellung zurückgewiesen, daß sie einen direkten Bezug zur Inflationsrate haben.

Beide Ansätze sind von Dogmen durchsetzt und haben Mühe, sich mit den Fakten aus der jüngsten Vergangenheit anzufreunden. Nicht zum ersten Mal müssen die Wirtschaftswissenschaftler dringend umdenken. Im folgenden versuche ich, die Fehldeutungen der derzeitigen herrschenden Lehrmeinung aufzuzeigen und einen anderen Ansatz zu entwickeln, und zwar ohne Rückgriff auf den Zauberkasten volkswirtschaftlicher Theorie. Ich habe versucht, diese schwierige Materie dem wirtschaftstheoretischen Laien verständlich zu machen. Trotzdem wird sie vielen Lesern immer noch Kopfzerbrechen bereiten. Hiervon betroffene Leser sollten wissen, daß weder ich noch – wie ich hoffe – die Ökonomen, deren Ideen ich hier vortrage, gekränkt wären, wenn sie dieses Kapitel überschlagen und direkt zu Kapitel 9 übergehen, in dem die volkswirtschaftliche Theorie in ihre Schranken verwiesen wird und das Hauptaugenmerk den praktischen Problemen – und Möglichkeiten – zukommt, mit denen unsere Politiker in der Null-Ära konfrontiert werden.

Theorie ohne Geschichte

Ökonomen verspüren gewöhnlich den Drang, für jedes wirtschaftliche Problem eine einzige und umfassende Lösung – *die* Lösung – zu finden, die auf alle denkbaren Umstände anwendbar ist. Das verleitet natürlich dazu, die Bedeutung der institutionellen und historischen Prozesse unterzubewerten, was gefährlich ist. Aber der Preis ist verlockend – ein Gesetz oder eine fundamentale Beziehung zu entdecken, auf die sich die Ökonomen fortan stützen können und die als Grundlage für andere Theorieentwicklungen dienen oder denen entgegengehalten werden kann, die die Volkswirtschaftslehre gegenüber den Naturwissenschaften geringschätzen. Meiner Meinung nach sind die Monetaristen genau dieser Neigung der Wirtschaftswissenschaftler zum Opfer gefallen – und mußten dafür bezahlen.

Der Monetarismus bietet uns eine gute Erklärung der weltweiten Inflation in der Nachkriegszeit: Ohne die Einschränkungen des Goldstandards und mit Rückendeckung durch ein geistiges Klima, in dem weitgehend akzeptiert war, daß eine Kontrolle der Geldmenge und sogar eine niedrige Inflation keine Rolle spielten und vor allem die »Vollbeschäftigung« wichtig war, haben die Regierungen permanent die Geldmenge erhöht, also de facto »Geld gedruckt«, mit dem Ergebnis, daß »zu viel Geld auf der Suche nach zu wenigen Waren war«. Außerdem läßt sich daraus eine Verbindung zu den Inflationsperioden in der Vergangenheit sowie zu der Hyperinflation in der jüngsten Vergangenheit und in der Gegenwart ableiten, bei denen immer die massive Erhöhung der Geldmenge eine Rolle spielte.

Insofern verfügen wir hier nicht nur über eine Erklärung eines bestimmten Phänomens zu einem bestimmten Zeitpunkt, sondern über eine allgemeine Erklärung von Inflation – also das, was die Naturwissenschaftler eine große, einende Theorie nennen. Und genau das macht den Monetarismus so einflußreich und anziehend.

Geld in der Hyperinflation

Ein Großteil der Belege für die Rolle und Bedeutung des Geldes aus der Sicht der Monetaristen stammt aus den verschiedenen weltweiten Erfahrungen mit einer Hyperinflation, auf die ich in Kapitel 7 kurz eingegangen bin. Und es besteht kein Zweifel daran, daß die Ausweitung der Geldmenge bei der Hyperinflation eine vorherrschende Rolle spielt.

Aber sogar bei sehr hohen Inflationsraten ist die Änderung der Geldmenge noch längst nicht alles. In seiner klassischen Untersuchung von sieben Fällen von Hyperinflation fand Philip Cagan[3] heraus, daß in allen Fällen zusätzlich zum massiven Anstieg der Geldmenge preisbereinigt ein bedeutender Rückgang der Geldnachfrage eintrat, so daß der Preisanstieg den Anstieg der Geldmenge wesentlich übertraf.

Tatsächlich betrug der Preisanstieg während der zweiten ungarischen Hyperinflation (die Cagan auf die Zeit zwischen August 1945 und Juli 1946 datiert) nicht weniger als das 320fache des gleichzeitigen Anstiegs der Geldmenge. Die Zahlen in Deutschland im Jahr 1923 fielen zwar nicht so spektakulär aus, waren aber noch immer beeindruckend. Der Preisanstieg lag hier um 40 Prozent über dem Anstieg der Geldmenge. Deshalb spielen sogar unter den Bedingungen einer Hyperinflation Veränderungen der Geldnachfrage neben den Veränderungen des Geldangebots eine entscheidende Rolle.

Für die Monetaristen ist eine schleichende Inflation im Grunde identisch mit einer Hyperinflation und unterscheidet sich von dieser nur graduell. Aber tatsächlich gibt es wesentliche Unterschiede, die weit über den Gesichtspunkt der Größenunterschiede hinausgehen. Zum einen ist unter den Bedingungen einer Hyperinflation allen klar, daß der Prozeß durch eine übermäßige Ausweitung der Geldmenge genährt wird. Entsprechend hat eine Veränderung, die glaubhaft ein Ende dieser Ausweitung verspricht, deutliche Auswirkungen auf die Erwartungen und das Verhalten der Wirtschaftssubjekte. Und aus diesem Grund fanden die meisten Hyperinflationen auch ein rasches Ende.

Das war beachtenswerterweise nicht der Fall, als 1979 die britische Regierung erstmals streng dem Diktat der Geldmengenziele folgte. Die übermäßige Geldmengenausweitung war nicht die einzige oder hauptsächliche Ursache des britischen Inflationsproblems. Die Ursachen waren weitaus komplexer. Die breite Öffentlichkeit, vielleicht im Gegensatz zu den Wirtschaftsexperten und Konjunkturberatern der Regierung, hatte dies implizit sehr wohl verstanden. Insofern konnte die Regierung immer wieder neue Geldmengenziele veröffentlichen, ohne dadurch der verbreiteten Überzeugung entgegenwirken zu können, daß sich die Inflation mehr oder weniger im gleichen Tempo fortsetzen würde. Und deshalb verlief der Prozeß der Inflationsrückführung langsam und schmerzhaft.

Zweitens ist, wie in Kapitel 7 bereits erwähnt, die Ursache der übermäßigen Geldmengenausweitung im Rahmen einer Hyperinflation immer in einem hohen Haushaltsdefizit zu finden, das die Regierung nicht auf dem üblichen Wege, also durch eine Kreditaufnahme auf dem Kapitalmarkt, finanzieren will oder kann. Statt das Defizit zu senken, druckt sie Geld oder leiht es sich bei der Zentralbank, was aber auf einen sehr ähnlichen Effekt hinausläuft.

Diese Beschreibung trifft recht genau die derzeitige Situation im heutigen Rußland, in der Türkei und einer Reihe anderer Länder. Natürlich weist diese Inflation enge Parallelen zu der Abwertung der Edelmetallmünzen durch die mittelalterlichen Monarchen auf und führt zu ähnlichen Resultaten. Sie hat auch mehr als nur eine beiläufige Ähnlichkeit mit dem Abwurf von Dollarnoten aus einem Hubschrauber, eine (soweit ich weiß) bislang noch nicht praktizierte Methode der Geldmengenausweitung, die sich aber einmal in einer theoretischen Arbeit von Milton Friedman fand.

Es ist sehr bemerkenswert, daß entwickelte und reife Volkswirtschaften normalerweise nicht unter einer derartigen Inflation leiden. Wenn sie ihr doch einmal erliegen, dann steht, wie in Kapitel 7 erwähnt, fast immer ein reales Ereignis Pate, wie etwa ein Krieg, eine Revolution oder einschneidende politische Veränderungen.

Nicht alle Geldmengenausweitungen sind identisch

Die Nachkriegsinflation im Westen unterscheidet sich deutlich von einer Hyperinflation. Im großen und ganzen verursachten die Regierungen in den westlichen Ländern keine Inflation durch eine vorsätzliche Entscheidung zum Druck von Banknoten, um so ihren Zahlungsverpflichtungen nachzukommen.[4] Die Vorstellung, daß die Inflation das direkte Resultat versuchter Einnahmesteigerungen war, schiebt den Regierungen zuviel Verantwortung für die Ereignisse zu. Vor allem in den 70er Jahren waren die Regierungen unfreiwillige Opfer der Ereignisse und wurden ebenso von ihnen überwältigt wie alle anderen.

In dieser zentralen Hinsicht unterscheidet sich die heutige, gemäßigte Inflation im Westen von der Inflation infolge der Wertminderung der Edelmetallmünzen durch die früheren Monarchen oder einer zahmeren Version desselben Phänomens, das in einigen europäischen Ländern nach dem Ersten und Zweiten Weltkrieg zu einer Hyperinflation führte. Ganz andere Aspekte spielen hier eine Rolle.

Es ist beispielsweise überraschend, daß es Ende der 80er Jahre in Großbritannien zu einem Inflationsanstieg kam, als der Staatshaushalt einen *Überschuß* aufwies, so daß die Regierung nicht nur keine Neuverschuldung vornehmen mußte, sondern vielmehr einen Teil ihres Schuldenbergs abtragen konnte. Das war im übrigen auch der Fall, als Ende der 60er Jahre in Großbritannien die Inflation aufflackerte. In praktisch allen Fällen einer gemäßigten Inflation in den westlichen Ländern hat der Druck von Banknoten oder die Geldaufnahme bei den Zentralbanken eine untergeordnete Rolle gespielt.

Wenn die Ausweitung der Geldmenge weiterhin hauptsächlich für die gemäßigte Nachkriegsinflation verantwortlich wäre, dann müßten wir eher den Geschäftsbanken und ihrer Kreditpolitik gegenüber dem privaten Sektor die unmittelbare Schuld geben und folglich auch ihren Kreditkunden, den Unternehmen und Konsumenten. Und wenn die Regierungen und Zentralbanken weiterhin letztlich für diese Inflation verantwortlich sein sollen, dann nur durch ihre Ermunterung oder stillschweigende Duldung des Kreditverhaltens der Banken, als sie die Zinsen nicht ausreichend erhöhten, wahrscheinlich aus Angst vor einer konjunkturdämpfenden Wirkung und vor dem Verlust von Wählerstimmen. Wenn es aber einmal über diesen Mechanismus zu einem Anstieg der Geldmenge kommt, wird eine Interpretation noch schwieriger.

Nach der klassischen Geldtheorie wird die Geldmenge außerhalb des

Systems (exogen) durch eine politische Entscheidung festgelegt. Wenn man insofern eine deutliche Beziehung zwischen Geld und Einkommen (oder Preisen) beobachtet, bedeutet dies, daß das Geld auf das Einkommen wirkt und nicht umgekehrt.[5]

Aber in einer modernen Geldwirtschaft wird die »Geldmenge« durch eine Reihe von Faktoren bestimmt, die alle nicht der direkten Kontrolle der Behörden unterliegen: die Kreditvergabekriterien der Banken, die Kreditnachfrage in der Gesamtwirtschaft, die Attraktivität der Bankkredite im Vergleich zu anderen Finanzierungsformen. Insofern erfährt man nicht unbedingt sehr viel, wenn man in einer modernen Geldwirtschaft eine deutliche Korrelation zwischen Veränderungen der Geldmenge und Veränderungen im Sozialprodukt oder im Preisniveau feststellt. Man weiß dann nämlich nicht, ob eine Veränderung der Geldmenge die Ursache für wirtschaftliche Ereignisse oder nur die Folge davon ist.

Der ökonometrische Wettstreit

An dieser Stelle kommt das volle Gewicht der Ökonometrie ins Spiel. Die renommierten Wirtschaftswissenschaftler Milton Friedman und Anna Schwartz haben monumentale Untersuchungen zur Geschichte des Geldes in den USA und Großbritannien durchgeführt[6], die ihrer Meinung nach die Schlußfolgerungen des Monetarismus unterstützen. In ihrem Gefolge haben viele Wirtschaftswissenschaftler einen Großteil ihrer beruflichen Existenz damit zugebracht, die verfügbaren Daten auf die Beziehungen zwischen Geldmengen- und Preisentwicklung hin zu analysieren. Insofern wurde die Geldtheorie weitgehend vom Wettstreit zwischen den Vertretern der Ökonometrie bestimmt. Und welche Auseinandersetzung das war! Podolski bemerkte dazu:

> Selten wurden derart unterschiedliche Daten zur Bestätigung eines Konzeptes herangezogen – nämlich »Geld« – und selten derartig anhaltenden, raffinierten und innovativen Manipulationen unterworfen.[7]

Die Untersuchungen von Schwartz und Friedman waren enorm detailliert und sorgfältig angelegt. Sie befaßten sich gründlich mit der Annahme, daß die Höhe des nominalen Volkseinkommens ebenso die Höhe der Geldmenge beeinflussen könnte wie umgekehrt. Aus ihren Untersuchungsergebnissen konnten sie jedoch schlußfolgern, daß der *vorherrschende* Einfluß von der Geldmenge auf die Preise ausgeht und nicht umgekehrt.

Aber mit ihren weiteren, weniger vorsichtigen Erklärungen, ganz abgesehen von denen der anderen Monetaristen, ging die Ausgewogenheit ihrer Aussage verloren. Friedman wies die nicht in Geldwerten ausdrückbaren Einflüsse auf die Inflation mit der einfachen Behauptung zurück: »Inflation ist immer und überall ein monetäres Phänomen.« Wenn aber die Höhe des Sozialprodukts und der Preise gelegentlich die Geldmenge bestimmen und nicht umgekehrt, dann können die realen Kräfte einen Einfluß auf monetäre Größen ausüben.

Dieses Abgleiten von der sorgfältigen Analyse zum reinen Slogan war nicht neu. Schumpeter bemerkte einmal:

> Im 19. Jahrhundert ebenso wie in den zwanziger und dreißiger Jahren dieses Jahrhunderts entwickelte sich plötzlich aus sehr vorsichtigen Formulierungen eine rigide Quantitätstheorie, die M (also der Geldmenge) eine gänzlich ungerechtfertigte Rolle in wirtschaftspolitischen Empfehlungen zusprach.[8]

Außerdem war die Schlußfolgerung von Friedman und Schwartz, daß nämlich die Geldmenge die zentrale kausale Einflußgröße darstellt, alles andere als unstrittig. Tatsächlich zog ihre empirische Arbeit heftige Kritiken auf sich.[9] Ihr Ansatz, zu einer Definition des Geldes zu gelangen, bestand darin, jene Definition mit den besten statistischen Ergebnissen zu übernehmen und diese dann als Testgrundlage für die verschiedenen monetaristischen Vorhersagen zu verwenden. Dieses Vorgehen irritierte viele Beobachter, und einige hielten es sogar für unwissenschaftlich. W. E. Manson bemerkte dazu:

> Eine empirische Definition des Geldes mit dem Ziel, eine geldtheoretische Hypothese zu bestätigen, schließt eine empirische Widerlegung aus.[10]

Monetarismus in der Praxis

Ganz unabhängig von den wissenschaftlichen Anhaltspunkten für eine Beziehung zwischen Geldmengen und Preisen bei langfristiger Betrachtung, hat sich die Orientierung an Geldmengenzielen als Leitfaden der Wirtschaftspolitik als wenig hilfreich herausgestellt.

Als 1979 die konservative Regierung unter Margaret Thatcher an die Macht kam, war die Kontrolle der Geldmenge ihr primäres wirtschaftspolitisches Ziel. Sie veröffentlichte sogar 1980 einen Plan für das beabsichtigte Geldmengenwachstum der nächsten Jahre. Die gewählte geldpolitische Größe war Sterling M3, eine grobe Maßzahl der Geldmenge, die ungefähr der Summe aller Bankeinlagen in englischen Pfund entspricht. Die Entscheidung fiel auf der Grundlage der scheinbar engen langfristigen Beziehung zwischen dieser Maßzahl der Geldmenge und dem britischen nominalen Volkseinkommen.

Als die Währungshüter zwischen 1979 und 1981 jedoch versuchten, Sterling M3 durch die Einführung sehr hoher Zinsen zu steuern, geschah etwas sehr Merkwürdiges: Sterling M3 stieg weiter an, aber im Gegensatz zu den Vorhersagen der Monetaristen glitt die Wirtschaft in eine tiefe Rezession, und die Inflation ging zurück.

Damals führte dies zu einer großen Verwirrung, aber heute ist die Sache eindeutig klar. Durch die Einführung hoher Zinssätze und gleichzeitig hoher Wechselkurse lösten die Behörden mit Erfolg eine altmodische Rezession aus. Dies führte zu einem Rückgang der Inflation, und zwar ungeachtet des anhaltenden Geldmengenwachstums. Das schnelle Geldmengenwachstum war vielmehr Ausdruck der deflationären Politik, weil die Menschen aufgrund der hohen Zinsen einen großen Teil ihres Vermögens bei den Banken anlegten. Offensichtlich war die vorher beobachtete enge Beziehung zwischen Sterling M3 und dem nominalen Volkseinkommen zusammengebrochen.

Eine Zeitlang konnte man noch behaupten, daß es sich um ein einmaliges Phänomen handelte, das nur eine ganz bestimmte Geldmengenkennziffer zu einem bestimmten Zeitpunkt betraf. Aber infolge der weiteren Erfahrungen war diese Behauptung nicht mehr zu halten. Es stellte sich schnell als unmöglich heraus, eine Geldmengenmaßzahl zu übernehmen (oder zu entwickeln), auf die Verlaß war.

In den USA verlief die Entwicklung weitgehend ähnlich. Innovationen im Finanzsektor hatten zu einem geänderten Finanzverhalten geführt, so daß keine Beziehungen mehr identifizierbar waren, auf die sich die Federal Reserve hätte stützen können.[11] Und das sehr unterschiedliche Bild, das verschiedene Geldmengenkennziffern zeichnen, verursacht weiterhin ernsthafte Interpretationsprobleme. Jeder, der im Oktober 1995 die Geldmengenhieroglyphen entziffern wollte, hatte zwischen M2, die eine jährliche Zuwachsrate von sechs Prozent aufwies und damit auf einen wirtschaftlichen Aufschwung hindeutete, und M1 zu wählen, einer engeren Maßzahl, die gerade zum fünften Mal in Folge ein Negativwachstum im Zwölfmonatsvergleich ausgewiesen hatte – und so die drohende Gefahr einer Rezession ankündigte. Was um Himmels willen sollte ein guter Monetarist da machen?

Man ist gerne geneigt, Deutschland in bezug auf diese Entwicklungen eine Ausnahmerolle zuzuerkennen, weil die Bundesbank zuverlässig das Problem der Geldmenge meistert. Ihre Maßnahmen sind klar gegen die Inflation gerichtet, und sie verkündet dabei bisweilen eine offen monetaristische Politik. Aber sie möchte damit eine gegen die Inflation gerichtete Psychologie stärken. Die Vorstellung, daß die Inflation einzig von der Wachstumsrate der Geldmenge abhängt und daß diese Rate wiederum vollkommen unter ihrer Kontrolle steht, kommt ihr dabei entgegen.

In Wirklichkeit verhält sich die Bundesbank flexibler und eklektischer, als es ihrem Ruf entspricht. In den letzten Jahren fiel sie oft hinter ihre geldpolitischen Ziele zurück. Und das war nicht einfach nur ein Zufall. Zwischen 1993 und 1994 entschied sie sich zu Zinssenkungen, obwohl die Geldmenge die festgelegte Zielhöhe überschritten hatte. Man vertrat damals die Meinung, daß die Geldmenge ein irreführendes Signal gesendet hatte.

Eine historische Betrachtung des Monetarismus

Die Überzeugungen der Monetaristen in bezug auf die Bedeutung des Geldes sind angesichts ihrer Meinungen über die nicht-monetäre Wirtschaft paradox. Der Monetarismus ist normalerweise (aber nicht notwendigerweise) mit einem Glauben an das effektive Funktionieren der freien Marktwirtschaft und an die Dynamik des freien Unternehmertums verbunden. Der private Sektor verhält sich seiner Ansicht nach aufgrund eines freien Unternehmertums dynamisch und befindet sich in ständiger Bewegung. Deshalb sei es unter anderem für die Regierungen schwierig, wenn nicht sogar unmöglich, über Interventionen und Regulierungen zu einer Leistungssteigerung der freien Marktwirtschaft beizutragen. Und dies treffe nicht nur auf den mikroökonomischen Bereich, sondern sogar auf den gesamtwirtschaftlichen Teil der Politik zu. Aber inmitten dieser stürmischen See ständiger dynamischer Anpassungen und Unsicherheiten gibt es angeblich einen Felsen der Stabilität – Geld.

Weil aber Geld selbst eine sozioökonomische Institution ist, befremdet diese Stabilitätsannahme. Man sollte vermuten, daß auch Geld diesen dynamischen Anpassungen und unvorhersagbaren Veränderungen unterliegt. Und genau dies belegen auch die historischen Zeugnisse. Das Geld- und Währungssystem hat sich in einem ständigen Wandlungsprozeß entwickelt: vom allmählichen Übergang vom Tauschhandel zur Verwendung eines Gutes (wie etwa einer Kuh) als Tauschmittel, über den weitverbreiteten Einsatz von Edelmetall als Zahlungsmittel zur Prägung dieser Metalle durch Händler und Monarchen, über die Entdeckung der Goldschmiede, daß sie ihr Gold beleihen können, zur Entwicklung des Bankenwesens und dem Aufkommen von Banknoten, bis hin zur starken Ausbreitung von Geldsubstituten wie heute »Plastikgeld« und bald elektronischem Geld.

Warum sollten die Leute angesichts dieser Veränderungen eine stabile Geldnachfrage entwickeln? Die Antwort der Monetaristen lautet: weil »Geld« angeblich über einzigartige Eigenschaften verfügt. Eigenartig dabei ist nur, daß es sich als so schwierig erweist, Geld theoretisch eindeutig zu definieren oder in der Praxis zufriedenstellend zu identifizieren!

Als sich die Geldtheoretiker und Währungsfachleute Anfang der 80er Jahre dem offensichtlichen Versagen ihrer auf Geldmengenzielen beruhenden Politik gegenübersahen, glaubten sie zunächst, daß sie von einer »falschen« Gelddefinition ausgegangen waren, und machten sich auf die Suche nach der »richtigen«. Die Folge war, daß es nun eine Vielzahl von Geldmengenkennziffern gab und schließlich zur Mode wurde, gewichtete Durchschnitte aus verschiedenen Geldmengenaggregaten zu verwenden.

Die Vorstellung war dabei, daß die Zentralbanken, die Konjunkturanalysten oder die Händler irgendeine dieser verschiedenen Maßzahlen oder irgendeine Kombination davon als Anhaltspunkt für die Prognose der Wirtschafts- und Marktentwicklung oder als Grundlage der Politik verwenden könnten, und zwar ganz unabhängig davon, in welcher Beziehung diese Definitionen zum Geldmengenbegriff in den theoretischen Modellen, zu ihren wahrscheinlichen Relationen oder zu ihrem exogenen Charakter stehen. Allerdings hinterläßt dieser Monetarismus *à la carte* einen seltsamen Beigeschmack. Die ursprüngliche Vorstellung des Monetarismus war jene von der Einzigartigkeit des Geldes. Das verträgt sich kaum mit der Einladung, sich je nach Geschmack frei aus der großen Palette unterschiedlicher Geldmengenmaße zu bedienen.

Einige Wirtschaftstheoretiker hielten an der ursprünglichen Vorstellung des Monetarismus fest und bestanden darauf, daß nur eine einzige Geldmengendefinition gilt. Ihr Problem war allerdings, daß sie sich nicht auf eine gemeinsame Definition einigen konnten. Der Haß, mit dem sich die Anhänger der verschiedenen Glaubensrichtungen bekämpften, hatte fast schon Unterhaltungswert. In Großbritannien behaupteten einige Anhänger der engeren Geldmengenkennzahl M0 (die hauptsächlich den Bargeldbestand umfaßt), daß dies der einzige Maßstab sei, der dem Geldmengenbegriff der theoretischen Modelle entspräche. Im Gegensatz dazu seien die breiteren Kennziffern M3 oder M4 eine Mischung aus Finanzvermögenswerten, deren Gesamtgröße durch die Finanzbewegungen und die Wettbewerbsposition der Banken innerhalb des Finanzsystems beeinflußt würde.

Die Vertreter dieser Richtung hielten dem entgegen, daß Bargeld einfach durch Bankeinlagen ersetzbar sei und daß ihm somit keine verursachende Rolle zugeschrieben werden könne. Das Angebot an »engem« Geld würde durch die Geldnachfrage bestimmt.[12]

Die Ironie dabei ist, daß in dieser Auseinandersetzung beide Seiten mit ihrer Kritik recht hatten. Aber dem Monetarismus wurde dadurch der Boden entzogen.

Die anhaltende Anziehungskraft des Monetarismus

Trotz seiner offensichtlichen Schwächen findet der Monetarismus innerhalb wie außerhalb akademischer Kreise weiterhin starke Resonanz. Warum?

Erstens enthält er wie alle guten Mythen einen wahren Bestandteil. Es gibt unzählige Beispiele, vor allem aus der Geschichte der Hyperinflation, bei denen die Inflation direkt durch einen übermäßigen Geldmengenzuwachs verursacht wurde. Sogar dort, wo die zugrundeliegende Ursache nicht monetärer, sondern realer Natur ist, findet sie oft ihren Ausdruck in einer Zunahme der Geldmenge. Insofern ist es durchaus immer sinnvoll, auf monetäre Größen zu achten, wenn es um Inflation geht. Man darf nur nicht glauben, daß dies bereits alles sei – was jedoch anscheinend vielen schwerfällt.

Das hängt mit einem zweiten Grund zusammen – der Einfachheit des Monetarismus. Es ist sehr verlockend zu glauben, die Geldmenge beantworte alle Fragen. Zudem macht es die Vielfalt der Geldmengendefinitionen möglich, die Vorstellung mit den Fakten in Einklang zu bringen.

Die Anziehungskraft wird durch eine einfache Verwechslung größer. Viele verwechseln den gesamten Geldbestand mit dem monetären Ausgabenstrom. Sie sind davon überzeugt, daß der Ausgabenstrom einen engen Zusammenhang mit dem Verhalten der Preise aufweisen muß. Natürlich muß er das – aber das steht ja auch nicht zur Debatte. Die entscheidende Frage nach der Beziehung zwischen gesamtem Geldbestand und monetärem Ausgabenstrom bleibt allerdings offen. Beide sind nicht identisch. In

Wirklichkeit fußt der Monetarismus auf einer Reihe von Annahmen über genau diese Beziehung zwischen Bestand und Ausgabenstrom, und in erster Linie geht man davon aus, daß das Verhältnis von Ausgabenstrom und gesamtem Geldbestand (»Umlaufgeschwindigkeit«) stabil und vorhersagbar ist.

Die Einfachheit und Bestimmtheit des Monetarismus erlaubt es den professionellen Ökonomen, an ein fundamentales Gesetz oder eine Grundregel in der Volkswirtschaft zu glauben, was ihrer Ideenwelt einen gewissen Status verleiht und sie vor den gefährlichen Untiefen der historischen und Institutionenanalyse bewahrt. Außerdem erlaubt es den Spezialisten der Güterwirtschaft, in ihrem Bereich weiterzuforschen, darauf vertrauend, daß sie, wenn es um monetäre Aspekte oder die Integration ihres speziellen Themas in die sonstige Volkswirtschaftslehre geht, auf ein Gedankengebäude zurückgreifen können, das auf sicherem Boden steht. Wenn sie statt dessen zu dem Glauben gelangten, daß das Gebäude der monetaristischen Theorie auf Treibsand erbaut ist, würde dies zu einer starken Verunsicherung und nicht geringen Schwierigkeiten führen.

Darüber hinaus lag die Art, in der die Debatte über den Monetarismus geführt wurde, im Trend der modernen Volkswirtschaftslehre. Es war, wie bereits erwähnt, ein Kampf der Vertreter der Ökonometrie. Einer von Milton Friedmans großen Erfolgen bestand darin, daß er den Stil der Debatte veränderte. Um es in den Worten von McCloskey auszudrücken:

> Einfache Experimente und dicke Bücher setzten sich gerade aufgrund ihrer Einfachheit und Größe durch.[13]

Man konnte die Logik oder Plausibilität der monetaristischen Position hinterfragen, wurde dann aber auf die »maßgeblichen Resultate« in dem einen oder anderen dicken Wälzer von Friedman und Schwartz verwiesen. Die namhaften Kritiker des Monetarismus wie James Tobin oder Lord Nicholas Kaldor[14] hätten schon eine vergleichbar aufwendige Studie unternehmen müssen, um zu vermeiden, daß ihre Kritik schnell als unbedeutend und unbegründet abgetan wurde. Es war beinahe so, als ob man erst an den Fähigkeiten der Kristallkugel als Medium zur Vorhersage der Zukunft hätte zweifeln dürfen, nachdem man einen dreijährigen Intensivkurs in Astrologie absolviert hatte.

Außerdem konnte man bei allem, was dem monetaristischen Kanon widersprach, zeigen, daß mit anderen Spezifikationen, einer anderen Verzögerungsstruktur, leicht veränderten Zeitspannen oder was auch immer die Ergebnisse der Monetaristen bestätigt wurden.

Heute, da der Monetarismus seinen Zenit überschritten hat, besteht er als herrschende Lehrmeinung weiter, zum Teil, weil eine ganze Generation von Volkswirten, Journalisten, Bankmanagern und Händlern nach Friedmans Lehren ausgebildet wurden, und zum Teil, weil viele Volkswirte so viel intellektuelles Kapital darin investiert haben, daß sie es nicht ertragen könnten, es einfach abzuschreiben.

Kurven und Menükarten

In den 1960er und frühen 1970er Jahren versuchten viele Volkswirte, die theoretischen Kontroversen über die Inflation einschließlich der halbtheologischen Dispute über den Monetarismus zu umgehen, und verließen sich statt dessen auf die empirische Messung der Beziehung zwischen Inflation und Arbeitslosenquote. Eine kurze Zeit lang schien dies auch das Problem zu lösen. Im Jahr 1958 »entdeckte« der Wirtschaftswissenschaftler A. W. Phillips, daß in Großbritannien in der Zeit von 1861 bis 1957 die Arbeitslosenquote und die Lohninflation eng miteinander zusammenhingen.[15] Hohe Arbeitslosigkeit war mit niedriger Inflation einhergegangen. Niedrige Arbeitslosigkeit war mit hoher Inflation verbunden. Die graphische Darstellung dieses Zusammenhangs wurde als Phillips-Kurve bekannt. Weitere Wirtschaftswissenschaftler »entdeckten« bald einen ähnlichen Zusammenhang für andere Länder.

Eine Zeitlang schien die Phillips-Kurve den Regierungen eine Menükarte für ihre politischen Entscheidungen anzubieten. Sie konnten sich, wenn sie wollten, für eine niedrige Arbeitslosigkeit entscheiden, mußten aber in diesem Fall eine höhere Inflation hinnehmen. Sie konnten sich auch für eine niedrige Inflation entscheiden, mußten dann aber eine höhere Arbeitslosigkeit akzeptieren. Unter diesen Voraussetzungen wäre die Erklärung für die anhaltende Inflation der letzten 60 Jahre sehr einfach – Regierungen und Zentralbanken haben sich für die Sicherung sehr niedriger Arbeitslosenquoten entschieden. Hätten sie sich für höhere Quoten entschieden, dann hätten wir stabile oder sogar sinkende Preise erlebt.

Obwohl die Aussage der Phillips-Kurve eine Zeitlang verführerisch wirkte, erwies sie sich bedauerlicherweise als Schimäre. Schon bald nachdem die Volkswirte dachten, daß sie das Inflationsproblem gemeistert hätten, brach die der Phillips-Kurve zugrunde liegende Beziehung zusammen. Mitte der 70er Jahre kehrte sie sich sogar so stark um, daß es bald so schien, als gäbe es überhaupt keinen systematischen Zusammenhang zwischen Inflation und Arbeitslosigkeit.

Wieviele Engel können auf einem Stecknadelkopf tanzen?

Von den naiven Hoffnungen der Phillips-Kurve zogen sich die Volkswirte jetzt in eine Art militanten Agnostizismus zurück. Nachdem sie ein paar Jahre vorher davon überzeugt gewesen waren, daß man etwas weniger Arbeitslosigkeit um den Preis von etwas mehr Inflation erreichen könnte, und folglich glaubten, den politischen Entscheidungsträgern eine Menükarte an die Hand geben zu können, vollzogen die Professoren der tristen Wissenschaft eine außergewöhnliche Kehrtwendung. Sie vertraten jetzt die Meinung, daß es nur ein Niveau der Arbeitslosigkeit gäbe, auf dem die Inflation konstant bliebe. Auf jedem anderen Niveau würde sie sich entweder beschleunigen oder verlangsamen, und zwar ohne Grenzen nach oben oder unten. Dieses einzigartige Niveau nannten sie die *natürliche Unterbeschäftigungsrate*, oder auch die inflationsneutrale Unterbeschäftigungsrate.

Obwohl das Konzept einer natürlichen Unterbeschäftigung oft als eine notwendige Wahrheit angesehen wird, die unter allen Umständen zutrifft, ist es dennoch lediglich ein weiteres theoretisches Konstrukt und sollte auch als solches behandelt werden. Seine Rolle und sein Beitrag waren es, die Vorstellung eines stabilen Tauschverhältnisses zwischen Inflation und Arbeitslosigkeit, wie er von der Phillips-Kurve behauptet wurde, zurechtzurücken und die Rolle der Inflationserwartungen zu betonen. In dieser Hinsicht war es äußerst nützlich. Aber damit ist noch nicht das letzte Wort über den Zusammenhang zwischen Inflation und Arbeitslosigkeit gesprochen.

Man kann die Theorie praktisch auch als Tautologie interpretieren. »Wenn sich die Inflationsrate beschleunigt, dann muß das tatsächliche Niveau der Unterbeschäftigung unter der natürlichen Rate liegen. Wenn sie sich verlangsamt, dann muß es darüber liegen.« »Wenn sich die Inflation jetzt auf demselben Unterbeschäftigungsniveau erhöht, auf dem sie sich vorher verlangsamt hatte, dann muß sich die natürliche Rate erhöht haben.« Auf die Frage, was die natürliche Rate sei, erhält man die Antwort: »Das kann man nicht wissen, schauen Sie sich nur die Inflation an.«

Das erinnert einen sehr an die im Mittelalter geführte scholastische Debatte darüber, wie viele Engel auf einem Stecknadelkopf tanzen können.

Wenn aber die natürliche Unterbeschäftigungsrate irgend etwas über wirtschaftliches Verhalten erklären soll, dann muß sie mehr als eine Tautologie sein – sie muß durch Fakten widerlegbar sein oder sich als unanwendbar erweisen können.

Und die Fakten zeigen, daß es sich um ein ziemlich unwirkliches Glaubensbekenntnis handelt. Tatsächlich gibt es sehr viele Beispiele anhaltender Inflation auf ungefähr demselben Niveau über lange Zeiträume – weit entfernt von einem grenzenlosen Anstieg. Während also die Theorie der natürlichen Unterbeschäftigungsrate die unendlichen Möglichkeiten vertikaler Bewegungen in der Beziehung zwischen Inflation und Arbeitslosigkeit betont, scheint es in Wirklichkeit vielfache *laterale* Bewegungen gegeben zu haben, das heißt, annähernd gleichbleibende Inflationsraten korrelierten mit sehr unterschiedlichen Arbeitslosenquoten.

Wie ist das mit der Vorstellung von der natürlichen Rate vereinbar? Eine mögliche Interpretation ist, daß sich diese im Zeitverlauf stark verändert hat. Aber es scheint sehr unwahrscheinlich zu sein, daß sie sich so günstig verändert hat, um die Neigung der Inflationsrate auszugleichen, bei höheren Arbeitslosenquoten zu sinken – es sei denn, es gäbe eine systematische Steigerungstendenz der natürlichen Rate, wenn die tatsächliche Rate die frühere natürliche Rate überschreitet. Genau dazu mag es kommen, wenn Arbeitslose ihre Fertigkeiten und Motivation verlieren und so für die Arbeitgeber unattraktiv werden. Dafür gibt es sogar einen speziellen Begriff – *Hysterese.*

Wenn aber das Niveau der natürlichen Unterbeschäftigung sich in Wirklichkeit so stark verändert, und wenn es vor allem dem tatsächlichen Niveau der Arbeitslosigkeit folgt, dann verliert das Konzept viel von seiner praktischen Bedeutung.

Wie man eine zwanzig Jahre währende Nichtbeschleunigung erklärt

Manche behaupten, daß die natürliche Unterbeschäftigungsrate für einige Länder in den vergangenen Jahren eine recht genaue Vorhersage der Inflation ermöglichte. Allerdings verbleibt ein erheblicher Erklärungsbedarf angesichts der Entwicklung der Nachkriegszeit im größten Teil der industrialisierten Welt, die ich kurz in Kapitel 7 diskutiert habe. Solange die Arbeitslosigkeit unterhalb der natürlichen Rate liegt, gibt es nach der

Theorie eine Tendenz zur Inflationsbeschleunigung. Aber zumindest 20 Jahre lang nach dem Zweiten Weltkrieg (und in einigen Ländern sogar länger) gab es *keine* Inflationsbeschleunigung. Warum nicht?[16]

Die Theorie gibt darauf eine außergewöhnliche Antwort. Ihre zentrale These lautet, daß es bei einem gegebenen technologischen und institutionellen Entwicklungsstandard ein Niveau der Reallöhne gibt, auf dem sich Arbeitsangebot und -nachfrage ausgleichen, und daß die dann noch bestehende Arbeitslosigkeit »freiwillig« ist. Aber nicht vorhergesehene Änderungen der Inflationsrate bringen die Arbeiter vielleicht dazu, ein Beschäftigungsverhältnis zu akzeptieren oder abzulehnen, weil sie den Realwert der Nominallöhne verschleiern.

Nach dieser Theorie gehen die offensichtlich großen Schwankungen der tatsächlichen Unterbeschäftigungsrate im Vergleich zur natürlichen Rate vollständig auf eine *andauernde Illusion* über den Realwert der jeweils geltenden Nominallöhne zurück. Deshalb werden die 20 Jahre nach dem Krieg, in denen es keine Inflationsbeschleunigung gab, damit erklärt, daß die Menschen so lange brauchten, um sich an eine anhaltende Inflation anzupassen.

Aber man kann kaum glauben, daß die Entscheider über Löhne und Preise 20 Jahre gebraucht haben sollen, um zu erkennen, daß es eine Inflation gibt und daß sie die voraussichtliche Inflationsentwicklung in ihren Lohn- und Preisentscheidungen berücksichtigen sollten. Das würde bedeuten, daß sie konstant von der Inflation überrascht wurden, was wenig glaubhaft erscheint.

Aber alle empirischen Nachweisschwierigkeiten versetzen der Theorie einer inflationsneutralen Unterbeschäftigungsrate nur unbedeutende Schläge. Schließlich lassen es die Wirtschaftswissenschaftler notorisch nicht zu, daß die Fakten eine schöne Theorie stören. Das erwähnte Konzept muß daher als *Theorie* hinterfragt werden.

Ein alternativer Theorieansatz

Eine überzeugendere theoretische Darstellung des Zusammenhangs zwischen Arbeitslosigkeit und Inflation entstammt der keynesianischen Analyse der Arbeitslosigkeit und der Lohn- und Gehaltsflexibilität unter den deutlich nichtinflationären Bedingungen der 1930er Jahre. Warum gingen die Reallöhne nicht infolge der hohen Arbeitslosigkeit zurück, und zwar so stark, daß die Unternehmen zu Neueinstellungen ermuntert wurden und die Wirtschaft in Fahrt kam?

Die keynesianische Antwort lautet, daß die Arbeiter sich veränderten Bedingungen gegenübersehen, sobald einmal die Gesamtnachfrage zurückgegangen ist. Ihre Arbeitgeber können das alte Produktions- und Beschäftigungsniveau nur wiederherstellen, wenn sie auch dieselbe Menge wie zuvor verkaufen können. Angesichts einer niedrigeren Gesamtnachfrage in der Wirtschaft können sie dies allerdings nur bei niedrigeren Preisen. Diese können sie sich wiederum nur bei niedrigeren Löhnen leisten, das heißt bei Löhnen, die niedriger sind als vor dem Nachfragerückgang. Im Extremfall ist es möglich, daß kein Lohn- und Gehaltsniveau diese Bedingung erfüllt.

Dementsprechend ist das Fehlen von Lohn- und Gehaltskürzungen angesichts eines Wirtschaftseinbruchs insgesamt nicht überraschend. Es hängt weder notwendigerweise mit den Tarifverhandlungen der Gewerkschaften zusammen, noch damit, daß die Menschen die Situation falsch einschätzen und den Realwert der jeweiligen Nominallöhne mißverstehen. Noch sind übermäßige Löhne und Gehälter die Hauptursache des Problems. Das Problem ist einfach die fehlende tatsächliche Nachfrage, an der ein einzelner Arbeitgeber oder eine Gruppe von Arbeitern nichts ändern kann. Es handelt sich um einen Systemfehler, der Unternehmen, Individuen und Gewerkschaften in eine nahezu aussichtslose Lage bringt.[17]

Aber wenn sich die Nachfrage erholt, dann kann die Beschäftigung wieder ansteigen, und das Arbeitsangebot steigt (sogar trotz niedrigerer Reallöhne). Es gibt eine Asymmetrie in der aggregierten Arbeitsangebotsfunktion: Dem Widerstand gegen Reallohnkürzungen, wenn die Nachfrage gering ist oder zurückgeht, steht die Bereitschaft gegenüber, mehr Arbeit auch bei niedrigeren Reallöhnen anzubieten, wenn die Nachfrage steigt. Aber dieses Verhalten ist vollkommen rational, weil die Entscheidungsgrundlagen der Arbeitgeber und Arbeitnehmer in beiden Situationen nicht identisch sind.

Und nun übertrage man dasselbe Konzept auf eine Welt mit Inflation. Die Preise und Löhne steigen gemeinsam, aber man kann dieselbe Argumentation anwenden. Angenommen, die Nachfrage geht zurück und die Arbeitslosigkeit steigt. Die Leute haben die Möglichkeit, sich mit Lohnerhöhungen unterhalb der Inflationsrate zu begnügen, um die Beschäftigungssituation zu sichern, und wenn sie dies generell tun, wird die Inflationsrate zurückgehen. Aber sie tun es nicht. Die Anhänger der Theorie der natürlichen Unterbeschäftigungsrate schließen daraus, daß die Arbeitslosigkeit weiterhin auf dem Niveau der natürlichen Rate oder darunter liegt oder daß sich die Erwartungen als hartnäckig erweisen. Wenn sich aber die Nachfrage erholt, steigt die Beschäftigung, und zwar ohne daß die Löhne schneller steigen.

Wenn man die Inflations- und Arbeitslosenzahlen unter diesen Bedingungen graphisch darstellt, erhält man eine Art horizontale Phillips-Kurve, die äußerst unterschiedliche Arbeitslosenquoten bei derselben Inflationsrate aufweist – das genaue Gegenteil dessen, was die Theorie der natürlichen Unterbeschäftigungsrate behauptet, und in voller Übereinstimmung mit einem Großteil unserer Erfahrungen in der Nachkriegszeit.

Ein »natürlicher« Tod?

Die Erklärung, die die Theorie der natürlichen Unterbeschäftigungsrate in bezug auf die Inflation in den letzten 60 Jahren anzubieten hat, ist zugleich furchtbar simpel und erschreckend wenig aufschlußreich: Die Wirtschaft funktionierte mit einer Arbeitslosigkeit unterhalb der natürlichen Rate. Das Problem ist, daß dies im Grunde nichts erklärt. Es ist schön und gut, wenn man sagt, daß die Antwort in den Veränderungen der natürlichen Rate liegt, die von einer Vielzahl institutioneller Faktoren beeinflußt wird. Aber in diesem Fall liegt die eigentliche Ursache in diesen institutionellen Faktoren, die dieser Ansatz allerdings nicht beleuchtet.[18]

Kurz gesagt, das Verhängnis dieser Theorie liegt nicht in ihren möglichen Fehlern, sondern darin, daß sie am eigentlichen Thema vorbeizielt. Bemerkenswerterweise beherrscht dieses Konzept seit 30 Jahren Theorie und Politik und lähmt sowohl das Denken wie auch das Handeln.

Die Produktionslücke

In jüngerer Zeit ist ein anderes Theoriekonstrukt entstanden und hat eine Führungsrolle im Denken über die Inflation übernommen – die Produktionslücke. Aber in Wirklichkeit handelt es sich hier nur um die Theorie der natürlichen Unterbeschäftigungsrate in neuem Gewand, obwohl es oft viel plumper angewandt wird.[19] Es postuliert, daß das Ausmaß des Inflationsdrucks damit zusammenhängt, wie nahe die Wirtschaft an der Grenze ihres Produktionspotentials operiert, das durch die Extrapolation des realisierten Produktionsniveaus früherer Jahre berechnet wird.[20]

Aber als Maßstab für die Inflationsaussichten hat dieses Konstrukt drei schwere Mängel. Erstens widerspricht die Vorstellung, daß die Kapazitätsauslastung (oder die natürliche Unterbeschäftigungsrate) lückenlos Auskunft über den Inflationsdruck geben kann, diametral der Rolle der strukturellen und institutionellen Kräfte, die ich in diesem Buch dargestellt habe. Ein gestiegenes Preisbewußtsein der Konsumenten hat einen Anreiz für die Produzenten geschaffen, die Preise niedrig zu halten und höhere Umsätze anzustreben. Das heißt, daß eine niedrige Inflation und eine hohe Kapazitätsauslastung womöglich zwei Seiten einer Medaille sind und keineswegs im Widerspruch zueinander stehen.

Zweitens geht der Produktionslückenansatz implizit davon aus, daß der Punkt der »Kapazitätsauslastung«, an dem die Inflation beginnt, mit der Zeit unverändert bleibt. Das ist mit der Annahme vergleichbar, daß sich die natürliche Unterbeschäftigungsrate konstant verhält. In Wirklichkeit jedoch wissen wir, daß sie sich im Zeitverlauf enorm verändern kann.

Mit dieser einfachen Überlegung kann man die Berechnung der Produktionslücke bereits ad absurdum führen. In den 50er Jahren betrug die Arbeitslosigkeit in Großbritannien durchschnittlich weniger als 1,5 Prozent. Auf ihrem Höchststand Mitte der 80er Jahre betrug sie mehr als elf Prozent und lag Ende 1995 bei ungefähr 8,5 Prozent. Möglicherweise lag die Arbeitslosigkeit auf ihrem Höchststand unterhalb der natürlichen Rate. Aber sogar dann gab es Zeiten in den 80er Jahren, in denen das Inflationsverhalten anscheinend auf eine natürliche Unterbeschäftigungsrate hindeutete, die bis zu zehn Prozent betrug. In den letzten 30 Jahren könnte also die natürliche Rate auf fast zehn Prozent gestiegen sein. Grundsätzlich könnte es heute zu einem Rückgang der natürlichen Rate in einem ähnlichen Ausmaß kommen.

Drittens errechnet die Produktionslücke die dauerhaft erzielbare Wachstumsrate unter Berücksichtigung der realisierten Wachstumsrate aus einem bestimmten vergangenen Zeitraum. Wenn es also in den letzten 20 oder 30 Jahren ein durchschnittliches Wirtschaftswachstum von 2,25 Prozent jährlich gegeben hat, dann kann man davon ausgehen, daß die anhaltende Wachstumsrate jetzt 2,25 Prozent beträgt.

Bei sehr allgemeiner Betrachtung mag dies eine angemessene erste Annäherung sein. Wenn man aber die Produktionslücke und das Inflationsrisiko bewerten soll, dann sind Abweichungen von 0,5 oder sogar 0,25 Prozent durchaus bedeutend. Wenn die dauerhaft erzielbare Wachstumsrate vor vier Jahren um 0,25 Prozentpunkte gestiegen ist, dann ist die »volle Kapazitätsauslastung« bereits einen Prozentpunkt von unserer Annahme entfernt, und wenn die volle Auslastung erreicht ist, dann kann die Wirtschaft jährlich um 0,25 Prozentpunkt schneller wachsen, als wir erwartet hatten, ohne eine Inflation hervorzurufen.

Und die Vorstellung, daß das zukünftige dauerhaft erzielbare Wirtschaftswachstum ebenso hoch ausfallen wird wie die in den vergangenen 20 oder 30 Jahren durchschnittlich realisierten Zahlen, mit einer Abweichung unter 0,25 Prozentpunkten, mutet ziemlich befremdlich an. Die Wachstumsrate in Deutschland in den 50er Jahren entsprach nicht dem Durchschnitt der realisierten Raten in den vorausgegangenen 30 Jahren. Ebenfalls war die Rate in den 70er Jahren nicht dieselbe wie in den 50ern.

Wenn man sich Ausmaß und Art der Veränderungen in den westlichen Volkswirtschaften in den vergangenen 15 Jahren anschaut, dann erscheint die Vorstellung, daß die dauerhaft erzielbare Wachstumsrate dadurch adäquat gemessen werden kann, daß man die in der Vergangenheit realisierten Raten zugrunde legt, sogar noch sonderbarer. Im Westen ist der Anteil der Dienstleistungen dramatisch gestiegen und der Einfluß der Gewerkschaften zusammengebrochen. Der internationale Handel ist stark angewachsen, es sind neue, dynamische Volkswirtschaften hinzugekommen, es gab Privatisierungen und Personalabbau im großen Stil sowie die Revolution in der Informationstechnologie.

Ist es nicht wahrscheinlich, daß diese Veränderungen, die vermutlich die »natürliche Unterbeschäftigungsrate« gesenkt haben, auch zu einem Anstieg der dauerhaft erzielbaren Wachstumsrate geführt haben? Wenn wir deren Höhe aber nicht kennen, bleiben wir auch in bezug auf die »Produktionslücke« im unklaren.

Das Konzept der Produktionslücke stellt einen weiteren Versuch in der Geschichte der Wirtschaftswissenschaften dar, empirischen Messungen gegenüber durchdachten Theorien den Vorrang zu geben. Volkswirtschaften sind keine Maschinen und funktionieren auch nicht so. Es gibt gute Gründe für die Annahme, daß sich in den vergangenen Jahren eine Reihe von strukturellen Faktoren, die die Inflation beeinflußt haben, in eine günstige Richtung entwickelt haben, gerade so, wie sie in den 1970er Jahren zu einer Verschlechterung beigetragen haben. Folglich gelangen Berechnungen der Produktionslücke wahrscheinlich zu Schlußfolgerungen, die für die Inflationserwartung allzu pessimistisch ausfallen.

Ein historischer Ansatz zur Erforschung der Inflationsursachen

Das Fazit lautet, daß der Versuch der Wirtschaftswissenschaftler, eine allgemeingültige Erklärung für das Auftreten von Inflation zu finden, ohne dabei geschichtliche und institutionelle Faktoren zu berücksichtigen, gescheitert ist. Wenn wir unsere Inflationsentwicklung verstehen wollen, dann müssen wir die historischen Prozesse untersuchen, die uns dorthin gebracht haben, wo wir heute stehen. Wir müssen uns genau jenen historischen und institutionellen Fragen stellen, denen die herkömmliche Theorie auszuweichen versuchte.

Es gibt natürlich keinen Stein der Weisen, und nicht alle Fragen in bezug auf die Inflation können beantwortet werden. Es gibt jedoch einen sehr allgemeinen, umfassenden Rahmen, von dem eine gewisse Anziehungskraft ausgeht – Inflation wird durch die Auseinandersetzung zwischen verschiedenen gesellschaftlichen Interessengruppen um den Anteil am Volkseinkommen verursacht.

Die klassische Geldinflation paßt gut in diesen Rahmen. Die Regierungen verursachen eine Inflation, wenn sie einen größeren Teil des Volkseinkommens zu erheischen versuchen, als sie über Steuereinnahmen finanzieren wollen oder können. Aber ihre Macht zur Inflationserzeugung durch Geldmengenausweitung ist weder unveränderlich noch ausschließlich. Man kann sogar behaupten, daß es sich um ein Merkmal eines bestimmten Stadiums in der Geschichte des Geldes handelt, obgleich es sich um ein ziemlich langes Stadium handelt. Schließlich gab es bei Naturvölkern, die Naturalien, wie Kaurimuscheln oder Tiere, als Geld benutzten, keine staatlich erzeugte Inflation, wenn es überhaupt etwas gab, das man als Staat bezeichnen konnte. Aber es gab Geld.

Zu einer staatlich erzeugten Inflation kommt es, wenn der Souverän Geld in Umlauf setzen kann (zuerst Münzen, später Banknoten), die einen höheren Tauschwert haben, als ihrem eigentlichen Wert entspricht. Durch die Einführung von Geld als gesetzliches Zahlungsmittel kann er Ressourcen aus dem Privatsektor abziehen. In relativ unterentwickelten Gesellschaften ist er der einzige, der dazu in der Lage ist. Die Inflationsursachen sind dann auf Wertminderung der Edelmetallmünzen durch die Regierung, natürliche Katastrophen und einen möglichen Zustrom an Edelmetallen begrenzt.

Wird eine Metallwährung durch Papiergeld ersetzt, dann steigen die Möglichkeiten der Regierungen, Inflation zu erzeugen, enorm an. Ohne den Halt durch eine Metallwährung kann gleichzeitig das private Bankensystem die Geldmenge ausweiten. Es wird eine übermäßige Kreditausweitung ermöglicht, wobei die Inflation nun nicht durch den Wettbewerb um die Ressourcenverteilung zwischen dem öffentlichen und dem privaten Sektor, sondern vielmehr durch den Wettbewerb zwischen unterschiedlichen Teilen des Privatsektors hervorgerufen wird. Bei dieser Inflationsspielart beanspruchen die Kreditnehmer mehr Ressourcen, als gegenwärtig verfügbar sind, ohne daß andere Gesellschaftsmitglieder auf einen Teil ihrer eigenen Ansprüche verzichten müßten.

In der modernen Welt wird die Macht des Staates zur Inflationserzeugung durch eine Geldmengenausweitung allmählich eingeschränkt. Zum einen ist eine zunehmende Selbstdisziplinierung der Regierungen und Zentralbanken zu beobachten, die unter normalen Umständen heute davon überzeugt sind, daß ein Zulassen einer hohen Inflation keine wirtschaftlichen Vorteile erbringt. Sie sehen die positive Auswirkung einer niedrigen oder Nullinflation. Dabei werden sie von der öffentlichen Meinung und der gegenwärtigen wissenschaftlichen Lehrmeinung unterstützt.[21]

Zweitens übt in den entwickelten westlichen Staaten der gestiegene Einfluß der Finanzmärkte eine externe Kontrolle aus. Die Finanzmärkte sind heute derart hochentwickelt und international ausgerichtet, daß bereits beim geringsten Anschein eines Inflationsanstiegs die Zinsen am Geld- und Anleihenmarkt steigen und die Währung fällt. Höhere Anleiherenditen können selbst zu einem wirtschaftlichen Schwächeanfall führen. Entscheidender aber ist für unsere Zwecke, daß ein Zinsanstieg die finanzielle Situation einer Regierung verschlimmern wird, wenn sie Kredite an den Finanzmärkten aufgenommen hat. Je nach Niveau und Struktur der Kredite und je nach Ausmaß der Reaktion der Finanzmärkte kann sie ohne weiteres als Nettoverlierer der angestrebten Inflation dastehen.

Drittens rücken aufgrund der technologischen Entwicklungen die Zeiten immer näher, in denen es praktisch nur noch elektronisches Geld gibt und Münzen und Banknoten fast keine Rolle mehr spielen. Dann wird der Anreiz zur Inflationserzeugung durch den Druck von Geld, um als Regierung von einer »Inflationssteuer« zu profitieren, deutlich schwinden.

Ist Papiergeld der wirkliche Übeltäter?

Es ist allzu verlockend zu glauben, daß das Problem einer Ausgabenzügelung des Staates auf ein Währungssystem beschränkt sei, das auf Papiergeld beruht. In Kapitel 7 habe ich darauf hingewiesen, daß ein Währungssystem auf der Basis von Edelmetallen nicht ausreichte, um per se das Auftreten von Inflation zu verhindern. In den früheren Zeiten mußte sich der Souverän einer Abwertung der Münzen enthalten. Und als das Papiergeld »entdeckt« war, mußte er die anfangs festgelegte Parität von nationaler Währung und Edelmetall aufrechterhalten und überhaupt für die Sicherung des Metallstandards sorgen. Das erforderte Kenntnisse der ökonomischen Zusammenhänge und Selbstdisziplin.

Außerdem erforderte das System entweder ein gewisses Management oder eine gehörige Portion Glück. Unter dem Goldstandard führte die mangelnde Fähigkeit, den Goldvorrat an eine gestiegene Nachfrage aufgrund wirtschaftlichen Wachstums anpassen zu können, zu einem deflationären Druck, während ein unkontrollierter Goldzufluß zu einem Inflationsdruck führte. Tatsächlich betrug der kumulative Kaufkraftverlust des Dollar zwischen 1879 und 1914, während der Jahre des Goldstandards, nicht weniger als 40 Prozent, obwohl die jährliche Inflationsrate niedrig lag. Und hätte die Welt in den vergangenen 25 Jahren unter einem Goldstandard gelebt, hätten zeitweilige Unruhen im Goldmarkt wohl zu ernsthaften Problemen geführt.

Dennoch funktionierte der Metallstandard in England über lange Zeiträume erfolgreich. Und in vielen Staaten trifft das gleiche für den Goldstandard im neunzehnten Jahrhundert zu. Wenn aber die Regierungen die Metallwährung abwerten oder aufgeben und beliebig Banknoten drucken konnten, warum machten sie von dieser Möglichkeit keinen Gebrauch?

Es gibt meines Erachtens drei (miteinander zusammenhängende) Antworten. Erstens hatten sie erkannt, daß diese Praxis zu Inflation führen und dadurch die Wirtschaft in Unordnung bringen würde, ohne daß es zu einem tatsächlichen Anstieg des realen Wohlstands oder der Produktion käme. (Diese Sichtweise kommt ganz deutlich in der Passage von Locke zum Ausdruck, die ich in Kapitel 7 zitiert habe.) Zweitens sahen sie keinen ökonomischen Sinn in einer Aufgabe des Standards, da er anscheinend perfekt funktionierte, und zwar ohne übermäßige Belastung. Drittens hatten sie in normalen Zeiten keinen Bedarf danach, die Notenpresse anzuwerfen beziehungsweise eine »Inflationssteuer« zu erheben, wie die Wirtschaftswissenschaftler heute sagen. Sie konnten ihre Ausgaben sehr gut über die normalen Steuereinnahmen finanzieren.

Diese Geschichte liefert deutliche Hinweise über die Rolle der Regierungen bei der Verursachung von Inflation. Es reicht nicht aus, wenn man die Inflation allein über die »naturgegebene« Neigung der Regierungen erklärt, die Geldmenge unter einem Papiergeldstandard auszuweiten. Während der langen Zeiträume stabiler Preise unter einem Metallstandard stellte sich der Erfolg nicht automatisch ein. Die Regierungen mußten sich auch hier selbst beschränken. Das verbindende Element der meisten inflationären Perioden, sowohl in der früheren Ära der Metallwährung als auch in der jüngeren Periode einer Papiergeldwährung, ist das Zusammentreffen einer schwachen Regierung mit schlechten Zeiten. Diese Verbindung hat dazu geführt, daß die notwendige Selbstbeschränkung aufgegeben wurde.

Über weite Teile der letzten 25 Jahre hat das gesteuerte System der Papiergeldwährung nicht effektiv funktioniert. Aber in der letzten Zeit hat es größere Veränderungen gegeben, die zu einer Einführung derselben drei Bedingungen beitragen, die einer effektiven Verwendung der Metallwährung zugrunde lagen. Vielleicht liegt die eigentliche historische Bedeutung dieser Veränderungen darin, daß wir nach jahrzehntelangen Fehlern heute einen Weg gefunden haben, wie wir das Papiergeldsystem steuern können, nämlich durch die Auferlegung und Selbstauferlegung angemessener Einschränkungen.

Die neue Macht der Produzenten

Die Inflationsspielart, die wir in der Nachkriegszeit erlebt haben, spiegelt eine weitere Stufe der historischen Entwicklung wider – die Ausbildung der Produzentenmacht, die zu Kämpfen zwischen Produzentengruppen um die Anteile am Wirtschaftskuchen führten, bei denen monetäre Faktoren zweitrangig waren.

In den früher überwiegend agrarwirtschaftlich organisierten Gesellschaften waren die Einflußmöglichkeiten der Hersteller auf das allgemeine Preisniveau begrenzt. Kleine Produktionsmengen und eine unterentwikkelte Kommunikation erschwerten ein koordiniertes Verhalten. Die Folge war, daß von den Herstellergruppen kein anhaltender inflationärer Druck ausging. Und wenn die Umstände einen Rückgang der Preise und Löhne verlangten, dann war dies so einfach möglich, wie es bei anderen Gelegenheiten zu einem Anstieg kam.

Aber die Industrialisierung veränderte alles. In der neuen Welt wurde der Preis für ein Industrieprodukt vom Hersteller entschieden. Es gab große Unterschiede zwischen den einzelnen Produkten. Das Wesen der Massenproduktionstechnologie begrenzte die Zahl der Unternehmen, die in einem Industriezweig überleben konnten, und folglich gab es eine Tendenz zur Konzentration. Zur gleichen Zeit erlangten Gruppen von Arbeitnehmern auch eine Herstellermacht. Die Bedingungen der Massenproduktion begünstigten eine Massenorganisation der Arbeitnehmer in den Gewerkschaften, eine Entwicklung, die die Kartellbildung der Arbeitgeber widerspiegelt.

Die strukturellen Spannungen zwischen Dienstleistungssektor und verarbeitender Industrie, die, wie ich gezeigt habe, eine Hauptrolle bei den Preissteigerungstendenzen in der Nachkriegszeit spielten, sind in diesem Rahmen von Bedeutung. Man kann sie als Versuch von Arbeit und Kapital in der verarbeitenden Industrie beschreiben, alle Vorteile der gestiegenen Produktivität in die eigene Tasche zu stecken. Die Inflation war der Mechanismus, über den sich andere Gruppen gegen diese einseitige Verteilung der Vorteile zur Wehr setzten, und die realen Ertragszuwächse breiteten sich über die gesamte Gesellschaft aus. Was ich »Entwicklungsinflation« genannt habe, kann man auf ähnliche Weise interpretieren.

Auch den Anstieg der Ölpreise in den Jahren 1973 und 1979 kann man in diesem Kontext sehen. Er ist ein Fall von Produzentenmacht auf internationalem Niveau. Er führte zu wesentlichen Einbußen bei den Realeinkommen in allen Industriestaaten, die in ihrer Energieversorgung nicht autonom waren (mit entsprechenden Gewinnen auf Seiten der OPEC-Staaten). Das entfesselte eine Auseinandersetzung in den betroffenen Gesellschaften darüber, wer die Verluste zu tragen hätte.

War der Ölpreisschock eine außergewöhnliche, einmalige Erfahrung? Nein. Er ist sicherlich mit dem Ende der Rationierung nach dem Zweiten Weltkrieg zu vergleichen, mit der Zerstörung oder Umverteilung der Produktionskapazität in den meisten Kriegen, mit Mißernten oder dem Druck einer Bevölkerungszunahme auf die Produktionskapazität. Dabei handelt es sich um reale Faktoren, die monetäre Konsequenzen haben.

Die neue industrielle Weltordnung läßt sich für die etablierten westlichen Industrienationen tatsächlich als die Umkehrung einer Reihe von Ölpreisanstiegen ansehen. Während der Anstieg der Ölpreise in den siebziger Jahren einen Rückgang der Realeinkommen im Westen mit einem starken Anstieg des Preisniveaus verknüpfte, so verbindet der gegenwärtige Prozeß der industriellen Entwicklung im Osten einen Anstieg der Realeinkommen dort mit einem Rückgang des Preisniveaus im Westen. Ebenso wie der Einfluß des Ölpreisanstiegs zu einer höheren Inflation führte, so wird der Prozeß der industriellen Entwicklung zu einer niedrigeren Inflation führen.

Einen ähnlichen Vergleich kann man für viele technologische und organisatorische Veränderungen anstellen, die die Unternehmen in den westlichen Industrieländern derzeit durchlaufen. Und vielleicht können wir uns den Einfluß des Silizium-Chips als ebenso beherrschend vorstellen wie jenen, der in den 70er Jahren vom Öl ausging: Er wirkt sich auf fast alle Preise aus.

Dieser Aspekt läßt sich verallgemeinern. Bevor sich das Konzept einer natürlichen Unterbeschäftigungsrate weitgehend durchsetzte, behaupteten viele Volkswirte, daß der inflationäre Charakter der Nachkriegswelt und die massiven Inflationsprobleme in den 70er Jahren ihre Ursache in strukturellen Phänomenen hätten, die sich direkt auf das Preisniveau auswirkten. Mit dem Sieg des neuen Erklärungsansatzes wurde diese Sichtweise entweder vollständig zurückgewiesen oder widerwillig als Teilerklärung akzeptiert, die man in das Sammelsurium von Faktoren einordnete, die vielleicht zu einem Anstieg der natürlichen Unterbeschäftigungsrate geführt haben mögen.

Heute sind viele der inflationären Kräfte, auf die sich die älteren Volkswirte bezogen hatten, im Schwinden begriffen oder kehren sich sogar in ihr Gegenteil um. Jene Periode, in der die Produzentenmacht (einschließlich der Macht der gewerkschaftlich organisierten Arbeitnehmer) eine Hauptinflationsursache bildete, kann man als eine Phase der Wirtschaftsentwicklung ansehen – die Phase im Anschluß an eine überwiegende Agrarwirtschaft und vor einer Wirtschaftsordnung, die durch intensiven Wettbewerb und weitgehende Dienstleistungsorientierung gekennzeichnet ist, also als die Phase, in der die Massenproduktion die vorherrschende Wirtschaftskraft war.

Die Bedeutung von Kosten und Preisen

Es gibt zwei miteinander verbundene Gründe, warum die herkömmliche Theorie das implizite Potential der realen, strukturellen Faktoren vernachlässigt hat, sich auf das allgemeine Niveau der Kosten und Preise auszuwirken und eine bestimmende Rolle bei der Inflationsentwicklung zu spielen. Erstens müssen die realen Faktoren, damit sie sich auf das allgemeine Preisniveau auswirken können, von ausreichendem Gewicht sein, um alle Preise beeinflussen zu können. In einer Wettbewerbswirtschaft ohne starke Kopplungen zwischen Löhnen und Preisen in verschiedenen Sektoren gibt es vergleichsweise wenige Faktoren, die dafür in Frage kämen.

Zweitens ist das Ausmaß der Wirkung der realen Kräfte auf das Preisniveau im Vergleich zu der potentiellen Wirkung einer Geldmengenausweitung gering. Das bedeutet, daß sehr hohe Inflationsraten unter monetären Gesichtspunkten analysiert werden müssen (sogar wenn die tiefer liegenden Ursachen über die Geldmenge hinausreichen). Ist aber die Inflation einmal auf ein sehr niedriges Niveau gesenkt worden, wie es heute in einem Großteil der westlichen Länder der Fall ist, dann können diese realen Faktoren einen entscheidenden Einfluß auf die Inflation ausüben. An diesem Punkt sollten die Volkswirte besser damit aufhören, von *Inflation* zu sprechen, und sollten statt dessen über *Veränderungen des Preisniveaus* reden.

In dieser Hinsicht könnte man eine Parallele zwischen der Volkswirtschaftslehre und den Naturwissenschaften ziehen. Die Entwicklungen in der modernen Physik haben die Newtonsche Mechanik nicht widerlegt, sondern eher die Grenzen ihrer Anwendbarkeit aufgezeigt. Auf der subatomaren Ebene, also bei der Erklärung des Verhaltens von Teilchen, haben die Physiker die Newtonsche Mechanik durch die Quantenmechanik ersetzt, während die Newtonsche Mechanik weiterhin oberhalb der Teilchenebene angewandt wird. Das macht sie nicht ungültig, untergräbt aber ihren Allgemeingültigkeitsanspruch.

Aber die Volkswirte, die sich mit der Vorstellung anfreunden müssen, daß Änderungen der Geldmenge nicht immer der Hauptauslöser für Änderungen des Preisniveaus sind, stehen nun vor einem gewichtigen theoretischen Problem. Wenn es keinen eindeutigen Zusammenhang zwischen Geldmenge und Preisniveau gibt, was bestimmt dann das Preisniveau?

Es handelt sich meines Erachtens um einen interaktiven Prozeß, der sich zwischen wichtigen Preis- und Kostenfaktoren auf der Mikroebene und den verschiedenen Gesamtnachfrage- und Preisfaktoren für Vermögenswerte abspielt, die üblicherweise in den verschiedenen Geldmengenkennziffern ausgedrückt werden. Eine deutliche Veränderung eines Faktors kann eine Kettenreaktion bei den anderen auslösen. In einer zentralen Hinsicht hängt das aktuelle Preisniveau vom vergangenen ab. Die Theorie muß sich der Geschichte zuwenden.

Wie steht es also um die fundamentalen Fragen nach den Inflationsursachen, die die Volkswirte bereits seit so langer Zeit leidenschaftlich beschäftigen? Inflation wird weiterhin entstehen, wenn sich die Gesamtgüternachfrage im Vergleich zum Gesamtgüterangebot auf zu hohem Niveau bewegt. Aber es gibt keine einzigartige Beziehung zwischen Geldmenge und Gesamtgüternachfrage oder Inflation. Und innerhalb einer weiten Schwankungsbreite der Arbeitslosenquote wird es keinen systematischen Zusammenhang zwischen dem Nachfrageniveau und der Inflationsrate geben. Wenn eine Inflation auftritt oder sich zu beschleunigen scheint, dann bedeutet dies zudem nicht notwendigerweise, daß der Punkt erreicht ist, an dem die Angebotskapazität erschöpft ist. Es kann einfach die Folge eines Angebotsschocks sein, der sich im System widerspiegelt.

Aber unter den gegenwärtigen Umständen sind Angebotsschocks vorwiegend positiv. Überdies werden die Faktoren, die in früheren Zeiten die Kosten nachhaltig hochgeschraubt haben und nur durch bedeutende Überkapazitäten und hohe Arbeitslosigkeit gebändigt werden konnten, heute durch die Wettbewerbskräfte in Schach gehalten. Darüber hinaus trägt die Auswirkung eines gestiegenen Preisbewußtseins, das die Firmen dazu zwingt, sich für eine geringere Umsatzrendite bei höheren Umsätzen zu entscheiden, selbst zu einer Verbesserung der Beziehung zwischen Produktivität und Preisänderungen bei.

Infolgedessen kann es in der Volkswirtschaft heute ein höheres inflationsfreies Nachfrageniveau geben, als man früher für möglich gehalten hätte.

Der Übergangszeitpunkt

Gegenwärtig werden Veränderungen des allgemeinen Preisniveaus durch zwei entgegengesetzte Kräfte bestimmt: Auf der einen Seite setzt sich der Prozeß der Kosten- und Preissteigerungen, der auf Verteilungskämpfe zurückzuführen ist, weiter fort. Er stellt ein Erbe aus der Vergangenheit dar, ebenso wie die sich schnell verflüchtigenden Überreste der inflationären Kultur. Auf der anderen Seite konstatieren wir Kosten- und Preis*senkungen* aufgrund technologischer Fortschritte, organisatorischer Umstrukturierungen innerhalb der Unternehmen, der Entwicklungen in den dynamischen Ländern des Ostens und der Verschärfung des Wettbewerbsklimas. Unsere heutige Zeit weist Ähnlichkeit mit der Stelle auf, an der ein Fluß ins Meer mündet und Süß- und Salzwasser aufeinandertreffen.

Aber es handelt sich um einen ungleichen Kampf. Ein Einfluß löst sich auf, während der andere aufblüht. Die Probleme einer anhaltenden Inflation gehören dem Gestern an. Die Probleme von morgen sind jene eines schwankenden Preisniveaus.

KAPITEL 9
Wie sollte die Politik heute handeln?

Ökonomisches Gedankengut bewegt sich immer im Kreis.
Wenn man lange genug an einem Ort verweilt,
begegnet man denselben alten Ideen immer wieder.

Sir Dennis Robertson[1]

Jede Generation wirtschaftswissenschaftlicher Theoretiker durchlebt eine prägende Erfahrung, die ein Leben lang ihre Einstellungen beeinflußt. Für die Generation, die das Wirtschaftsmanagement des industrialiserten Westens kurz nach dem Krieg formte und begleitete, war dieses Schlüsselerlebnis die Weltwirtschaftskrise in den 30er Jahren.

Der Eindruck, den diese Krise hinterließ, war so nachhaltig, daß diese Generation weiterhin von dem Gedanken besessen war, ein sehr niedriges Niveau an Arbeitslosigkeit aufrechtzuerhalten, als sich die Gefahr einer hohen Inflation bereits deutlich vor ihren Augen abzeichnete. Nachträglich betrachtet kann man feststellen, daß sie nicht nur die Bedeutung der Inflationsgefahr herunterspielte, sondern während der 70er Jahre auch Arbeitslosenquoten anvisierte, die unter den veränderten Rahmenbedingungen als unrealistisch erschienen.

Deutschland bildete eine Ausnahme. Dort wurden Inflation, Rezession und Finanzkatastrophen als eng miteinander verflochten angesehen, und zwar nicht nur aufgrund der Erfahrungen zwischen den beiden Weltkriegen, sondern auch wegen des Inflationsausbruchs nach dem Ende des Zweiten Weltkriegs. Von Anfang an betonte die Bundesbank vehement die Bedeutung von Stabilität. Sie war sich der Ernsthaftigkeit der Inflationsgefahr bewußt und hatte für die angelsächsische Unbekümmertheit nur Verachtung übrig. Während der 60er und frühen 70er Jahre stempelte das wirtschaftspolitische Establishment in den USA und in Großbritannien die deutsche Haltung in dieser Frage als kurios, wenn nicht sogar absonderlich, ab. Aber dann veränderten sich die Dinge.

Die prägende Erfahrung der heutigen Wirtschaftsdenker und Politiker ist sicherlich nicht die Weltwirtschaftskrise der 30er Jahre und auch keine andere Wirtschaftskrise, sondern vielmehr die Inflation und Instabilität der 70er Jahre. Nach herrschender Lehrmeinung muß eine Wiederholung dieser inflationären Aufwallung um jeden Preis vermieden werden. Diese

Lehrmeinung ist heute so tief verwurzelt, daß es scheint, als würde sie wie ihre Vorgängerin weit über ihr Haltbarkeitsdatum hinaus unter uns verweilen. Tatsächlich könnte sie solange die Vorherrschaft behalten, bis eine neue Generation von Wirtschaftsdenkern und -lenkern zu Macht und Einfluß gelangt ist, die durch eine andere Schlüsselerfahrung geprägt wurde.

Der Einstellungswandel hinsichtlich der Inflation war so tiefgreifend, daß die neue Lehrmeinung nicht nur die Vorstellung vertrat, daß eine Inflation keinen Nutzen brächte und eine hohe Inflation sich zu einer Finanzkatastrophe entwickeln könnte, sondern auch eine gemäßigte Inflation bereits als verheerend ansah. Für die Politiker war jetzt scheinbar die Inflation und nicht das Geld die Quelle allen Übels. Während ihre Vorgänger noch wenige Jahre zuvor explizit eine gewisse Inflation hinnahmen, um eine niedrige Arbeitslosenquote zu sichern, wiederholten die Minister, Funktionäre und Repräsentanten der Zentralbanken nun das Mantra: »Inflation führt zu Arbeitslosigkeit«. Man glaubte vielerorts, daß Inflation ebenso Ursache niedriger Wachstumsraten wie mikroökonomischer Ineffizienzen war.

Aber wie alle Revolutionen schoß auch diese über das Ziel hinaus. In dem hektischen Bestreben, die vorherige Inflationstoleranz zu beseitigen, wurde jedes denkbare gesamtwirtschaftliche Wehwehchen nun der Inflation angelastet.

Es ist eine besondere Ironie der Geschichte, daß die neue Lehrmeinung ausgerechnet zu einer Zeit unverrückbar erscheint, da die Inflationsimpulse, wie ich in diesem Buch gezeigt habe, sich auflösen und durch antiinflationäre Kräfte ersetzt werden. Es ist diese Kombination aus antiinflationären Kräften und einer antiinflationären Politik, die wahrscheinlich in den kommenden Jahren zu einer Nullinflation und womöglich zu einem späteren Zeitpunkt sogar zu einer Preisdeflation führen wird.

Das Rad der Geschichte

Es wird manchmal behauptet, daß die offensichtlichen Veränderungen im Inflationsumfeld das vorübergehende Produkt einer besonderen politischen Konstellation sind und daß ein Umschlag des politischen Pendels zu einer Rückkehr zu inflationstoleranterer Politik führen könnte.

Ich bin nicht davon überzeugt, daß die von mir in diesem Buch analysierten Kräfte stark, wenn überhaupt, davon abhängen, welche politische

Partei die Regierungsmacht innehat. In Wirklichkeit haben in den letzten zehn Jahren die Regierungen unterschiedlicher politischer Couleur in der industrialisierten Welt weitgehend eine ähnliche Politik verfolgt. In den westlichen Demokratien sind die wirklichen Unterschiede zwischen den größeren politischen Parteien geringer, als allgemein angenommen wird, und viel geringer als die Unterschiede zwischen dem, was alle Parteien gemeinsam zu zwei verschiedenen Zeitpunkten glauben.

Entscheidend sind die großen ideengeschichtlichen Gezeitenströme. Sie erfassen Politiker aller demokratischen Parteien. Betrachten wir nur zwei große Felder der politischen Ökonomie in den letzten 50 Jahren – die Umverteilungsfunktion der Steuern und die Rolle des Staates als Betreiber von Wirtschaftsunternehmen und als Garant sozialer Sicherheit sowie des Gesundheitssystems. Die Parteien streiten sich über ihre unterschiedlichen Positionen zu diesen Fragen. Aber man denke nur an die Unterschiede zwischen dem, was heute allgemeiner Konsens ist, und dem, was alle vor 30 Jahren dachten und taten.

Natürlich stimmt es, daß der Gezeitenstrom der Ideen und der wachsende politische Druck von unten sich gegen eine antiinflationäre Politik auf der Makroebene sowie gegen Reformen zur Steigerung der Markteffizienz auf der Mikroebene richten könnten. Wenn es dazu kommt, dann wahrscheinlich infolge der hohen Arbeitslosenquoten in vielen westlichen Staaten.

Ich muß zugeben, daß hier einige Unwägbarkeiten in bezug auf meine These liegen, und ich mache mir vor allem Sorgen über die Gefahren eines Protektionismus, worauf ich weiter unten genauer eingehen werde. Dennoch gibt es gute Gründe für die Überzeugung, daß diese Gefahren vermieden werden können. Zunächst einmal verändern sich die Gezeitenströme nicht abrupt und ohne Vorwarnung. Sie sind zum Teil durch den natürlichen Generationswandel bedingt. Und sie scheinen weiterhin auf eine strikte Haushaltsdisziplin und das freie Spiel der Wettbewerbskräfte zu setzen. In Kontinentaleuropa setzt sich die Erkenntnis, daß die hohen Arbeitslosenquoten vor allem mit einer Überregulierung und überhöhten Steuerbelastungen zusammenhängen, erst heute allmählich durch. Es sieht so aus, als hätte sie noch einen weiten Weg zurückzulegen. Und der Einfluß von neuen Ideen wird durch die technologische Entwicklung verstärkt. Die Regierungen vermögen den Wettbewerbskräften immer weniger entgegenzusetzen und können heute weniger Vorteile aus einer Inflationspolitik ziehen.

Der politische Druck wird auch durch demographische Faktoren beeinflußt. Die alternde Bevölkerung in vielen westlichen Demokratien bildet eine zunehmend starke Interessengruppe gegen eine Inflation. Aber es ist nicht nur eine Frage der Zahlen, Selbstvertrauen und Gruppenidentität sind ebenso wichtig. In den USA ist die sogenannte »grey power«, die Lobby der älteren Bevölkerung, bereits eine starke politische Kraft.

Darüber hinaus gibt es gerade aufgrund der strukturellen Veränderungen auf der Mikroebene, die ich in diesem Buch immer wieder betont habe, für viele westliche Regierungen und Notenbanken genügend Spielraum, das Ziel eines höheren Wachstums bei niedrigerer Arbeitslosigkeit zu verfolgen, ohne einen inflationären Schub auszulösen.

Eine weitere Drehung der Schraube

Zyniker und Inflationsauguren registrieren bereits eine unmittelbar bevorstehende Kursänderung, und zwar weniger in Richtung eines wirtschaftlichen Aufschwungs als vielmehr in Richtung einer höheren Inflationstoleranz. Folglich warnen sie vor bevorstehenden Inflationsgefahren. Aber ich glaube, daß die Zeichen in genau die entgegengesetzte Richtung zeigen. Mit zunehmendem »Erfolg« der Zentralbanken bei der Bekämpfung der Inflation wurden immer niedrigere Inflationsraten anvisiert. Auf der internationalen Konferenz über Inflationszielgrößen, die Anfang 1995 auf Initiative der Bank of England stattfand, ging es bereits um das spätere Ziel einer Preisstabilität, so daß die gegenwärtigen niedrigen Inflationszielgrößen nur als Zwischenstation angesehen werden können.

Seit Mitte der 70er Jahre galt der Bekämpfung und Senkung der Inflation das Hauptaugenmerk der Wirtschaftspolitik. Weil dieser Feind heute fehlt, steht man ungefähr so da wie die westlichen Verteidigungstruppen nach dem Zusammenbruch der Sowjetunion und dem Ende des Kalten Kriegs – man besitzt noch die alten Ausrüstungen, weiß aber nicht mehr, wozu man sie braucht.

Die große Gefahr besteht heute darin, daß die Politiker und Notenbanken auf einer zu restriktiven Politik bestehen, und vor allem, daß sie die kurzfristigen Zinsen zu hoch festsetzen. Diese Gefahr ist um so größer, weil die Zinssätze, die in bezug auf die vergangenen 20 Jahre entschieden zu niedrig erschienen, in einer Welt ohne Inflation tatsächlich gefährlich hoch sind. Die Jahre vor dem Einsetzen anhaltender Inflation in der Nachkriegszeit liefern uns die nötigen Anhaltspunkte, um die Zukunft einzuschätzen. Aber es sind die Jahre direkt nach der explosionsartigen inflationären Entwicklung in den 70er Jahren, die das Denken und Handeln der Politiker bestimmen.

So verfolgte die Federal Reserve in den USA, gefolgt von der Bank of England, zwischen 1994 und 1995 eine Politik der Zinssteigerungen, und zwar in Erwartung eines Inflationsanstiegs, der kurz bevorzustehen schien. Die Märkte zogen daraus den Schluß, daß es sich um eine neue Ausgabe des typischen Nachkriegsbooms handeln würde, und rechneten mit einem Zinsanstieg bis auf neun oder zehn Prozent, oder sogar darüber. Am Ende geschah nichts derartiges. Der zyklische Inflationsanstieg fiel extrem gemäßigt aus, und das Wachstum verringerte sich deutlich in Reaktion auf die im Vergleich zu den früheren Standards scheinbar sehr niedrigen Zinssätze – sechs Prozent in den USA und 6,75 Prozent in Großbritannien.

Die Rolle der Bank of England in dieser Episode war aufschlußreich. In Wahrnehmung ihrer Aufgabe, die Regierung in bezug auf die Einhaltung ihrer Inflationsziele zu überwachen und zu beraten, konzentrierte sie sich ganz auf das bevorstehende Inflationsrisiko. Über weite Strecken des Jahres 1995 schienen der Gouverneur der Bank und der Finanzminister miteinander im Streit zu liegen. Als es im Mai der Wirtschaft schlechter ging, setzte sich der Gouverneur für eine Erhöhung der Zinsen ein und lehnte später eine Zinssenkung ab, als es um die Wirtschaft bereits äußerst schlecht bestellt war. Die Bank schien wie besessen zu sein von der Gefahr, die von einer Politik der lockeren Zügel ausgehen könnte. Sie war sich aber kaum der Gefahr bewußt, die mit einer sehr restriktiven Politik verbunden war.

Dieses Phänomen war nicht auf Großbritannien beschränkt. Bei einem Treffen der G7 im Oktober 1995 wogen sich die Finanzminister und die Präsidenten der Zentralbanken offensichtlich in Selbstzufriedenheit. Im Kommuniqué war zu lesen:

> Die Minister und Präsidenten der Zentralbanken stimmten darin überein, daß in den meisten Ländern die Bedingungen für einen anhaltenden Wachstums- und Beschäftigungsanstieg vorhanden sind und die Inflation unter Kontrolle ist.[2]

Damals hatte Japan immer noch nicht überzeugend die *Deflations*gefahr abgewehrt, im Großteil Europas gab es eine erschreckend hohe Arbeitslosigkeit, und das Wirtschaftswachstum verlief sowohl in Nordamerika als auch in Europa negativ. Es war das bekannte Bild – für die Zentralbanken zählte nur die Inflationskontrolle.

Die Basis trifft es härter

Warum war die Reaktion der Wirtschaft auf die Erhöhung der Zinsen so viel heftiger, als die Behörden und Märkte erwartet hatten? Es lag daran, daß die einzelnen und die Unternehmen auf das Hier und Heute reagierten. Die Unternehmen konnten die Preise nicht erhöhen, obwohl ihnen die Kosten davonliefen. Die Konkurrenz war zu groß, und die Kunden hätten nicht mitgezogen. Gleichzeitig waren die Kunden nicht dazu bereit, ihre Ausgaben über angeblich »günstige« Kredite mit einem Zinssatz von sechs Prozent und mehr zu erhöhen, weil sie höhere Zinsen befürchteten, ihre Einkommen kaum stiegen, ihre Arbeitsplätze gefährdet waren und ihr hauptsächliches Vermögen, nämlich ihr Eigenheim, bestenfalls noch seinen Wert behielt. Kurz, ihr Verhalten war die Folge der Erkenntnis, daß sich die Verhältnisse geändert hatten.

Gleichzeitig operierten die Finanzmärkte weiterhin unter der Annahme, es sei alles beim alten geblieben. Die konventionellen Erwartungen übernahmen hier wie ein Autopilot die Steuerung. Das ging soweit, daß die Finanzmärkte zwischen 1994 und 1995 von der angeblichen Gefahr besessen waren, der starke Anstieg der Rohstoffpreise könnte zu einem ähnlich dramatischen Anstieg der Inflation wie im Jahr 1973 führen. Gleichzeitig gingen die Notenbanken, die sich dem modischen Patentrezept verschrieben hatten, daß »die Finanzmärkte immer recht haben«, davon aus, daß dies auch zutraf.

Offensichtlich hatten die Märkte nicht zur Kenntnis genommen, daß Rohstoffe, und zwar einschließlich Öl, längst nicht mehr die Bedeutung in den westlichen Volkswirtschaften hatten, die ihnen früher zukam. Auch wenn es sich anders verhalten hätte, wären die Arbeitnehmer im Westen nicht mehr in der Lage gewesen, sich über die Durchsetzung höherer Löhne gegen die Folgen zu schützen.

Wenn die Dinge sich weiter so entwickeln und weder die Behörden noch die Märkte das Ausmaß der Veränderungen registrieren, dann könnten wir auf ein größeres Unheil zusteuern. Was ist zu tun?

Den Pessimismus ablegen

Als erstes müssen sich die Einstellungen und Grundhaltungen verändern. Die Märkte und Notenbanken verharren in einer pessimistischen Sichtweise in bezug auf unser wirtschaftliches Potential, eine Sichtweise, die ihre Wurzeln sicherlich in den verhängnisvollen Erfahrungen der 70er Jahre hat. Die logische Konsequenz aus den enormen technologischen Entwicklungen, der verbesserten organisatorischen Effizienz und dem gestiegenen internationalen Handel sowie dem Rückgang der Inflation lautet, daß unsere dauerhaft erzielbare Wachstumsrate höher liegen sollte. Statt die wirtschaftliche Leistungsfähigkeit auf die durchschnittliche Entwicklung der letzten zehn oder zwanzig Jahre zu beschränken, sollten die Notenbanken ihren Blickwinkel erweitern.

Außerdem sollte es heute möglich sein, unsere Volkswirtschaften auf einem höheren Nachfrageniveau zu halten, und zwar ohne einen inflationären Druck hervorzurufen. Eine Zeit lang sollten wir jedoch auf eine überdurchschnittliche Wachstumsrate setzen, die unausgelastete Kapazitäten einschließlich eines Überangebots an Arbeitskräften beseitigt.

Das heißt nicht, daß wir einen »Wachstumsangriff« riskieren können oder sollten. Das *Tempo* des wirtschaftlichen Aufschwungs ist entscheidend. Man sollte ein langsames Wachstum anstreben, damit es durch Kostensenkungen infolge der technologischen Verbesserungen und Effizienzsteigerungen sowie der Entwicklung im Osten gelingen kann, die inflationären Auswirkungen einer Bodenverknappung, einer Knappheit an bestimmten Arbeitskräften und eines Anstiegs der Rohstoffpreise zu neutralisieren und gleichzeitig ausreichend Zeit verbleibt, um Arbeitslose, Teilzeitbeschäftigte oder Randgruppen in den Arbeitsmarkt zu integrieren. Demgegenüber würde ein »Wachstumsangriff« das Risiko eines inflationären Drucks heraufbeschwören, der den Einfluß dieser antiinflationären Kräfte überwältigen und zu Inflationserwartungen führen würde.

Ebensowenig können wir auf Struktur- und Marktreformen verzichten. Genau diese Reformen und ein autonomer Wettbewerb erlauben ein höheres Nachfrageniveau in den Volkswirtschaften, ohne daß ein inflationärer Druck entsteht. Diejenigen Länder, die noch nicht weit auf diesem Weg vorangeschritten sind, wie etwa der Großteil Kontinentaleuropas, werden keinen so schnellen Aufschwung erleben wie die anderen, etwa die USA, Großbritannien und Neuseeland.

Die Dringlichkeit, unser Wachstumspotential zu realisieren, ergibt sich nicht nur aus den Vorteilen, auf die wir anderenfalls verzichten müßten. Es besteht die ernsthafte Gefahr, daß wir in eine düsterere Welt als unsere heutige abrutschen können, wenn wir nicht jene hohe Wachstumsrate, jenes hohe Produktivitäts- und Beschäftigungsniveau sowie jene Inflationsrate nahe null erreichen, die nach meiner Überzeugung greifbar nahe sind. Es wird eindeutige Verlierer im Rahmen des technologischen Wandels und der Integration mit den dynamischen Staaten Ostasiens und andernorts geben. Wenn wir uns nicht um diese Verlierer kümmern, kann dies zu unbeschreiblichen politischen und wirtschaftlichen Folgen führen.

Eine primäre Gefahr stellt der Ausbruch ernster sozialer Unruhen dar. Ende 1995 gab es in Frankreich deutliche Warnsignale, die auf die latenten Gefahren hindeuteten. Aber diese Gefahren sind nicht auf Frankreich beschränkt, sondern die gesamte entwickelte Welt ist davon betroffen. Und sie bergen ein ernstes wirtschaftliches Risiko: Die Politiker könnten, als Reaktion auf soziale Unruhen oder um diese abzuwenden, eine protektionistische Handelspolitik verfolgen, um die scheinbare Gefährdung von Arbeitsplätzen, die von der Entwicklung der dynamischen Länder ausgeht, abzuwenden. Damit würde der Westen in der Folge ein Wiederaufleben der Inflation riskieren und sich überdies den Zugang zu einer Quelle höheren Wohlstands verschließen.

Eine Möglichkeit, dieser Gefahr zu begegnen, besteht darin, sicherzustellen, daß der Westen das wirtschaftliche Potential erkennt, das in der Entwicklung im Osten und im technologischen Fortschritt steckt, anstatt ausschließlich mögliche negative Auswirkungen auf den Arbeitsmarkt zu sehen. Auf diese Weise verkleinert sich die Zahl der Verlierer, und es wird einen Kreis von offensichtlichen Gewinnern als Ausgleich für die Verlierer geben; gleichzeitig wird es leichter, die Einbußen der Verlierer abzufedern.

Verschuldung und Gefahren

Eine der wichtigsten Herausforderungen für die Regierungen besteht heute vielleicht darin, sich auf eine Periode sinkender Preise vorzubereiten und die damit verbundenen Gefahren zu vermeiden. Dazu erscheint es sinnvoll, die herkömmliche langfristige, festverzinsliche Verschuldung zu minimieren und, wo immer möglich, durch eine kurzfristige Verschuldung oder durch eine variable oder indexierte Verzinsung zu ersetzen.

Aber die Umschuldung kann bestenfalls eine nützliche Zugabe sein. Die eigentliche Regierungsaufgabe liegt darin, das Verhältnis der öffentlichen Verschuldung zum Bruttoinlandsprodukt deutlich zu senken. Das ist notwendig, um die finanziellen Risiken aufgrund fallender Preise zu minimieren und die Flexibilität zu erhöhen, um gegebenenfalls über eine expansionistische Finanzpolitik auf eine Deflationsperiode reagieren zu können.

Aber dies heute über eine Senkung der Ausgaben und der Kreditaufnahme erreichen zu wollen, wo es in der industrialisierten Welt nur ein mäßiges Wachstum gibt, würde die Regierungen dem Risiko eines ersten Preisverfalls aussetzen, auf das sie nur unzureichend vorbereitet sind. Erfolgversprechender ist eher eine Kombination aus Zinssenkungen, um ein schnelleres Wirtschaftswachstum zu garantieren, und einer weiterhin restriktiven Ausgabenpolitik, wodurch das Haushaltsdefizit infolge eines wirtschaftlichen Aufschwungs abgebaut werden könnte. So könnten die langfristigen Zinsen gesenkt werden, was wiederum die Kosten der Finanzierung des Haushaltsdefizits senken und zu mehr Investitionen anregen würde.

Würde nicht eine Periode sehr niedriger Zinsen eine neue Inflationsspirale auslösen? Im Gegenteil. Niedrige Zinsen sind sogar ohne Ausgabensenkungen der öffentlichen Haushalte aufgrund von Veränderungen des Inflationsumfeldes möglich, ja sogar notwendig – sechs Prozent heute erledigen das, wozu es vor wenigen Jahren noch 15 Prozent bedurft hätte. Wenn aber die Zinsen die Auswirkungen der Sparmaßnahmen ausgleichen müssen, dann müssen sie noch stärker gesenkt werden.

Die EWU – und andere Paradiesvögel

Ende 1995 unternahmen die meisten europäischen Länder enorme Anstrengungen, um ihre Haushaltsdefizite abzubauen. Dies war allerdings nicht Bestandteil einer vernünftigen und ausgewogenen Wirtschaftspolitik, sondern hing vielmehr mit dem willkürlich festgelegten Zeitplan für die Einführung der Europäischen Währungsunion (EWU) zusammen. Aber der Zeitpunkt war schlecht gewählt, weil die Nachfrage hinkte und das Vertrauen auf tönernen Füßen stand.

Außerdem war der Versuch der Kernländer, die Zinsen zu senken, weiterhin zum Scheitern verurteilt, da man die Anbindung an die D-Mark nicht verspielen wollte. Die Folge war ein anhaltend hohes Realzinsniveau. Das führte zu ernsten Gefahren. Würde das europäische Wachstum schleppend verlaufen, dann würden trotz aller Anstrengungen die Haushaltsdefizite wachsen.

Gleichzeitig verhielten sich die Kernländer und die Zentralinstitutionen der EU bestenfalls gleichgültig und schlimmstenfalls offen feindselig gegenüber den Kräften des globalen Wettbewerbs, die meines Erachtens so vielversprechend sind. Wenn Europa weiterhin diesen Kurs verfolgt, wird es am Ende die denkbar schlechteste Mischung erhalten – hohe Haushaltsdefizite, hohe Zinsen und Feindseligkeit gegenüber den Wettbewerbsmärkten.

Der Drang, gerade jetzt eine gemeinsame europäische Währung einzuführen, ist in anderer Hinsicht paradox. Das Ende der Inflationspsychologie ermöglicht es Ländern, die ihre Währung abgewertet haben, einen realen Wettbewerbsvorteil aufrechtzuerhalten, weil die Währungsgewinne jetzt nicht automatisch durch eine höhere Inflationsrate ausgeglichen werden.

Das spiegelt genau die etablierte Lehrmeinung in den Jahrzehnten vor dem Ausbruch der hohen Inflation in den 70er Jahren wider. Als nach dem Zusammenbruch des Goldstandards im Jahr 1931 ein Land nach dem anderen Wettbewerbsvorteile erheischen wollte, kam es in den 30er Jahren zu einem Wettlauf der Abwertungen. Als das System festgelegter Wechselkurse (Bretton Woods) für die Nachkriegswelt konzipiert wurde, suchten die Wirtschaftsexperten und Beamten die Möglichkeiten eines Landes, seine Währung abzuwerten, zu kontrollieren, und zwar nicht, weil sie davon überzeugt waren, daß eine Abwertung nicht funktioniert, sondern weil sie vielmehr vom Gegenteil überzeugt waren.

Diese Perspektive änderte sich nach der Abwertung des Sterling und anderer Währungen im Jahr 1967. Nach dem explosionsartigen Inflationsverlauf in den 70er Jahren wurde sie auf den Kopf gestellt. Die konventionelle Weisheit lautete nun, daß man die Wettbewerbsposition einer Währung nicht über einen anderen Wechselkurs ändern könnte, da sich das Preisniveau sofort anpassen und so die Wertänderung der Währung widerspiegeln würde. Wenn also die Mitglieder der EU durch die Einführung einer gemeinsamen Währung auf die Möglichkeit einer Änderung ihres Wechselkurses verzichteten, würden sie damit etwas aufgeben, das nur einen geringen ökonomischen Wert hätte.

Als sich mehrere Mitglieder des Europäischen Währungssystems (EWS) im September 1992 für eine Abwertung entschieden oder aus dem System zurückzogen, war die vorherrschende Meinung, daß diese Staaten schon bald unter einer zunehmenden Inflation zu leiden haben würden, die den anfänglichen Wettbewerbsvorteil zunichte machen würde. Aber dazu kam es nicht. In allen Ländern, die ihre Währung abwerteten, stiegen die Exporte, während die Inflation unter Kontrolle blieb.

Zwei Perioden mit Währungstumulten bilden die Grenzen einer Ära.

Zwischen 1967 und 1992 bedeutete die Anfälligkeit der Inflationsraten für plötzliche Ausbrüche, daß eine Abwertung als wenig vorteilhaft erschien. Heute allerdings, unter den Bedingungen einer gezähmten Inflation, ist die Änderung der Wechselkurse jedoch wieder ein nützliches Werkzeug der Wirtschaftspolitik.

Entsprechend kam es nicht überraschend, obwohl es nicht einer gewissen Ironie entbehrte, als Frankreich im Jahr 1995 sich für die Einführung von Gegenmaßnahmen auf EU-Niveau einsetzte, um die Wettbewerbsvorteile derjenigen Länder zu neutralisieren, die aus der quasi-festgelegten Bindung an die D-Mark ausgebrochen waren. Auf der gleichen Linie lagen Vorschläge, die darauf abzielten, daß EU-Mitglieder, die sich der europäischen Währung im Jahr 1999 nicht anschließen würden, dazu verpflichtet werden sollten, eine stabile Wechselkursbeziehung zur europäischen Währung zu unterhalten.

Der Kreis hatte sich geschlossen. Die Anhänger einer einzigen europäischen Währung setzten sich jetzt für ein Ende der Wechselkurse in Europa ein, und zwar nicht weil der Wechselkurs ein ineffektives Mittel war, das man leicht aufgeben konnte, sondern vielmehr aus dem umgekehrten Grunde, nämlich weil er ein so effektives Mittel war.

Die Zyniker liegen falsch

Die Durchführung der notwendigen Anpassungen, um in einer Welt ohne Inflation zu überleben und zu gedeihen, wird enorme politische Probleme aufwerfen. Aber vielleicht liegt die größte Hürde in der Wahrnehmung. Viele nehmen für sich eine höhere Form von Zynismus in Anspruch und weisen jede Behauptung zurück, daß sich das Inflationsumfeld grundlegend verändert habe.

Für die Zeitschrift *The Economist* zum Beispiel ist das alles nichts Neues. Nur ein Leichtgläubiger fällt ihrer Meinung nach auf die gegenwärtigen Anzeichen einer niedrigen Inflation herein. Der alte Dämon lauert bereits um die Ecke, und wir müssen alle ständig auf der Hut sein. Nach ihrer Meinung »grenzt die extremere Version des Arguments – nämlich daß die Inflation uns für immer verlassen hat – an volkswirtschaftlichen Analphabetismus.« Man ist offensichtlich von der Tatsache beeindruckt, daß »nur fünf der 48 von der Bank of England im August 1995 befragten Konjunkturberater damit rechneten, daß der angestrebte Inflationsrückgang in

Großbritannien auf unter 2,5 Prozent bis Ende des nächsten Jahres eintreten würde«.[3]

Und wenn schon – praktisch keiner dieser 48 Berater hatte den Inflationsrückgang vorausgesagt, der eintrat, nachdem das Pfund aus dem europäischen Wechselkursmechanismus ausgeschert war. Es handelte sich nur um eine Wiederholung der alten unbedachten Weisheiten. Die Veröffentlichung im *Economist* sollte dem Ganzen anscheinend Glaubwürdigkeit verleihen.

Wann lagen die britischen Volkswirte mit ihren landläufigen Weisheiten überhaupt einmal richtig? Von der Angst vor einer Wirtschaftskrise nach dem Krieg, über die verzweifelten Versuche, die Arbeitslosigkeit möglichst niedrig zu halten, über die verschlungenen Absurditäten verteilungspolitischer Strategien, über die leidenschaftliche Verfolgung währungspolitischer Ziele bis zur angeblich alles übersteigenden Bedeutung einer Mitgliedschaft im EWS lag das volkswirtschaftliche Establishment bei allen großen Themen daneben.

Selbst die Konzepte schienen unendlich bedeutsam, nur um sich wenige Jahre später in Bedeutungslosigkeit aufzulösen: Inflations- und Deflationslücke, Einfrieren der Löhne und Gehälter, staatliche Kreditausweitung, Zahlungsbilanzungleichgewicht, die Phillips-Kurve. Was ist aus diesen Konzepten geworden? Sie sind wie so viele Treibgüter auf dem Meer der Ideen letztendlich gestrandet. Die Patentrezepte, die heute in Mode sind, wie etwa die Produktionslücke, wird zweifellos in einigen Jahre dasselbe Schicksal ereilen.

Am Ende oder schlummernd?

Sogar diejenigen, die akzeptieren, daß sich das Inflationsumfeld grundlegend verändert hat, stellen sich vielleicht die berechtigte Frage, wie lange wir mit einer niedrigen oder sogar mit einer Nullinflation rechnen können. Der Titel des Buches lautet in meiner Muttersprache *Der* Tod *der Inflation*. Hat man sich die Inflation aber eher wie Dracula vorzustellen – ein Wesen, das man zwar vernichten kann, das aber kurze Zeit später wieder aufersteht?

Natürlich *kann* es immer wieder Inflationsschübe geben, sogar wenn die in diesem Buch beschriebenen antiinflationären Kräfte wirksam bleiben. Ein Krieg, eine nukleare oder Umweltkatastrophe könnte früher oder später einen Inflationsschock auslösen. Ebenso wird es vor allem im dynamischen Osten zweifellos weiterhin Länder mit einer anhaltenden Inflation geben, und mancherorts wird eine solche Entwicklung auch politisch gewollt sein. Das gilt selbst dann, wenn es in nahezu allen westlichen Ländern fast keine Inflation mehr gibt.

Aus diesem Grunde rate ich auch keineswegs zu einer Aufgabe monetärer Disziplin. Alle Staaten brauchen einen gewissen Anker für die Nominalwerte, um das Gespenst der Inflation fest verwahrt in seinem Kellerverlies halten zu können. Unter dem Goldstandard bestand der Anker aus der festgelegten Bindung an ein Edelmetall, dessen Vorrat auch von den Währungsbehörden nicht manipuliert werden konnte. In der ersten Zeit nach dem Krieg bestand er für die meisten entwickelten Länder, mit den USA als wichtiger Ausnahme, aus der (annähernd) festen Anbindung der Wechselkurse an den Dollar. In der letzten Zeit haben verschiedene Staaten in gleicher Absicht Geldmengenziele, Wechselkursanbindungen an den Dollar oder die D-Mark, in Geldwerten ausgedrückte Wachstumsziele des Volkseinkommens oder Inflationsziele zugrunde gelegt.

Die Bedingungen in den einzelnen Ländern unterscheiden sich zu stark und ändern sich zu schnell, als daß es heute angemessen wäre, einen Wertanker vorzuschlagen, der für alle Länder und für alle Zeiten gelten sollte. Aber *irgendeinen* Anker muß es geben.

Dessen ungeachtet transformieren die realen, strukturellen Kräfte, die ich in diesem Buch immer wieder betont habe, das Umfeld, in dem die Notenbanken an ihrem Währungsanker festzuhalten versuchen. In gleicher Weise, wie in den 70er Jahren starke inflationäre Kräfte in der Weltwirtschaft eine Eindämmung der Inflation ungeheuer erschwerten, so vereinfachen dies heute jene antiinflationären Kräfte, die in den westlichen Ländern am Werk sind. Der strukturelle Wandel in der Wirtschaft sowie ein Umbruch in der Sozialpsychologie erschweren es der Inflation, sich einzunisten, erleichtern ihre Eindämmung und lindern die Schmerzen bei ihrer Bekämpfung.

Diese Veränderungen bedeuten auch, daß Erschütterungen des Preisniveaus, die ohne weiteres anhaltende Konsequenzen für die Inflationsrate haben können, heute wahrscheinlich eher nach unten gerichtet sind. In diesem Sinne können die gegenwärtigen Bedingungen in der Realwirtschaft als antiinflationär beschrieben werden. Zusammen mit den vorherrschenden Einstellungen und Prioritäten der Notenbanken konstituiert dies ein antiinflationäres Umfeld.

Eine Frage von Leben und Tod

Wie lange wird dieses antiinflationäre Umfeld Bestand haben? Diese Frage kann man unmöglich zuverlässig beantworten. Aber einiges läßt sich dennoch dazu feststellen. Die Bedingungen, die zu einer anhaltenden Inflation oder auch zu Preisstabilität führen, rühren aus einer Mischung aus Ideen und Technologie her. Die Beziehung zwischen beiden erzeugt das institutionelle Rahmenwerk, in dem die Inflation entweder gedeiht oder untergeht. Beide Kräfte unterliegen einer Art Lebenszyklus, der von der Lebensspanne der Ideen an sich und den Menschen geformt wird, die an sie glauben, sowie dem Zeitraum – können wir dazu Leben sagen? –, in dem eine bestimmte Technologie oder Produktionsmethode vorherrscht.

In dieser Hinsicht wissen wir nicht, was uns die ferne Zukunft bringen wird. Aber wenn wir die heute wirksamen Kräfte beobachten, dann können wir ein kleines Stück vorausschauen. Das Leben der Ideen, die den Inflationsprozeß in der Nachkriegszeit aufrechterhielten, sowie das Leben der Menschen, die von diesen Ideen überzeugt waren, und der Institutionen, die sie hervorbrachten, neigen sich ihrem Ende zu. Darüber hinaus hat die alte Technologie inzwischen ausgedient. In diesem Sinne ist es auch korrekt, nicht nur von einem Ende oder einem Sieg über die Inflation zu sprechen, sondern vielmehr von ihrem Tod.

Das neue Regime der Nullinflation, das sich anschickt, an ihre Stelle zu treten, verspricht jedoch viel Positives, auch wenn es noch große Risiken in sich birgt. Es geht mit enormen Veränderungen im Bereich der Technologie, des Handels und der Organisationsstrukturen einher, die an sich schon einen Anstieg des Wohlstands versprechen, und ist teilweise durch diese bedingt.

Das zwanzigste Jahrhundert, das mit einer Welle der industriellen Entwicklung und Ausdehnung begann, die große materielle Fortschritte versprach, wurde von vier Wirtschaftskatastrophen heimgesucht – dem Ersten Weltkrieg, der Weltwirtschaftskrise, dem Zweiten Weltkrieg und der großen Inflation in den 70er Jahren. Nur in den ersten 25 Jahren nach 1945 wurden die Versprechen auch wirklich erfüllt.

An der Wende zum einundzwanzigsten Jahrhundert liegt eine neue Epoche vor uns, die große Versprechen bereithält. Hoffen wir, daß unsere politischen Führer in ihrem Denken und Handeln mutig genug sind, um sicherzustellen, daß sich diese Versprechen auch erfüllen.

Anmerkungen und Quellenhinweise

Vorwort

1. J.M. Keynes: *Monetary Reform*, S. 88 (Verlag Harcourt Brace, New York 1924).

Kapitel 1

1. J.M. Keynes: *The Economic Consequences of the Peace* (Verlag Macmillan, London 1919).
2. I. Fisher: *The Purchasing Power of Money* (Verlag Macmillan 1922).
3. Als Ausweg aus dieser Situation bot sich für Japan wohl nur eine monetäre Finanzierung des Defizits an (also der Druck von Geld), einschließlich umfangreicher Verkäufe des Yen auf den Devisenmärkten, um den Wechselkurs zu senken. Die Kombination aus einem abgewerteten Yen und einer höheren Geldmenge stellte eine Lösung dar, aber den Wechselkurs zu ändern, ist leichter gesagt als getan.
4. Eine sehr brauchbare Untersuchung zum Thema einer Übertreibung der Inflation bietet Nicholas Oulton in seinem Artikel »Do UK Price Indexes Overstate Inflation?« in *National Institute Economic Review*, Nr. 152, Mai 1995.
5. Gleichzeitig wurde deutlich, daß Inflationsvorhersagen, die auf Importpreisen und einer Messung der Produktionslücke fußten, in den 1980er Jahren zwar recht genau gewesen waren, nach 1992 aber die voraussichtliche Inflationsrate deutlich überschätzten. Siehe Derek Morris und Adrian Cooper: »Non-Inflationary Growth: Miracle or Mirage?« in *The Business Economist*, Band 26, Nr. 3, 1995.
6. Anfang der 1990er Jahre lebte das wissenschaftliche Interesse an der Theorie der Schuldendeflation wieder auf, nachdem es in mehreren Ländern zu einem starken Anstieg der Verschuldung und anschließendem schleppenden Wachstum gekommen war.

Tatsächlich stellte Mervyn King in einer Untersuchung der Entwicklung in den G7-Staaten sowie in Australien, Norwegen und Schweden für die Zeit zwischen 1989 und 1992 fest, daß die schwersten Rezessionen in den Ländern mit dem höchsten Anstieg der Verschuldung auftraten. (Siehe seine Präsidentschaftsansprache vor der European Economic Association im August 1993 in Helsinki mit dem Titel »Debt Deflation: Theory and Evidence«.)
Dem damaligen Interesse an einer Schuldendeflation folgte ein erneutes Interesse an den klassischen Studien von Irving Fisher: *Booms and Depressions* (Verlag Adelphi, New York 1932) und Charles Kindleberger: *Manias, Panics and Crashes* (Verlag Basic Books, New York 1978).

7. Zahlen von Michael Prowse in der *Financial Times* vom 14.8.1995, S. 12.
8. Heute mag aus Zweckmäßigkeits- oder Sicherheitsgründen vielleicht eine gewisse Abneigung dagegen bestehen, größere Mengen Bargeld vorzuhalten, und insofern könnten die Banken möglicherweise einen niedrigen Negativzinssatz auf Bankeinlagen erheben, ohne einen Ansturm auf Bargeld auszulösen – vielleicht von 0,5 bis ein Prozent? Jedenfalls müßte es sich um einen niedrigen Zinssatz handeln, nicht zuletzt weil es anderen Banken oder auch Nichtbanken freistünde, ein »neues Geschäft« einfach dadurch zu beginnen, daß sie irgendwo Bargeld gegen eine kleine Gebühr verwahren. Sollten negative Zinssätze einmal dieses niedrige Niveau überschreiten, würden sie in der Tat entweder einen Ansturm auf Bargeld oder diese »neuen« Bargeldeinlagen forcieren.
Aus akademischen Zirkeln kamen Vorschläge zur Umgehung dieser Schwierigkeit, etwa durch Ausgabe datierter Banknoten, die nach einem festgelegten Zeitplan ihren Wert verlieren und insofern einen negativen Zinssatz implizieren. Aber es gibt in der Geschichte keine Währungssysteme mit solchen Banknoten, und zwar aus gutem Grund nicht. Geld existiert aufgrund eines Bedarfs nach einem Finanzinstrument mit nominal festgelegtem Wert. Datierte Banknoten sind in Wirklichkeit eine Art von Wechsel oder Pfandbrief. Obwohl Wechsel in recht hoher Verbreitung zirkulieren, spiegelt doch die Tatsache, daß dies nicht generell der Fall ist, eine zugrundeliegende Realität der Geldwirtschaften wider.
Man kann sich auch ein System von Steuern und Steuerungsmechanismen vorstellen, das einen negativen Zinssatz sogar auf Banknoten simuliert. Die zentrale Vorstellung wäre eine Besteuerung des Bargeldbesitzes. Aber wie könnte man diesen Besitz nachweisen? Die Tatsache, daß es nie ein nachhaltig wirksames, effektives System zur Simulation negativer Zinsen gegeben hat, und zwar trotz unzähliger deflationärer Episoden, spricht für sich selbst.
9. Es gibt ein paar Sonderfälle und Einschränkungen. Im Jahr 1978 zum Beispiel führten die Schweizer Behörden im Rahmen eines Systems strenger Finanzkontrollen negative Zinsen für ausländische Bankeinlagen in Schweizer Franken ein, um von einem spekulativen Kauf von Franken abzuschrecken. Manche Anleger waren bereit, einen negativen Zinssatz hinzunehmen, das heißt, eine Provision für die Verwahrung ihrer Einlagen zu bezahlen, weil sie hofften, daß dieser Verlust wieder durch eine Kapitalrendite ausgeglichen würde,

wenn der Wechselkurs des Schweizer Franken stiege. Aber sogar diese Episode betraf nur Nicht-Schweizer unter speziellen Bedingungen, und sie hielt auch nicht lange an.
Außerdem gab es während der Großen Depression in den USA Fälle von negativen Zinsen. In der Tat überstiegen die Preise für Schatzbriefe auf Auktionen gelegentlich Pari und erzielten damit eine geringe negative Rendite. Das kann durch die Tatsache erklärt werden, daß Bankeinlagen als unsicher galten, während Schatzbriefe in einigen Staaten von der Vermögensteuer befreit waren. Zudem erzielten von Mitte 1932 bis Mitte 1942 die meisten mit einem Zinskupon ausgestatteten Staatsanleihen, die sich ihrem Fälligkeitsdatum näherten, negative Nominalrenditen. Der Grund dafür ist, daß die Inhaber fälliger Anleihen bei der Emission neuer Wertpapiere bevorzugt behandelt wurden. Dementsprechend enthielten die Staatsanleihen implizit eine Option, die etwas wert war. Das reichte aus, um eine Negativrendite zu rechtfertigen. (Siehe S. Cecchetti: »The Case of the Negative Interest Rates: New Estimates of the Term Structure of Interest Rates During the Great Depression« in *Journal of Political Economy*, Band 96, Nr. 6, 1988.)

10. Es ist zwar schön und gut, wenn die Qualitätsverbesserungen bei Autos oder High-Tech-Konsumgütern als Ausgleich für die Auswirkungen der Preissteigerungen bei Primärdienstleistungen und -produkten herangezogen werden können. Aber diese Qualitätsverbesserungen kann man nicht essen. Für Rentner mit einem festen Einkommen ist es vielleicht nur ein schwacher Trost zu wissen, daß ein neuer Mercedes alle möglichen Extras und Verbesserungen enthält, obwohl der Preis nicht gestiegen ist.
11. Andrew Haldane: »Inflation Targets« in *Bank of England Quarterly Bulletin*, August 1995, S. 257.
12. Die Volkswirte unterscheiden das Ziel einer Preisstabilität säuberlich von jenem einer Nullinflation. Wenn die Politiker eine Nullinflation anstreben, dann heißt das, daß sie, wenn die Inflation in einer bestimmten Periode zwei Prozent beträgt, in der nächsten Periode wiederum eine Nullinflation anstreben. Wenn sie aber das Ziel einer Preisstabilität verfolgen, würden sie minus zwei Prozent anstreben.
13. Die Verteidiger eines solchen Systems wurden von der Tatsache angezogen, daß sich die Vorteile eines Produktivitätsanstiegs (und manchmal das Problem rückläufiger Produktivität) gleichmäßig über das System verteilen. Diejenigen mit feststehendem Einkommen hatten teil an den generellen Verbesserungen (oder Verschlechterungen), die die Gesellschaft insgesamt beeinflußten.
Die Produktivitätsnorm wurde von der klassischen Volkswirtschaftslehre anscheinend als selbstverständlich hingenommen. In den 1870er Jahren kam jedoch eine Diskussion über die Frage auf, ob der Produktivitätsnorm Vorrang gegenüber dem Ziel der Preisstabilität einzuräumen wäre. Sie fiel mit dem Einsetzen einer Jahrhundertdeflation zusammen, die bis Mitte der 1890er Jahre andauerte. Einige der bekanntesten Ökonomen der damaligen Zeit – Marshall, Robertson, Hawtrey, Pigou, Hayek, Haberler, Myrdal, Heckscher und Ohlin – unterstützten gelegentlich die Produktivitätsnorm. Mit dem Einsetzen einer

anhaltenden Inflation in den Nachkriegsjahren verschwand das Thema mehr oder weniger aus der Diskussion.

14. Das Argument war mehr als geheimnisvoll. Im wesentlichen sah die Vorstellung folgendermaßen aus: Weil Bargeld (also Banknoten und Münzen) sich nicht verzinst, während das für andere Vermögenswerte zutrifft, wird der Wunsch der Öffentlichkeit, Bargeld zu halten, eingeschränkt, obwohl dessen Herstellung die Gesellschaft beinahe nichts kostet. Wenn man im Gegensatz dazu Preissenkungen in der Höhe der Realzinssätze zulassen würde (vielleicht zwei bis vier Prozent jährlich), dann erbrächte Bargeld eine Rendite, also einen Anstieg seines Realwertes, und der Bargeldbesitz würde optimiert. Siehe M. Friedman: »The Optimum Quantity of Money« in *The Optimum Quantity of Money and Other Essays*, herausgegeben von M. Friedman (Verlag Aldine, Chicago 1969).
15. Dennoch kann man sich auf diese Stützen des Preisniveaus nicht absolut verlassen. Schließlich geht der gegenwärtig vorherrschende intellektuelle Trend im Westen dahin, weite Teile des Wohlfahrtsstaates aus Kostengründen abzubauen. Wenn also die Preise fielen und die Löhne und Gehälter unter Druck gerieten, der durch das staatliche Wohlfahrtssystem aufgefangen würde, dann würde dies das nominale Niveau der staatlichen Leistungen ebenfalls unter Druck setzen, wie es bereits in den 1920er und 1930er Jahren der Fall war. Anderenfalls würde das Realniveau der staatlichen Sozialausgaben steigen, was dem Ziel einer niedrigeren Staatsquote genau entgegenliefe.
16. Zitiert von Peter Kellner in *The Sunday Times* vom 24.9.1995.
17. Vor langer Zeit habe ich einen Artikel über die Kosten von Inflation mit dem Titel »How Important is it to Defeat Inflation Anyway?« geschrieben, der im September 1981 im *Three Banks Review* veröffentlicht wurde. Ganz allgemein gesagt, vertrete ich dort die Meinung, daß die Inflationskosten sowohl von der Regierung als auch von den Märkten ernsthaft überschätzt werden und daß eine Senkung der Inflation nicht das zentrale Erfordernis für ein Wirtschaftswachstum in Großbritannien ist. Ich stehe zu diesen Argumenten und dieser Schlußfolgerung, glaube aber, daß der Artikel in mehrerer Hinsicht die negativen Auswirkungen von Inflation unterschätzte, nicht zuletzt in bezug auf das Niveau der Real- und Nominalzinsen.
    Es gibt eine neuere Untersuchung der Inflationskosten von Clive Briault: »The Costs of Inflation« in *Bank of England Quarterly Bulletin*, Februar 1995, und einen ausgezeichneten Versuch zur Messung des Zusammenhangs zwischen Inflation und Wirtschaftswachstum von Robert Barro (»Inflation and Economic Growth« in *Bank of England Quarterly Bulletin*, Mai 1995). Barros Schlußfolgerung lautete, daß der Einfluß der Inflation auf das Wachstum offensichtlich ziemlich gering war – ein Anstieg der Inflationsrate auf zehn Prozent würde die Wachstumsrate des realen Bruttoinlandsprodukts pro Kopf um 0,2 bis 0,3 Prozentpunkte senken; aber über mehrere Jahre würde dies zu einem wesentlichen Unterschied in den Produktionsniveaus führen.
18. *The Economist*, 16.9.1995, S. 17.
19. Obwohl in der Nachkriegszeit gegenüber der Zeit zwischen den beiden Krie-

gen der Nachfragedruck hoch war, war die Zeit zwischen den Kriegen ganz untypisch. Die Wirtschaftskrise, die in diese Zeit fiel, war dramatischer als alles, was man seit Beginn der Industrialisierung erlebt hatte.

In den USA war die Nachkriegsnachfrage gemessen an den Standards vor der Depression nicht besonders hoch. Die Arbeitslosenquote lag in den 1950er Jahren durchschnittlich nur bei 4,5 Prozent und in den 1960er Jahren bei 4,75 Prozent, gegenüber 5,5 Prozent heute. Das erscheint im Vergleich zu den 18 Prozent, die in den 1930er Jahren anzutreffen waren, sehr niedrig. Aber im ersten Jahrzehnt des Jahrhunderts lag die Arbeitslosenquote bei durchschnittlich 4,5 Prozent. Zwischen 1910 und 1920 betrug sie fünf Prozent und in den 1920er Jahren 4,75 Prozent.

Das Argument einer starken Nachfrage ist im Falle von Großbritannien überzeugender. Die Arbeitslosenquote lag hier in den ersten 20 Jahren nach dem Krieg bei 1,5 Prozent im Vergleich zu 4,25 Prozent in der Zeit von 1900 bis 1914. Außerdem ging zwischen 1948 und 1974 das Bruttoinlandsprodukt nur einmal zurück – im Jahr 1958 –, und auch dann nur marginal. Im Gegensatz dazu verlief das Wachstum in den 15 Jahren zwischen 1900 und 1914 in fünf Jahren negativ.

20. In den USA wurden nur ungefähr 16 Prozent des Wachstumsrückgangs des nominalen Bruttoinlandsprodukts zwischen dem zweiten Quartal 1959 und dem ersten Quartal 1961 von einer verlangsamten Inflation aufgefangen. Ebenso wurden nur 20 Prozent des Aufschwungs von Anfang 1961 bis Ende 1965 durch eine höhere Inflation aufgefangen. Und die Erfahrungen in anderen Ländern waren ähnlich. Das langsamere Wachstum des Bruttoinlandsprodukts in Deutschland zwischen 1965 und 1967 wurde nur zu 26 Prozent von einer langsameren Inflation aufgefangen, und zwischen 1967 und 1969 wurde der Anstieg nur zu 20 Prozent von einer schnelleren Inflation aufgefangen.
21. M. C. Sawyer: *The Economics of Industries and Firms*, zweite Auflage (Verlag Routledge 1985).
22. Diese Sichtweise moderner Wirtschaftsorganisationen wurde brillant von Kenneth Galbraith in seinem Buch *The New Industrial State* ausgeführt (Verlag Penguin, Harmondsworth 1969; zuerst 1967 in den USA veröffentlicht).
23. Im Falle der USA denken wir normalerweise nicht an streikbereite Arbeitnehmer, aber sogar dort stieg die Zahl der Gewerkschaftsmitglieder von nur fünf Prozent im Jahr 1900 auf einen Höchststand von ungefähr 27 Prozent Anfang der 1950er Jahre, obwohl sie danach ständig zurückging. In Großbritannien stieg sie von fast zwölf Prozent im Jahr 1900 auf mehr als 50 Prozent Ende der 1970er Jahre.
24. Die Arbeitgeber ohne gewerkschaflich organisierte Belegschaft neigten dazu, mit dem Gesamtniveau der Lohninflation Schritt zu halten, das von den führenden gewerkschaftlich organisierten Sektoren vorgegeben wurde. Dies geschah zum Teil aus einem Gefühl der Angemessenheit, und zwar aufgrund der erwähnten Faktoren, zum Teil aus Sorge, daß sie Arbeitskräfte verlieren würden, und zum Teil aus Angst, daß sich ihre Belegschaften gewerkschaftlich organisieren würden, wenn sie nicht angemessen bezahlt würden.

25. Weil die Staatsbetriebe letztlich aus öffentlichen Mitteln finanziert wurden, bestimmte ihre Leistung oft entscheidend die Höhe des öffentlichen Haushaltsdefizits und den Anstieg der Geldmenge.
26. Genau dies geschah im Amerika des ausgehenden neunzehnten Jahrhunderts. Die Tendenz zu fallenden Preisen zwischen 1865 und 1895 kann als Folge des technologischen Fortschritts in Verbindung mit einem intensiven Wettbewerb angesehen werden.
27. Die Ernsthaftigkeit dieses Problems unterschiedlicher sektoraler Produktivitätssteigerungen hängt nicht nur vom Ausmaß der Differenz zwischen den Produktivitätssteigerungsraten in den den beiden Sektoren ab. Auch die Größe der Sektoren ist relevant. Ist der Dienstleistungssektor vergleichsweise klein, so löst die Tatsache, daß seine Produktivitätssteigerungsrate unterhalb der des Produktionssektors liegt, kaum starken Druck auf die Inflation aus. Die Situation wäre ähnlich, wenn der Dienstleistungssektor im Vergleich zum Produktionssektor sehr groß wäre, weil dann letzterer keine derart gewichtige Rolle als Schrittmacher spielen würde. In der Tat könnten in Volkswirtschaften, in denen die Fertigungsindustrie einen sehr kleinen Teil ausmacht, die Tarifabkommen im Dienstleistungssektor das Tempo der Abkommen im Produktionsbereich bestimmen. Das Problem ist am Übergangspunkt von einer produktionsorientierten zu einer dienstleistungsorientierten Volkswirtschaft am gravierendsten. Die westlichen Industrieländer befanden sich während des Großteils der Nachkriegszeit auf dieser Übergangsstufe.

Kapitel 2

1. Edmund Spenser: *The Faerie Queen*, Book VII, 1596.
2. Sir James Goldsmith: *The Trap*, S. 16–17 (Verlag Macmillan, London 1994).
3. Das heißt nicht, daß es jetzt einen absoluten Mangel an Arbeitsplätzen gibt oder daß die Welt, oder auch nur der Westen, jetzt für immer dazu verurteilt wäre, mit einer sehr hohen Arbeitslosigkeit zu leben. Das ist ein uralter wirtschaftstheoretischer Irrtum. Weil es immer unbefriedigte Bedürfnisse gibt, besteht immer eine implizite Nachfrage nach Arbeit, um sie zu befriedigen. Aber die Prozesse des strukturellen Wandels, seine Natur und der Spielraum, den man dem Marktmechanismus zugesteht, können alle dazu führen, daß die technologischen Entwicklungen tatsächlich eine deutliche Auswirkung auf Arbeitslosigkeit und Inflation haben.
4. Dieses Thema wird ausführlich in W.C. Peterson: *Silent Depression* (Verlag W.W. Norton, New York 1994) behandelt. Eine kurze Diskussion einiger Fragen zu diesem Thema findet sich in der *Financial Times* vom 6.9.1995.
5. Central Statistical Office: *United Kingdom National Accounts, The Blue Book*, HMSO 1995.
6. Siehe Paul Gregg und Jonathan Wadsworth: »A Short History of Labour

Turnover, Job Tenure, and Job Security, 1975–93« in *Oxford Review of Economic Policy*, Vol. 11, Nr. 1, Frühjahr 1995, S. 73–90.

7. Siehe den Bericht der *Financial Times* vom 11.1.1996, S. 2.
8. Die Zahlen über Gewerkschaftsmitglieder in Großbritannien stammen aus *The Employment Gazette* (Department of Education and Employment, Mai 1995). Die Zahlen für die anderen Länder sind Tabelle 5.7 des *OECD Employment Outlook 1994* entnommen.
9. Die Details über die Tarifabschlüsse im März 1995 entstammen dem *Wall Street Journal Europe* vom 17.10.1995, S. 1 und 12. Der Vorschlag der IG Metall wurde auf der 18. Gewerkschaftstagung vorgetragen und am 1.11.1995 in *Bloomberg Business News* veröffentlicht.
10. Siehe den Bericht der *Business Week* vom 9.10.1995, S. 26–29.
11. Siehe den Bericht der *Business Week* vom 2.10.1995, S. 21–22.
12. *Financial Times*, 22./23.10.1994, S. 9.
13. Zitiert im *Wall Street Journal Europe* vom 20.10.1995, S. 11.
14. Die Zahlen stammen aus *Economic Trends Annual Supplements 1996*, HMSO, Dezember 1995.
15. Ich habe die Beispiele von General Motors und IBM dem Buch von Anthony Sampson: *Company Man* (Verlag HarperCollins, London 1995) entnommen.
16. *Financial Times*, 29.8.1995, S. 1.
17. Siehe den Artikel von Roger Boyes: »Death of German economic miracle blights town that Volkswagen built« in *The Times* vom 11.9.1995.
18. Ich beziehe mich bei den Fällen von Unternehmensübernahmen in den USA und Großbritannien auf das o. a. Buch von Sampson.
19. *Wall Steet Journal Europe*, 21.9.1995, S. 1 und 5.
20. *Business Week*, 18.9.1995, S. 17.
21. *Business Week*, 18.9.1995, S. 16–21.
22. *Financial Times*, 22./23.10.1994, S. 9.
23. *Wall Steet Journal Europe*, 19.10.1995, S. 4.
24. Das Buch von William Overholt: *China, The Next Economic Superpower* (Verlag Weidenfeld und Nicholson, London 1993) beschreibt in sehr lesbarer Form die dramatischen Fortschritte Chinas.
25. Die Zahlen wurden aus J. Sachs und H. Shatz: »Trade and Jobs in US Manufacturing« in *Brookings Paper on Economic Activity*, Nr. 1, 1994, entnommen.
26. Diese Information über Ungarn entstammt einem Artikel der *Business Week* vom 9.10.1995, S. 62–63.
27. Diese Information über Polen entstammt einem Artikel der *Business Week* vom 20.10.1995, S. 46–52.
28. Die vorherrschende Meinung unter den Ökonomen ist, daß die Entwicklung im Osten so gut wie keine Implikationen für die Inflation im Westen hat. Beispielsweise erwähnt Adrian Wood in seiner wissenschaftlichen Untersuchung der Auswirkungen zwischen den etablierten und den dynamischen Ländern, *North-South Trade, Employment and Inequality* (Oxford 1994), die Folgen für die Inflation praktisch nicht. In dem nahezu einzigen Fall, wo er sich dem Thema zuwendet, ist seine Aussage negativ. Im Westen (den er »den

Norden« nennt) könnte, wie er schreibt, die Auswirkung des Handels mit den dynamischen Staaten zu einer Ausbreitung der Arbeitslosigkeit führen, und zwar vor allem unter den ungelernten Arbeitskräften. Dies würde aber kaum oder gar nicht dazu beitragen, das Lohnniveau zu senken, weil die Arbeitslosigkeit »strukturell« bedingt sei. Infolgedessen verschlechtere sich der Ausgleich zwischen Arbeitslosigkeit und Inflation.

Wood glaubt dennoch, daß die Auswirkungen des Handels mit »dem Osten« insgesamt bedeutsam seien. Eine andere Sicht findet sich bei P. Krugman und R. Lawrence: »Trade, Jobs and Wages« in *Scientific American*, April 1994, und auch bei R. Lawrence: »Trade, Multinationals and Labour«, NBER Working Paper Nr. 4836, August 1994.

29. Siehe den Artikel von Tim Burt in der *Financial Times* vom 12.9.1995, S. 1.
30. Zitiert in Burt, a. a. O.
31. *Wall Street Journal Europe*, 14.9.1995, S. 3.
32. Siehe den Bericht der *Business Week* vom 4.12.1995, S. 22–23.
33. *Wall Street Journal Europe*, 18.10.1995, S. 4.
34. *Wall Street Journal Europe*, 12.10.1995, S. 7 sowie 4.1.1996, S. 3.
35. *Financial Times*, 13.9.1995, S. 6.
36. Beide Beispiele wurden zitiert in einem Bericht des *Wall Street Journal Europe* vom 17.10.1995, S. 1.
37. *Wall Street Journal Europe*, 20.10.1995, S. 4.
38. *Sunday Times*, 22.10.1995, Wirtschaftsteil, S. 1.
39. Kurz nachdem Trotman dies verkündet hatte, nahm die Entwicklung jedoch einen Verlauf, die so stark an die 1970er Jahre in England erinnerte, daß viele Beobachter daran zweifelten, ob sich die Dinge wirklich verändert hatten. Die Gewerkschaften bei Ford verkündeten, daß sie gegebenenfalls für eine zehnprozentige Lohnerhöhung streiken würden. Das Management ließ sich nicht darauf ein, machte aber ein »letztes« Angebot von 4,5 Prozent, das deutlich über der Inflationsrate lag. Ende des Jahres 1995 war nicht absehbar, in welche Richtung sich die Ereignisse bei Ford entwickeln würden.

    Obwohl es so scheinen mag, handelte es sich aber nicht um einen Rückfall in den alten Kampfgeist der 1970er Jahre. »Früher« hätten die Arbeiter von Ford 30 oder 40 Prozent verlangt. Hätte außerdem Ford einem höheren Lohnabschluß zugestimmt, hätten nicht nur die Arbeitgeber außerhalb der Autoindustrie, sondern auch die anderen Autohersteller dies bei ihren eigenen Verhandlungen womöglich ignoriert, wodurch Ford in eine schwierige Wettbewerbsposition geraten wäre. Der alte automatische Angleichsmechanismus, nachdem alle Unternehmen einem ersten Pilotabschluß folgen, ist außer Kraft gesetzt.
40. Die moderne ökonomische Theorie geht von der Annahme abnehmender Grenzerträge aus, nach der ab einem bestimmten Punkt die Kosten einer zusätzlichen Einheit bei steigender Produktion zunehmen. Das ist für das hier behandelte Thema wichtig, weil es bedeuten würde, daß eine steigende Nachfrage des Ostens nach westlichen Produkten die Produktionskosten für diese Produkte erhöhen würde, von denen einige im Westen konsumiert würden.

Diese gestiegenen Kosten würden den Rückgang des Kosten- und Preisniveaus durch billigere Importe anderer Waren aus dem Osten wieder ausgleichen. Aber obwohl diese Annahme abnehmender Grenzerträge heute weitverbreitet ist, steht sie im Gegensatz zur herkömmlichen ökonomischen Theorie und ist empirisch sehr zweifelhaft. Siehe *The Return to Increasing Returns*, herausgegeben von J.M. Buchanan und J.J. Yoon (University of Michigan Press 1994).

41. Ganz abgesehen von einer möglichen währungspolitischen Mißwirtschaft sind schnell wachsende Volkswirtschaften anfälliger für plötzliche Nachfrageexplosionen, weil der wahrgenommene Wohlstand und die Investitionsmöglichkeiten dramatisch ansteigen, wenn der Entwicklungsprozeß einmal weitgehend verstanden wird. Die Versuchung ist groß, so viel wie möglich davon umgehend zu realisieren – den Bau der neuen Fabrik oder des neuen Flughafens oder die neue Wohnsiedlung. Gleichzeitig versuchen die Konsumenten vielleicht, ihren derzeitigen Lebensstandard über Kredite auf ihren zukünftigen Wohlstand zu finanzieren. (In Wirklichkeit waren jedoch die Sparquoten in Asien eher sehr hoch.)
Diese Tendenz könnte ohne weiteres durch eine ungenügende geldpolitische Steuerung seitens der Notenbanken verschärft werden. Besondere Schwierigkeiten bereitet etwa die Kontrolle der privaten Kreditvergabe. Wie soll man schließlich Privatkredite in einer schnell wachsenden Volkswirtschaft wie China kontrollieren, dessen Bankensystem keine Erfahrungen mit kapitalistischen Abläufen hat und dessen Privatsektor sich derartig schnell ausdehnt? Was ist überhaupt ein Kredit in einer solchen Situation? Was ist Geld?

42. Ein ähnliches Problem resultiert auch aus anderen Ursachen. In schnell wachsenden Volkswirtschaften gibt es einen intensiven Wettbewerb um knappe Ressourcen oder Produktionsfaktoren. Es wird somit zwangsläufig zu einem Gesamtanstieg der Preise kommen, es sei denn, einige Preise gingen als Ausgleich für jene, die ansteigen, zurück. Doch könnte sich ein ähnlicher Effekt einstellen, wie er nach den Ölpreiserhöhungen in den 1970er Jahren im Westen zu beobachten war: Wenn viele Preise aufgrund einer schnellen Entwicklung und der Handelsbeziehungen zum Westen steigen, könnte es für andere Sektoren schwierig sein, rückläufige Preise zu akzeptieren.
Wenn die realen Einkommensniveaus steigen, werden außerdem die Grundstückspreise in die Höhe getrieben, und zwar sogar in den Ländern, in denen keine Landknappheit herrscht. In Ländern, in denen es einen akuten Mangel an Grundstücken gibt, wie in Hongkong oder Singapur, ist der Anstieg der Grundstücks- und Gebäudepreise ganz erheblich und erzeugt dadurch ein spezielles Inflationsproblem.
Für Staaten, die sich aus einer alten sozialistischen Kommandowirtschaft heraus entwickeln, wie China und Osteuropa, wird der Entwicklungsprozeß auch durch Übergangsprobleme zwischen den Systemen erschwert. In den meisten sozialistischen Volkswirtschaften sind die Preise für Güter des täglichen Bedarfs weit unter Marktniveau festgesetzt. Wenn diese Preise freigegeben werden, ist normalerweise ein starker Anstieg des allgemeinen Preis-

niveaus die Folge, der dann zu einem entsprechenden Anstieg der Löhne und Gehälter führen kann. (China versuchte anfangs dieses Problem durch eine langsame Freigabe der Preise zu lösen und so den Preisanstieg über einen längeren Zeitraum zu strecken.)

43. Theoretisch könnten sie sogar einen Preisanstieg auf den internationalen Märkten bei gleichzeitig sinkenden Preisen auf dem Inlandsmarkt erreichen und dadurch den inflationären Prozeß vermeiden, der aus einem schnellen Produktivitätsanstieg in ihrem Außenhandelsbereich resultiert. Im Falle von Hongkong wird dies explizit durch die Anbindung der Währung an den US-Dollar verhindert.
Aber das ist leichter gesagt als getan. Wenn die Importnachfrage im Zuge der wirtschaftlichen Entwicklung steigt, dann steht ein sich schnell entwickelndes Land einem Zahlungsbilanzproblem gegenüber, obwohl seine Exportgeschäfte gut laufen. Unter diesen Umständen wird ein Anstieg des Wechselkurses erschwert. Wenn die nationale Inflation aus der Hand gerät, wird er womöglich sogar stark sinken müssen, um die schnell steigenden Inlandspreise auszugleichen.
Dennoch gibt es ein Beispiel einer entwicklungsbedingten Inflation, die erfolgreich eingedämmt wurde. Während der 1950er und 1960er Jahre stiegen die Verbraucherpreise in Japan schneller als im OECD-Durchschnitt. Aber die Inflation machte Japan nicht wettbewerbsunfähig und erforderte auch nicht einen niedrigeren Wechselkurs. Genau das Gegenteil war der Fall: Der Yen wurde zunehmend unterbewertet. Die Inflation wurde durch den enormen Erfolg Japans verursacht. Ohne starke und andauernde Aufwertung des Yen mußte dieser Prozeß jedoch zwangsläufig zu Inflation führen. Obwohl es immer die Gefahr einer Inflationsbeschleunigung gab, lag kein notwendiger Grund dafür vor, und sie trat auch nicht ein. Tatsächlich hat sich das Tempo des japanischen Wachstums in letzter Zeit verlangsamt, und der Yen wurde deutlich aufgewertet. Diese Kombination hat Japan von einem Land mit relativ hoher Inflation in den 1960er Jahren in ein Land mit sehr niedriger Inflation in den 1990er Jahren verwandelt.
Die Lehre aus dieser Entwicklung ist eindeutig: Leidet ein dynamischer Staat nur an entwicklungsbedingter Inflation, muß daraus noch kein ernsthaftes Problem entstehen.

44. Alle diese Faktoren regen vielleicht zum privaten Sparen an. In den dynamischen Staaten des Ostens sparen die Menschen normalerweise einen sehr hohen Anteil ihres Einkommens, im Gegensatz zu dem geringen Niveau im Westen. (In dieser Hinsicht ordnet sich Japan zweifellos in die Reihe der anderen östlichen Länder ein.) Wenn sich der Westen stärker dem östlichen Sparniveau annähert, wird dies selbst zu einer Einschränkung der Gesamtnachfrage führen und gelegentlich sogar einen echten Nachfrageschwund hervorrufen, der zu einem Rückgang des allgemeinen Preisniveaus führt.

45. Jay verwendete diesen Ausdruck [im Orig. »a plague of frogs«; d. Ü.] in einem Briefwechsel mit mir, nachdem er ihn für eine frühere Fernsehsendung des BBC geprägt hatte.

Kapitel 3

1. Sir Winston Churchill zugeschrieben, zitiert in Fred Metcalf: *The Penguin Dictionary of Modern Humorous Quotations* (Verlag Penguin, London 1987).
2. Zitiert in Fred Metcalf, a. a. O.
3. Die Zahlen sind dem Artikel von Joanne Cutler »The Housing Market and the Economy« im *Bank of England Quarterly Bulletin*, August 1995, entnommen. Sie beziehen sich auf den Zeitraum von 1970 bis 1992, mit Ausnahme von Frankreich (1980–1992), Deutschland (1971–1992) und Italien (1970–1989).
4. Eine ausgezeichnete Darstellung der steuerlichen Behandlung von Immobilien in den führenden Ländern findet sich bei D. Miles: *Housing, Financial Markets, and the Wider Economy* (Verlag Wiley, Chichester 1994).
5. Diese Zahlen stammen aus dem Werk von Miles, a. a. O.
6. Siehe den Beitrag von Lucy Berrington in *The Times* vom 5.9.1995.
7. Siehe den Bericht der *Financial Times* vom 20./21.1.1996, S. 7.

Kapitel 4

1. Sidney Homer: *A History of Interest Rates* (Rutgers University Press 1977).
2. Man muß jedoch sehen, daß diese Instrumente mit besonderen Eigenschaften ausgestattet sind, die zu beachten sind, bevor man aus ihnen irgendwelche allgemeineren Schlußfolgerungen über das Niveau der realen Renditen ableitet. Besonders gefährlich ist es zu glauben, daß die Realverzinsung bei diesen Instrumenten »der« Realzins ist, der implizit bei allen Vermögenswerten gilt, wenn diese Renditen nur nicht in nominaler Hinsicht und damit von der Inflation beeinflußt würden.
3. Siehe J.M. Keynes: *The General Theory of Employment, Interest and Money* (Verlag Macmillan, London 1936), vor allem Kapitel 12.
4. Es existiert heute eine ausführliche Literatur über den Zusammenhang zwischen dem Wert gewerblicher Immobilien und der Inflation. Sehr hilfreich für meine Zwecke war ein Überblick für Großbritannien von Martin Hoesli, Bryan MacGregor und Nanda Nanthakumaran: »The Short-Term Inflation Hedging Characteristics of UK Investments« (Department of Land Economy, University of Aberdeen, vervielfältigtes Manuskript). Ein interessantes unveröffentlichtes Manuskript über die USA und Großbritannien hat Rendall Zisler von Apogee Associates verfaßt: »Property, Inflation, Interest Rates – The Evidence«, vorgetragen auf der Investment Property Databank Conference in Brighton, England, am 24.11.1995.
5. Ich danke Jim Ward von Savills für diese und andere Informationen.

Kapitel 5

1. Diese Details über das Vorgehen der Norwich Union und die Bemerkungen von Harvey entstammen dem *Daily Telegraph* vom 11.1.1996, S. 22.
2. Siehe *The Economist* vom 13.7.1974, S. 63.
3. *From Candles and Starch to Camcorders and Cook-in-sauce*, CSO, London, 26.4.1994.
4. CSO, a. a. O.
5. Zitiert in *The Times* vom 14.11.1995, S. 8.
6. CSO, a. a. O.

Kapitel 6

1. W.D. Slawson: *The New Inflation* (Princeton University Press, Princeton 1981).
2. Siehe die *Financial Times* vom 6.10.1993, S. 21, sowie die *Business Week* vom 15.11.1993, S. 38.
3. Zitiert in *The Investors Chronicle* vom 10.11.1995, S. 14.
4. Zitiert in der *Financial Times* vom 6.10.1993, S. 21.
5. Siehe den Bericht von David Pilling in der *Financial Times* vom 9.1.1996, S. 5.
6. *Sommerfield Press Release* vom 12.9.1995.
7. Zitiert in der *Business Week* vom 15.11.1993, S. 40.
8. Siehe den Bericht in der *Business Week* vom 6.11.1995, S. 24.
9. Siehe Martin Feldstein: »Inflation, Capital Taxation and Monetary Policy« in *Inflation: Causes and Effects*, herausgegeben von R.E. Hall (University of Chicago Press, Chicago 1982).
10. D.R. Myddleton: *The Power to Destroy, The Society for Individual Freedom*, 2. Aufl., London 1994, S. 67.
11. Siehe Stanley Fischer: »Adapting to Inflation in the United States Economy« in *Inflation: Causes and Effects*, herausgegeben von R.E. Hall (National Bureau of Economic Research, Chicago 1982).

Kapitel 7

1. J.M. Keynes: *A Tract on Monetary Reform* (Verlag Macmillan, London 1923).
2. Sir Dennis Robertson: *Growth, Wages and Money* (Cambridge 1961).
3. Aus dem Griechischen übertragen und herausgegeben von Heinz Heubner, (Reclam Verlag, Stuttgart 1951), S. 63–64.
4. J.M. Roberts: *The History of the World*, 2. Aufl., S. 221–225 (BCA 1993).
5. Zitiert in J.F. Chown: *A History of Money from AD800* (Verlag Routledge,

London 1994). Einen Großteil des Materials über die frühe Geschichte des Geldes habe ich dem Buch von Chown entnommen.

6. Diese Information über China entstammt dem Beitrag von F.T. Lui: »Cagan's Hypothesis and the First Nationwide Inflation of Paper Money in World History« in *Major Inflations in History*, herausgegeben von F. Capie (Verlag Edward Elgar, Aldershot 1991).
7. Diesen Standpunkt vertritt R.B. Outhwait in seinem Buch *Inflation in Tudor and Stuart England* (Verlag Macmillan, London 1969).
8. Diese Zahlen und weitere Informationen stammen aus F. Capie: »Conditions in Which Very Rapid Inflation Has Appeared« in *Major Inflations in History*, herausgegeben von F. Capie (Verlag Edward Elgar, Aldershot 1991).
9. John Locke: *Further Considerations Concerning Revising the Value of Money*, S. 84–85 (London 1695), nachgedruckt in Patrick Hyde Kelly: *Locke on Money* (Verlag Clarendon Press, Oxford 1991). Mein Interesse nicht nur für die Schriften von Locke über wirtschaftliche Fragen, sondern auch für die Geschichte der Währungsentwicklung im siebzehnten Jahrhundert in England wurde zuerst durch einen beeindruckenden Artikel von Professor Walter Eltis geweckt: »John Locke, the quantity theory of money and the establishment of a sound currency« in *The Quantity Theory of Money From Locke to Keynes and Friedman*, herausgegeben von Mark Blaug et al. (Verlag Edward Elgar, Aldershot 1995). Ich verwende in großem Umfang die in diesem Beitrag enthaltenen Informationen.
10. Während der napoleonischen Kriege kam es in allen beteiligten Staaten zu deutlichen Preisanstiegen. Aber angesichts des Ausmaßes des Konflikts und der Aufhebung der Konvertierbarkeit der Währung in Gold fiel der Anstieg des britischen Preisniveaus vergleichsweise gering aus und lag vielleicht nur 15 bis 20 Prozent höher, als wenn das Pfund weiterhin an Gold gekoppelt gewesen wäre. Die Erklärung lag scheinbar in der Bereitschaft, Steuern zu erheben. Napoleon war ebenfalls stark auf Steuereinnahmen angewiesen, und in Frankreich scheinen die Preise weniger gestiegen zu sein als in England. In den USA kam es jedoch aufgrund einer unzureichenden Besteuerung zu einem Preisanstieg von ungefähr 120 Prozent infolge der Kriegsbeteiligungen zwischen 1812 und 1815. Siehe Earl J. Hamilton: »The Role of War in Modern Inflation« in *Journal of Economic History*, Vol. 37, Nr. 1 (1977), S. 13–19.

    Die internationale Geltung des Goldstandards wird weitgehend als Grundlage für Stabilität und allgemeinen Wohlstand angesehen. Zwar waren die Währungssysteme im neunzehnten Jahrhundert eher aufs Geratewohl konzipiert und in verschiedenen Staaten zu verschiedenen Zeiten unterschiedlich verfaßt. Dennoch gab es im späten neunzehnten Jahrhundert eine Bewegung in Richtung auf eine allgemeine Anerkennung des Goldstandards. Portugal führte diesen im Jahr 1854 ein, Kanada im Jahr 1867, Deutschland 1873, die USA 1879, Österreich-Ungarn 1892 und Rußland und Japan im Jahr 1897. Wo er anerkannt wurde, führte der Standard zu einer gewissen Stabilität.
11. E.H. Phelps-Brown und S.V. Hopkins: »Seven Centuries of the Prices of

Consumables, Compared with Builders' Wage-Rates« in *Economica*, Vol. 23, November 1956. Natürlich kann man mit diesen Daten keine genauen Vergleiche anstellen, und das ist auch nicht beabsichtigt; sie sollen vielmehr einen groben Vergleich über verschiedene Zeiträume ermöglichen. Dasselbe gilt für Abbildung 7.1. Ich bin mir bewußt, daß manche Fachleute darauf hinweisen werden, daß die Graphik eine logarithmische Skala verwenden müßte, um Details aus den früheren Perioden zu verdeutlichen. Aber solche Details sind für den hier beabsichtigten Zweck unnötig, während die Verwendung einer logarithmischen Skala viele Leser verwirren würde.

12. H. McFarlane und P. Mortimer-Lee: »Inflation Over 300 Years« in *Bank of England Quarterly Bulletin*, Mai 1994.
13. Die historischen Daten sind einem Artikel des *Sunday Telegraph* vom 15.5.1994, S. 27, entnommen. Die Informationen über Taxitarife im Jahr 1995 stammen vom Public Carriage Office.
14. Siehe P. Cagan: »The Monetary Dynamics of Hyper-Inflation« in *Studies in the Quantity Theory of Money*, herausgegeben von M. Friedman (University of Chicago Press, Chicago 1956).
15. Siehe T.J. Sargent: »The End of Four Big Inflations« in *Inflation: Causes and Effects*, herausgegeben von R.E. Hall (University of Chicago Press, Chicago 1982).
16. Siehe R.J. Gordon: »Why Stopping Inflation May be Costly: Evidence from Fourteen Historical Episodes« in *Inflation: Causes and Effects*, herausgegeben von R.E. Hall (University of Chicago Press, Chicago 1982). Gordon weist darauf hin, daß vom ersten Quartal des Jahres 1920 bis zum dritten des Jahres 1921 die reale Produktion dem Trend entsprechend um acht Prozent zurückging, aber die Inflationsrate gleichzeitig von plus 20 Prozent auf minus 26 Prozent fiel.

    Der Historiker Peter Temin hat die Zeit von 1929 bis 1933 mit jener zwischen 1839 und 1843 verglichen, in der es zu einem ähnlichen Rückgang der Geldmenge kam. Während zwischen 1929 und 1933 die Preise um 31 Prozent fielen, waren es zwischen 1839 und 1843 41 Prozent. Aber während das reale Bruttoinlandsprodukt zwischen 1929 und 1933 um 30 Prozent zurückging, war es zwischen 1839 und 1843 um 16 Prozent gestiegen. (Siehe Peter Temin: *The Jacksonian Economy*, Verlag W.W. Norton, New York 1969 und 1975).

    Der monetaristische Ökonom Philip Cagan untersuchte die US-amerikanische Entwicklung seit 1890 und kam zu dem Ergebnis, daß sich mit der Zeit die Tendenz zu rückläufigen Preisen in einer Depression verringerte, so daß sich ein gegebener Nachfragerückgang zunehmend in einem Rückgang der realen Produktion niederschlug und immer weniger in einem Preisrückgang. Und er erkannte hierin einen Vorboten der Nachkriegsinflation. Er schreibt dazu: »Die erstaunliche Tatsache, daß es der Rezession von 1970 nicht gelang, die Inflation zu zügeln, war kein neues Phänomen ..., sondern einfach ein weiteres Stadium einer fortschreitenden Nachkriegsentwicklung ... Das Phänomen steigender Preise in flauen Märkten ist recht häufig zu beobachten.«

(Siehe Philip Cagan: *Persistent Inflation,* Cambridge University Press, New York 1979).

17. Manche Beobachter wie Professor Pigou beklagten diese Tatsache und forderten Anstrengungen zur Wiedereinführung von Flexibilität. Andere, an vorderster Stelle John Maynard Keynes, drängten auf eine Akzeptanz träger Löhne und Preise oder begrüßten sie sogar. Doch beide Gruppen erkannten, worum es sich handelte. Notwendig ist aber eine Unterscheidung zwischen Löhnen und Preisen: Die Preise gingen in Großbritannien ganz wesentlich zurück – viel mehr als die Löhne und Gehälter. Die Tatsache, daß sich die Löhne und Gehälter nicht so stark anpaßten wie die Preise, war laut Keynes die Hauptursache der hohen Arbeitslosigkeit.
18. Aber es gab wesentliche Unterschiede zwischen den Ländern im Grad der Lohn- und Preisstarrheit in den 1930er Jahren, wie man an der Größenordnung der Preisrückgänge in Relation zum Rückgang der Produktion ablesen kann. Auf der einen Seite gelang Ungarn ein geringer Anstieg seines Bruttoinlandsprodukts, während die Preise um mehr als 30 Prozent fielen. Auf der anderen Seite ging in Österreich die Produktion um mehr als 20 Prozent zurück, wobei die Preise aber nur um fünf Prozent fielen. Italien erlitt einen Produktionsrückgang, konnte aber einen Großteil des Rückgangs der Nominalnachfrage über niedrigere Preise auffangen, die um 25 Prozent zurückgingen.
    Obwohl Deutschland einen weitaus schärferen Rückgang der Preise als Großbritannien erlebte, war interessanterweise die dämpfende Wirkung hier weniger ausgeprägt, weil der Nachfragerückgang deutlich stärker ausfiel. Mangelnde abwärtsgerichtete Preisflexibilität schien vor allem in Deutschland ein ernstes Problem gewesen zu sein, wahrscheinlich aufgrund einer kapitalintensiven Produktion (was bedeutete, daß die Kosten pro Einheit bei rückläufiger Produktion stark anstiegen) sowie von Kartellbildung und Konzentration der Besitzverhältnisse in der Industrie. Siehe H. James: *The German Slump: The Politics and Economics, 1924*–1936 (Oxford 1986).
19. Man ist überwiegend der Meinung, daß die Stärke der Nachfrage damit zusammenhing, daß die Regierungen den Lehren von Keynes folgten. Es ist sicherlich richtig, daß die Sicherung von Vollbeschäftigung auf der Prioritätenliste der Regierungen ganz oben stand und die Bekämpfung der Inflation als zweitrangig galt. Aber dies hatte bestenfalls einen unterstützenden und erleichternden Einfluß, weil letztlich nicht die defizitäre Ausgabenpolitik der Regierungen die Nachfrage aufrechterhielt, sondern vielmehr die Investitionen der Unternehmen in Fabriken, Maschinen und Ausrüstungsmaterial sowie die Ausgaben der Konsumenten für die damit produzierten Güter. Das Vertrauen der Industriellen wie der Konsumenten wurde durch einen sich selbst verstärkenden, interaktiven Prozeß angetrieben. Dieser Prozeß produzierte die Waren – sowohl im wörtlichen als auch im übertragenen Sinne. 25 Jahre lang wurde die Arbeitslosigkeit in den westlichen Industrieländern auf einem Niveau gehalten, das man vor dem Krieg als unvorstellbar niedrig angesehen hätte und das heute wiederum so erscheint.

20. Es gibt keinen notwendigen Grund, warum flexible Wechselkurse inflationär wirken sollten. Wenn einer der Hauptfehler des Bretton-Woods-Systems darin lag, die inflationären Tendenzen des Landes, das die Ankerwährung stellte, nämlich der USA, zu verstärken, dann hätte man vom Zusammenbruch des Systems eine antiinflationäre Tendenz erwarten können. Aber es sollte anders kommen.
21. Ausnahmen bildeten Deutschland und die Schweiz. Ihnen gelang es, die Inflation einzudämmen, aber nur um den Preis einer viel schwächeren Produktion, besonders in der Schweiz, wo man die negativen politischen Konsequenzen vermeiden konnte, weil man die »Gastarbeiter« nach Italien oder in ihre anderen Heimatländer zurückschicken konnte.
22. S. Homer: *A History of Interest Rates*, S. 7 (Rutgers University Press 1977). Bei der weiteren Darstellung der Geschichte der Zinsentwicklung ziehe ich überwiegend das Werk Homers heran.
23. M. Friedman: »The Role of Monetary Policy« in *American Economic Review*, März 1968. Siehe auch E. Phelps: »Phillips Curves, Expectations of Inflation, and Optimal Unemployment Over Time« in *Economica*, August 1967.
24. Siehe J.R. Hicks: »Economic Foundations of Wage Policy« in *The Economic Journal*, September 1955.

Kapitel 8

1. Milton Friedman: »The Counter-Revolution in Monetary Theory« in IEA Occasional Paper Nr. 33, London 1970, S. 24.
2. Diese Bemerkung wird Henry Wallich von Alexandre Lamfalussy zugeschrieben in seinem Artikel: »Central Banking in Transition« in *Major Inflations in History*, herausgegeben von F. Capie (Verlag Edward Elgar, Aldershot 1991).
3. P. Cagan: »The Monetary Dynamics of Hyper-Inflation« in *Studies in the Quantity Theory*, herausgegeben von M. Friedman (University of Chicago Press, Chicago 1956).
4. Die Ökonomen betrachten Inflation als eine Art Steuer, die von den Währungsinhabern erhoben wird. Demgemäß wird der Druck von Banknoten durch die Zentralbank als eine von mehreren plausiblen Möglichkeiten angesehen, um den Regierungen zu Steuereinnahmen zu verhelfen. Aber während des größten Teils der Nachkriegszeit waren die Regierungen nicht auf Einnahmen aus dieser »Steuer« angewiesen, ebensowenig war ihre Politik gezielt darauf ausgerichtet. Der Inflationsanstieg in den 1970er Jahren war auch in keiner Hinsicht ein geplanter Versuch zur Erhöhung der Einnahmen aus der Inflationssteuer.
5. Generationen von Studenten haben gelernt, daß man sich die Höhe der Geldmenge als ein einfaches Vielfaches der Bargeldmenge (oder »Zentralbankgeld« oder »Zentralbankgeldmenge«) in einem Währungssystem vorstellen kann, die der direkten Kontrolle der Notenbanken untersteht. Das impliziert na-

türlich, daß die Geldmenge sowohl einfach zu kontrollieren wie auch vorherzusagen ist. Infolgedessen müssen dieselben Studenten, wenn sie nicht zwischenzeitlich einiges von diesem Wissen verlernt haben, von den offensichtlichen Schwierigkeiten der Zentralbanken bei der Kontrolle der Geldmenge verblüfft sein, ebenso wie von den enormen Schwierigkeiten, die sie und die Wirtschaftsexperten des privaten Sektors dabei haben, das Geldmengenwachstum korrekt vorherzusagen.

6. M. Friedman und A. Schwartz: *A Monetary History of the United States* (Princeton University Press, Princeton 1963); sowie *Monetary Trends in the US and the UK* (Chicago University Press, Chicago 1982).
7. T.M. Podolski: *Financial Innovation and the Money Supply*, S. 218 (Verlag Blackwell, Oxford 1986).
8. J.A. Schumpeter: *History of Economic Analysis*, S. 1105 (Verlag George Allen and Unwin, London 1972).
9. Die britischen Ökonomen Hendry und Ericsson griffen die von Friedman und Schwartz verwendete Methodologie scharf an und kamen zu dem Ergebnis, daß ihren kühnen Behauptungen jede Grundlage fehlte, sobald man die Daten mit modernen ökonometrischen Verfahren analysierte. Siehe D. Hendry und N. Ericsson: »Assertion Without Empirical Basis«, Bank of England Panel of Academic Consultants, Paper Nr. 22.
10. W.E. Mason: »The Empirical Definition of Money: a Critique« in *Economic Enquiry*, Vol. 14, Nr. 4 (1976), S. 532.
11. Paul Volcker, Chairman der Federal Reserve, sagte 1984: »Einlagen vergleichbare Instrumente und Zahlungsdienste entstehen in großer Zahl teilweise oder vollkommen außerhalb des Rahmens staatlich geschützter oder kontrollierter Institutionen.« P.A. Volcker: »Report to a House of Representatives Committee« in *Federal Reserve Bulletin*, 70 (1984), S. 313.
12. Erstaunlicherweise liefert dieser Disput noch immer viel Stoff für die Wirtschaftsfachzeitschriften. Siehe zum Beispiel *The Review of Policy Issues*, Vol. 1, Nr. 5, Herbst 1995.
13. D.N. McCloskey: »The Rhetoric of Economics« in *Journal of Economic Literature*, Vol. 21, Nr. 2 (1983), S. 498.
14. Einige der schärfsten Kritiken von Lord Kaldor am Monetarismus sind in seinem sehr lesbaren Buch *The Scourge of Monetarism* (Oxford University Press 1982) zu finden.
15. A.W. Phillips: »The Relation Between Unemployment and the Rate of Change of Money Wages in the United Kingdom, 1861–1957« in *Economica*, 1958.
16. Für eine Verteidigung der Entwicklung der natürlichen Rate in den USA siehe S. Weiner: »Challenges to the Natural Rate Framework« in *Federal Reserve Bank of Kansas City Economic Review*, 2. Quartal 1995.
    Eine plausible Erklärung dafür, daß sich die Inflation früher nicht beschleunigte, lautet folgendermaßen: Angenommen, irgend etwas führt zu einem Anstieg der Inflationsrate und es setzen folglich Inflationserwartungen ein. Die Inflation kann in diesem Fall lange, nachdem es die ursprüngliche Ursa-

che der Inflation nicht mehr gibt, noch im System wirken. Tatsächlich wird bei Erreichen der natürlichen Unterbeschäftigungsrate die Inflation auf dem etablierten Niveau verharren, und zwar ohne irgendeine Tendenz nach oben oder unten.

Das ist eine interessante Möglichkeit, aber man sollte betonen, daß sie eine wichtige Folge hat – es gab nichts Künstliches oder Unhaltbares an der Verbindung aus niedriger Arbeitslosigkeit und niedriger Inflation in der Nachkriegszeit. Und es stellt sich auch die Frage, was zunächst einmal die Inflation ausgelöst hat. Das bringt uns zu den verschiedenen Krisen und strukturellen Faktoren, positiven wie negativen, die ich in diesem Buch immer wieder betone.

17. Diese Darstellung kann man noch verdeutlichen, wenn man eine weitere Anpassung an die Realität vornimmt. Keynes hatte die klassische Verteilungstheorie vollkommen akzeptiert. Die Industrie war wettbewerbsmäßig organisiert, die Entlohnung orientierte sich am Grenzprodukt, und es gab eine abnehmende Grenzproduktivität. Das bedeutete, daß die Reallöhne mit zunehmender Arbeitslosigkeit steigen würden, aber bei sinkender Arbeitslosigkeit zurückgehen müßten. Nun ist das nicht gerade realistisch. Ein Großteil der Industrie arbeitet mit zunehmenden Grenzerträgen. Das bedeutet, daß sowohl Löhne und Gehälter als auch die Beschäftigungsquote zurückgehen, wenn die Nachfrage schrumpft. Wenn die Nachfrage wächst, können beide steigen.

Die Preispolitik der Unternehmen kann diese Tendenzen verstärken. Man würde vielleicht erwarten, daß sich die Unternehmen bei zurückgehender Nachfrage für eine geringere Gewinnmarge entscheiden, um ihr Absatzvolumen zu halten. Ganz abgesehen von irgendeiner Annahme über abnehmende Grenzerträge würde dies zu niedrigeren Preisen führen. Aber unter Monopol- oder Oligopolbedingungen könnte es mehrere Gründe für ein Unternehmen geben, sich nicht für dieses Vorgehen zu entscheiden. Es könnte etwa eine Vollkostenpreisstrategie verfolgen oder bemüht sein, mögliche Konkurrenten von einem Markteintritt abzuschrecken. Vielleicht gelangt jedes Mitglied eines Oligopols auch zu dem Ergebnis, daß man von niedrigeren Preisen in keiner Weise profitiert, wenn die anderen Firmen mitziehen. Je nachdem, welche Preisfestsetzungsstrategie angewandt wird, können die Preise ohne weiteres infolge zurückgehender Nachfrage steigen.

Steigende Grenzerträge und Preisstrategien, die nicht am vollkommenen Wettbewerb ausgerichtet sind, verstärken die Auswirkungen der offensichtlichen Asymmetrie auf seiten des Arbeitsangebots. In einer inflationären Welt erschweren sie einen Rückgang der Inflation, wenn die Nachfrage sinkt, und machen es unwahrscheinlicher, daß sie bei steigender Nachfrage steigt. Wenn dies die einzigen Faktoren wären (was natürlich nicht zutrifft), dann würde in der Tat das Preisniveau bei steigender Nachfrage sinken.

18. Trotz dieser Schwierigkeiten mit dem Ansatz der natürlichen Unterbeschäftigungsrate könnte man für diejenigen, die in ihrer Begriffswelt zu denken gewohnt sind, einen Teil der Botschaft dieses Buches auch innerhalb dieses

Paradigmas ausdrücken. Man könnte meine These so formulieren: Genau zu dem Zeitpunkt, als die Notenbanken auf der ganzen Welt die Inflation über eine rezessionsauslösende Politik zu bekämpfen versuchten, die die Arbeitslosigkeit über ihre natürliche Rate drückte und dadurch eine nach unten gerichtete, sich gegenseitig verstärkende Bewegung der tatsächlichen und erwarteten Inflation in Gang setzte, senkten die strukturellen Faktoren, auf die ich mich in diesem Buch beziehe, die natürliche Unterbeschäftigungsrate.

Aber in vielerlei Hinsicht ist der Ansatz der natürlichen Unterbeschäftigungsrate zur Darstellung dieser Kräfte unbefriedigend. Insbesondere läßt er ihren direkten Einfluß auf das Preisniveau nicht richtig erkennen.

Das Problem ähnelt jenem, das im Zusammenhang mit dem Anstieg der Ölpreise in den Jahren 1973 und 1979 auftrat. Man könnte diesen vielleicht als einen impliziten Anstieg der natürlichen Unterbeschäftigungsrate beschreiben, was aber kaum zufriedenstellend wäre. Selbst wenn es nach dieser Störung ein neues Gleichgewicht bei der »natürlichen« Rate gab, bestand der Weg dorthin doch aus deutlichen Preissteigerungen, und man kann unmöglich plausibel behaupten, daß ein Preisanstieg hätte verhindert werden können. Insofern ist es ebensowenig plausibel, den Ölpreisanstieg als Ursache eines Anstiegs der natürlichen Unterbeschäftigungsrate zu beschreiben, statt als Inflationsursache.

Außerdem bedeutet die Tatsache, daß in der Praxis nicht ein Anstieg der Arbeitslosigkeit, sondern höhere Preise zu einem neuen Gleichgewicht führen, daß die Inflationserwartungen im Verlauf dieses Prozesses zunehmen. Damit wird sich die Inflation immer im positiven Bereich stabilisieren, sogar auf dem Niveau der natürlichen Unterbeschäftigungsrate.

19. Bei undifferenzierter und grundlegender Betrachtung liegt nichts Neues in der Vorstellung, daß der Inflationsdruck steigt, wenn sich die Wirtschaft einer vollen »Kapazitätsauslastung« nähert, und daß wir im allgemeinen einen schwächeren Inflationsdruck erwarten können, wenn die Wirtschaft viele freie Ressourcen zur Verfügung hat. Schließlich lag der Vollbeschäftigungsphilosophie, die die Wirtschafts- und Finanzpolitik der ersten 30 Jahre nach dem Krieg beherrschte, im wesentlichen dieselbe Anschauung zugrunde. Aber der Ansatz der Produktionslücke geht darüber hinaus.

20. Das am häufigsten verwendete Verfahren zur Schätzung der Produktionslücke sieht folgendermaßen aus: Man legt ein Basisjahr als Bezugspunkt zugrunde. (Dieses Basisjahr sollte einer »vollen Kapazitätsauslastung« oder »normalen Bedingungen« entsprechen.) Dann projiziert man die Produktionsleistung anhand der angenommenen dauerhaft erzielbaren Wachstumsrate für die Zukunft, um eine Schätzung für die »potentielle« Produktionsleistung dieses Jahres zu erreichen; dann zieht man die tatsächliche Produktionsleistung dieses Jahres von der Schätzung ab – das Ergebnis ist die Produktionslücke.

Ein andere Variante besteht darin, die potentielle Produktionsleistung unter Bezugnahme auf die Produktionsfaktoren zu schätzen – Arbeit, Boden und Kapital bei einem bestimmten Stand der Technologie. (Dies ist als Produktionsfunktions-Ansatz bekannt.) Auch hier wird die derzeitige tatsächliche

Produktionsleistung von dieser potentiellen Produktionsleistung abgezogen, um die Produktionslücke zu messen.

21. Es gibt gegenwärtig sogar ein erneutes Interesse an dem seinerzeit berühmten Vorschlag von Professor Hayek, Geld zu »privatisieren«, das heißt die Geldversorgung aus dem Verantwortungsbereich der Zentralbanken zu lösen und dem Privatsektor anzuvertrauen.

Kapitel 9

1. Sir Dennis Robertson zugeschrieben.
2. Bloomberg Business News vom 7.10.1995.
3. »Who's afraid of inflation?«, Leitartikel in *The Economist* vom 16.9.1995, S. 17.

Register

Campus Wirtschaftspraxis

Thomas Hanke, Norbert Walter

Der Euro – Kurs auf die Zukunft

Die Konsequenzen der Währungsunion für Unternehmen

1997. 190 Seiten mit 19 Graphiken und 18 Info-Boxen, gebunden
ISBN 3-593-35696-1

Bei aller Sympathie für Europa stößt die Vorstellung, ab 1999 schrittweise von der D-Mark Abschied zu nehmen, bei der Mehrheit der Bundesbürger auf wenig Begeisterung. Die Skepsis überwiegt. Tauschen wir die harte D-Mark gegen einen weichen Euro? Versickert unser gutes Geld in den Löchern des italienischen Stiefels?

Thomas Hanke und Norbert Walter setzen sich mit den Vorbehalten und Ängsten der Deutschen auseinander. Sie lassen die Argumente für den Geldverbund Revue passieren und schildern Hintergünde dieser in der Wirtschaftsgeschichte Europas einmaligen Zäsur. Der Leser erfährt, warum der Euro für die zukunftige Stabilität und Stärke Europas so wichtig ist. Zwar ist die D-Mark Leitwährung in der EU, doch für eine wichtige internationale Reservewährung ist ihr Wirtschaftsraum zu klein. Um die Abhängigkeit des europäischen Handels vom Wohl und Wehe des Dollars zu verringern, ist eine europäische Alternative nicht nur dringend erforderlich, sondern auch gangbar. Eine gemeinsame Währung verbessert die Bedingungen zur EU-weiten Koordinierung der Wirtschafts- und Geldpolitik und entzieht handelshemmenden Wechselkursschwankungen den Boden. Nicht zuletzt entfallen Umtausch- und Kurssicherungskosten innerhalb des gemeinsamen Marktes.

Ausführlich beleuchten Hanke und Walter auch die zukünftige Wettbewerbssituation. Welche Branchen profitieren, welche geraten unter Druck? Können Anleger vom Euro profitieren? Dieses Buch zeigt, was mit D-Mark-Geldvermögen geschieht und wo es Auswirkungen über die reine Umrechnung hinaus geben wird.